中国失能老年人家庭护理者支持政策研究

姜腊 著

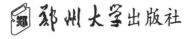郑州大学出版社

图书在版编目(CIP)数据

中国失能老年人家庭护理者支持政策研究 / 姜腊著.
郑州：郑州大学出版社，2025.4. -- ISBN 978-7-5773-
0752-7

Ⅰ. R473.59；D669.6

中国国家版本馆 CIP 数据核字第 2024LJ4410 号

中国失能老年人家庭护理者支持政策研究
ZHONGGUO SHINENG LAONIANREN JIATING HULIZHE ZHICHI ZHENGCE
YANJIU

策划编辑	刘金兰	封面设计	苏永生
责任编辑	王孟一	版式设计	苏永生
责任校对	樊建伟	责任监制	朱亚君

出版发行	郑州大学出版社	地　　址	河南省郑州市高新技术开发区
经　　销	全国新华书店		长椿路 11 号(450001)
发行电话	0371-66966070	网　　址	http://www.zzup.cn
印　　刷	郑州宁昌印务有限公司		
开　　本	710 mm×1 010 mm　1 / 16		
印　　张	15.25	字　　数	278 千字
版　　次	2025 年 4 月第 1 版	印　　次	2025 年 4 月第 1 次印刷

书　　号	ISBN 978-7-5773-0752-7	定　　价	69.00 元

本书受以下项目资助：

1.河南省软科学研究计划项目：社会福利政策分析视角下河南省长期护理保险制度建设路径研究(252400410426)

2.河南省哲学社会科学规划年度项目：河南省老年农民工的养老策略及生活福祉研究(2021BSH004)

3.河南省哲学社会科学规划年度项目："双减"政策下家庭参与促进教育公平的作用机制与社会效应研究(2022CSH036)

4.河南省教育科学规划2023年度一般课题：河南省农村儿童优质教育获得的影响机制与干预政策研究(2023TB0033)

目 录

第一章 导 论

第一节 研究背景及意义

一、研究背景

随着现代化进程的不断加快和社会的持续进步,人口老龄化逐渐成为一种普遍现象,如何积极应对人口老龄化带来的机遇和挑战,逐渐成为世界各国普遍关注的政策议题。根据国际标准,自 2000 年左右进入老龄化社会以来,我国人口老龄化程度呈持续加深的发展态势。第七次全国人口普查数据显示,我国 60 岁及以上人口数量约为 2.64 亿人,占总人口的比重为 18.7%,其中 65 岁及以上人口数量约 1.9 亿人,占总人口的比重为 13.5%,与 2010 年第六次全国人口普查数据相比,60 岁及以上人口和 65 岁及以上人口所占比重分别上升了 5.44 个和 4.63 个百分点。[①] 据预测,我国 60 岁及以上老年人规模 2025 年将突破 3 亿人,2033 年将突破 4 亿人,到 2053 年将达到 4.87 亿人的人口峰值,此时人口老龄化水平也将上升至 34.8%。[②] 在人口老龄化问题不断加剧和老年预期寿命不断延长等因素的共同作用下,失能老年人数量迅猛增长。调查数据显示,我国失能半失能的老年人数量达到了 4063 万人,占比高达 18.3%。[③] 据全国老龄委预测,我国失能老年人

---

① 国家统计局.第七次全国人口普查公报(第五号)[EB/OL].[2021-5-11]. http://www.stats.gov.cn/tjsj/zxfb/202105/t20210510_1817181.html.

② 李志宏.国家应对人口老龄化战略研究总报告[J].老龄科学研究,2015,3(3):4-38.

③ 全国老龄工作委员会办公室.三部门发布第四次中国城乡老年人生活状况抽样调查成果[EB/OL].[2016-10-9].http://www.cncaprc.gov.cn/contents/2/177118.html.

2030 年将进一步增长至 6168 万人,到 2050 年将达到 9750 万人。[①] 有学者将失能失智人口与需持续护理 6 个月以上的残障者和慢性精神病人加总,估计仅 2016 年我国有长期护理需求的人口至少 6000 万 ~ 7000 万人。[②] 随着失能老年人长期护理需求的不断高涨,家庭的护理责任愈发沉重,同时整个社会的护理压力也持续增大。

日益高涨的养老服务需求与我国当前有限的服务供给能力之间不均衡的问题愈发凸显。从居家社区养老服务方面来看,居家社区养老服务供给的精准度较低,很多地区都是针对健康老年人开展文化娱乐、社区融入、改善人际关系等服务,而对于失能老年人最迫切的康复护理、精神慰藉等养老服务需求却较少涉及。另外,社会力量参与不足等问题也导致养老服务资源配置的效率低下。这些问题大大阻碍了居家社区养老服务的持续健康发展。从机构养老服务方面来看,尽管我国养老机构、养老设施等发展较快,但仍存在很多问题,很多养老机构将服务对象限定为身体健康、生活可以自理的老年人,而较少考虑失能老年人的需求,这种做法无疑增加了供需矛盾。另外,由于护理人才缺口较大,导致机构养老床位尤其是护理床位供不应求,机构养老护理能力严重不足。受传统观念和支付能力等的限制和影响,机构养老床位综合利用率不高,进而导致养老服务供给不足与机构养老床位利用率偏低并存的问题。以上这些问题大大阻碍了机构养老服务的持续健康发展。因此,无论是居家社区养老服务还是机构养老服务,我国的养老服务体系发展仍较滞后,这种现实国情决定了失能老年人的护理责任仍主要由家庭护理者来承担。

家庭是由血缘关系、婚姻关系包括收养关系所组成的基本社会单位,是社会的基本细胞[③],是老年人的主要生活场所,是极具特色的本源性传统[④],是国家发展、民族进步、社会和谐的重要基点。[⑤] 贝克尔认为,古往今来尽管包括社会、经济、文化在内的环境变化巨大,但家庭作为社会生活最基本的

---

① 中国失能老年人 4 年后将达 4200 万 老龄化趋势严峻[EB/OL].[2016-10-27]. http://www.chinanews.com/gn/2016/10-27/8044647.shtml.

② 杨团.中国长期照护的政策选择[J].中国社会科学,2016(11):87-110.

③ 岳经纶,张孟见.社会政策视域下的国家与家庭关系:一项实证分析[J].重庆社会科学,2019(3):51-63.

④ 徐勇.中国家户制传统与农村发展道路:以俄国、印度的村社传统为参照[J].中国社会科学,2013(8):102-123.

⑤ 习近平.不论时代发生多大变化都要重视家庭建设[EB/OL].[2015-2-17]. http://politics.people.com.cn/n/2015/0217/c70731-26580958.html.

细胞,其对全部制度的最大影响得以保留。① 古德在《家庭》一书中亦提出"社会是通过家庭来取得个人对社会的贡献,家庭在社会中处于中心地位"②。我国有着悠久的家庭养老传统,由家庭成员(配偶和子女为主)等提供的非正式护理是主要的护理方式。有学者称这种护理类型为"亲情模式"③。由家庭对老年人进行护理也是很多老年人比较钟爱的护理方式,这种护理方式可以大大节约社会公共护理资源,而且在为老年人提供精神慰藉、情感支持等方面发挥着至关重要的作用。传统"孝文化"将家庭护理者护理失能老年人视为一种理所当然的事情,这为满足日益高涨的老年长期护理需求提供了良好的文化基础。然而,伴随人口老龄化而来的则是家庭结构的变迁,即家庭趋于小型化、核心化、高龄化、空巢化。有学者认为大家庭一直是我国家庭发展历史过程中的主流家庭类型,但是大量证据已经证明这种看法是不符合我国家庭发展现实的。自战国时期以来,我国家庭形态就有向小型化发展的趋势,尤其是到宋代,父母与其未成年子女组成的核心家庭逐渐成为主流家庭形态,到了清末和民国时期,新文化运动和五四运动的开展揭开了批判传统家庭观念伦理和大家庭模式的序幕,核心家庭和主干家庭成为主流模式。新中国成立后的土地改革使得家庭规模不断缩小,大量小家庭如雨后春笋般涌现。改革开放之后,在计划生育政策和人口流动等因素的共同作用下,家庭小型化的发展态势愈发明显。家庭户平均规模虽有起伏,但整体呈减少态势。1982 年为 4.41 人,1990 年为 3.96 人,2000 年为 3.44 人,到 2010 年减少到 3.10 人。尽管在新的计划生育政策的推动下,2015 年和 2016 年我国家庭户平均规模有所回升,但整体上看并不影响家庭户平均规模的下降态势。④ 第七次全国人口普查数据显示,我国家庭户平均规模为 2.62 人,受人口流动日趋频繁和居住观念、方式变化等因素的影响,我国家庭户平均规模呈现持续缩小的发展态势。⑤ 有学者对我国"十四五"时期及中长期家庭户平均规模进行了预测,发现我国家庭户平

---

① 加里·斯坦利·贝克尔.家庭论[M].王献生,王宇,译.北京:商务印书馆,2005:28.

② 古德.家庭[M].魏章玲,译.北京:社会科学文献出版社,1986:4-5.

③ 石人炳,宋涛.应对农村老年照料危机——从"家庭支持"到"支持家庭"[J].湖北大学学报(哲学社会科学版),2013,40(4):65-68.

④ 王广州,周玉娇.中国家庭规模的变动趋势、影响因素及社会内涵[J].青年探索,2021(4):41-49.

⑤ 国家统计局.第七次全国人口普查主要数据情况[EB/OL].[2021-5-11].http://www.stats.gov.cn/tjsj/zxfb/202105/t20210510_1817176.html.

均规模未来呈下降态势,2050 年将降至 2.51 人。① 家庭小型化使得家庭护理的人手和资源不断减少,未来家庭护理者的护理责任将更为沉重。另外,家庭的高龄化和空巢化问题也不断加剧。据悉,我国 80 岁及以上老龄人口年均增长速度达到了 4.7%,到 21 世纪中叶,其规模将达到 8000 万 ~ 9000 万人,占老年人口比重将达到 25% ~ 30%。② 空巢老年人的数量 2016 年超过了 1 亿人,据全国老龄办统计,目前我国约三分之二的老人家庭出现了空巢现象。③ 家庭趋于小型化、核心化、高龄化、空巢化的直接后果就是失能老年人要获得家庭护理者的护理服务不仅会受到资源减少的限制,而且也会受到居住空间障碍的影响,即使失能老年人能够与家庭护理者共同居住生活,但迫于工作、照顾下一代等种种压力,往往难以兼顾失能老年人的长期护理需求,家庭护理者的身心健康等福利也会不同程度地受损和下降。

　　由于社会化养老服务发展滞后和家庭护理能力不断弱化,在满足日益高涨的老年长期护理需求方面,两架马车均面临着严重动力不足的问题,这成为目前我国全面推进"健康中国"建设所面临的一个重要现实难题。由于家庭护理成本更低,能够有效减轻政府财政负担,而且失能老年人更愿意住在家里接受护理服务,因而很多发达国家在经历了大范围老年服务社会化之后,又开始倡导"就地老化"和"去机构化"以回归社区和家庭,强调家庭护理优先于机构护理④,意识到为家庭护理者提供政策支持的必要,并出台了针对家庭护理者的支持政策,通过立法保护和经济补贴等政策支持家庭护理者,承认家庭护理者的经济价值和社会价值,促使他们提供更好的护理服务。西方发达国家的实践表明,"把家庭找回来"是一种重要的制度安排。家庭曾经是中国社会最有价值的资产,家庭的养老责任与功能并不能被任何养老政策所取代,对家庭给予足够重视并提供政策支

---

① 李月,张许颖.我国"十四五"时期及中长期人口发展态势分析[J].人口与健康,2020(8):41-47.

② 刘二鹏,张奇林.失能老人子女照料的变动趋势与照料效果分析[J].经济学动态,2018(6):92-105.

③ 中华人民共和国中央人民政府."空巢"不"空心",超 1 亿空巢老人如何老有颐养、老有所乐?[EB/OL].[2021-10-14].http://www.gov.cn/xinwen/2021-10/14/content_5642591.htm.

④ 刘柏惠,寇恩惠.社会化养老趋势下社会照料与家庭照料的关系[J].人口与经济,2015(1):22-33.

持应该是中国应对人口老龄化的一个特色。① 作为家庭护理的主力军和中坚力量,家庭护理者理应获得政府的政策支持,然而,家庭护理者这一群体并没有得到足够的重视和关注,我国对家庭护理的直接支持尚未形成②,家庭护理者视角缺失、重责任轻权利等问题严重阻碍了相关支持政策的发展。从国家发布的政策文件来看,家庭护理者支持政策不仅开始受到政府重视,而且相关支持举措更加详尽。如国务院 2017 年 2 月出台的《"十三五"国家老龄事业发展和养老体系建设规划》提出"逐步建立支持家庭养老的政策体系,支持成年子女与老年父母共同生活,履行赡养义务和承担照料责任"。民政部等 2021 年 6 月发布的《"十四五"民政事业发展规划》提出"推动各地建立家庭养老支持政策,推动失能失智和高龄老年人家庭成员照护培训纳入政府购买养老服务目录,支持有条件的地区探索开展失能失智老年人家庭照护者喘息服务"。由此可见,家庭护理者支持政策作为家庭养老支持政策和养老服务体系的一项重要内容,被进一步提上政策日程。对家庭护理者提供政策支持,帮助家庭护理者更好地履行护理责任,是对"积极应对人口老龄化,构建养老、孝老、敬老的政策体系和社会环境"③等政策理念的积极回应和政策创新尝试,对增进家庭护理者福利、提高失能老年人生活质量、完善家庭护理功能和有效应对人口老龄化挑战具有重要意义。

二、研究意义

随着人口老龄化、高龄化问题不断加剧,失能老年人数量不断增多,再加上家庭趋于小型化、核心化、高龄化、空巢化,失能家庭不断增多,在这些因素的共同作用下,家庭面临的护理风险不断上升,家庭护理能力不断弱化。家庭护理者是家庭护理的主力军和中坚力量,面临非常重的护理压力和负担。这些问题如不能妥善解决,势必会演变成为相当棘手的社会问题,从而威胁到社会稳定,家庭护理者亟需来自外部的资源和服务支持。

① 胡湛.传统与超越:中国当代家庭变迁与家庭政策[M].北京:社会科学文献出版社,2018:132.

② 王莉,王冬.老人非正式照护与支持政策——中国情境下的反思与重构[J].人口与经济,2019(5):66-77.

③ 习近平.决胜全面建成小康社会 夺取新时代中国特色社会主义伟大胜利——在中国共产党第十九次全国代表大会上的报告[EB/OL].[2017-10-18].http://www.gov.cn/zhuanti/2017-10/27/content_5234876.htm.

因此,完善家庭护理者支持政策研究,对于增进家庭护理者福利、提高失能老年人生活质量乃至促进社会稳定和谐都具有重大意义。

(一)理论意义

第一,拓展了家庭养老制度安排的研究视角。随着人口老龄化、高龄化问题的不断加剧,老年人长期护理需求日益高涨,而由于家庭规模结构趋于小型化、核心化、高龄化和空巢化,家庭护理功能不断弱化,以往研究较多以老年人的视角推动家庭养老制度介入,如构建社区居家养老服务体系网络等,对家庭护理者的研究相对较少。本书以失能老年人背后的家庭护理者为研究对象,通过剖析家庭护理者面临的主要困境、政策需求以及政策支持的问题,以期更好地实现"老有所护"的政策目标,这为家庭养老制度安排提供了一种新思路和新视角。

第二,丰富了社会福利体系的内容。本书以家庭护理者为研究对象,对家庭护理者的福利状况给予了重点关注,通过完善家庭护理者支持政策体系,能够显著增进家庭护理者福利,突破了以往只关注老年人福利的局限,这对家庭福利乃至社会福利的发展具有重要影响,相关研究能够拓宽社会福利发展路径、丰富社会福利体系内容,进而能够夯实社会保障学科的研究基础。

第三,为完善家庭护理者支持政策提供扎实的理论依据。将福利多元主义理论、社会照顾理论和社会投资理论等纳入完善家庭护理者支持政策研究之中,以社会照顾理论为核心、福利多元主义理论为基础、社会投资理论为延伸,构建一个整合性、解释性的分析框架,为整个研究提供重要理论支撑。

(二)实践意义

第一,有利于增进家庭护理者福利。为家庭护理者提供喘息服务、知识和技能培训、心理干预与疏导、信息咨询等支持,能有效缓解家庭护理者的身心压力,并且能够提高家庭护理者的护理能力;通过提供间接或直接的经济支持,承认家庭护理者创造的经济价值和社会价值,可以调动家庭护理者的护理热情,有利于提高护理质量;通过提供工作支持,帮助家庭护理者妥善处理工作与护理之间的冲突,从而增加家庭护理者的社会资本。

第二,有利于提高失能老年人的生活质量。对家庭护理者的政策支持非常有限,老年人的长期护理需求难以得到有效满足,开展完善家庭护理者支持政策研究,为家庭护理者提供政策支持,有利于提升家庭护理者的护理能力,从而更好地满足失能老年人长期护理需求,进而提高其生活质量。

第三,有利于提高家庭护理能力,完善家庭护理功能,实现家庭可持续发展。家庭是组成社会最基本的单元,是老年人主要的活动场所,家庭护理也是老年人比较偏爱的护理方式,然而囿于家庭小型化、核心化、高龄化和空巢化的发展趋势,家庭的护理能力不断弱化,难以有效承担护理责任,家庭亟需来自外部的资源和服务支持。因此,将家庭护理者及其所在家庭作为重要政策对象给予一系列政策支持,显然有利于提升家庭护理能力,从长远来看,亦有利于家庭的长期稳定和谐以及可持续发展。

第四,有利于推动养老服务体系的建设。党的十九届五中全会提出,实施积极应对人口老龄化国家战略,支持家庭承担养老功能,构建居家社区机构相协调、医养康养相结合的养老服务体系。民政部等发布《"十四五"民政事业发展规划》亦强调推动建立家庭养老支持政策,优化居家社区机构养老服务网络。家庭护理者支持政策是我国养老服务体系的一项重要内容,在此背景下开展完善家庭护理者支持政策研究,对于建设和完善我国养老服务体系具有重要战略意义。

第二节 国内外研究文献述评

家庭护理是与正式护理相对的、一般由家庭成员充当护理者的、非市场化的护理模式。[①] 家庭护理在老年人长期护理中一直发挥至关重要的作用,很多国家和地区的长期护理系统都依赖以家庭成员为代表的非正式护理者。Courtin Emilie,Jemiai Nadia,Mossialos Elias(2015)研究发现,欧洲所有护理者当中,非正式护理者所占比例超过 3/4,非正式护理者的规模至少是正式护理者的两倍。[②] Lisa Buckner 和 Sue Yeandle(2015)对英国家庭护理的经济价值进行了评估,自 2001 年以来,非正式护理者的人数增加了16.5%,其每年所贡献的经济价值接近英国全年的医疗开支总额,达到

---

① 林莞娟,王辉,邹振鹏.中国老年护理的选择:非正式护理抑或正式护理——基于 CLHLS 和 CHARLS 数据的实证分析[J].上海财经大学学报,2014,16(3):54-62.

② Courtin Emilie,Jemiai Nadia,Mossialos Elias. Mapping support policies for informal carers across the European Union [J]. Health Policy,2015,118(1):84-94.

1320 亿英镑①。Chari Amalavoyal V. 等(2015)研究发现,在美国,由家庭成员和朋友提供的非正式护理仍然是老年人长期护理的主要来源,近 1/5 的成年人向 50 岁以上的老年亲戚或朋友提供护理。② Koyano(1999)③、Ikegami 和 Campbell(2004)④研究发现,日本的老年人往往倾向与家庭成员共同居住,老年人长期护理主要由家庭成员来提供。Marta Szebehely(2009)通过研究发现,在韩国超过 90% 的老年人会选择在家中接受家庭成员的长期护理服务。⑤ 而有些学者则对老年人选择家庭护理的原因进行了分析。Gordon F. Streib(1987)通过美国和中国的对比分析发现,以中国为代表的东亚国家之所以会选择家庭护理,是因为受到深厚传统的儒家孝道文化的影响。⑥ McKinlay J. B.,Crawford S. L.,Tennstedt S. L(1995)从护理成本角度对不同护理方式进行了比较,发现支付能力有限的老年人往往倾向于选择家庭护理。⑦ 戴付敏等(2020)对多病共存老年人家庭护理使用进行了分析,发现相比于正式护理,家庭护理能够有益于老年人身心健康和提高生活质量,并且能够减轻社会负担。⑧ 当前,包括亚洲、西欧、北美等地区的很多发达国家,都非常重视家庭护理的基础作用,养老护理政策设计也都偏向于家庭,很多国家都纷纷探索并建立了长期护理保障制

---

①　Lisa Buckner,Sue Yeandle. Valuing Carers 2015－The rising value of carers' support [EB/OL]. https：//www. carersuk. org.

②　Chari Amalavoyal V,Engberg John,Ray Kristin N,Mehrotra Ateev. The Opportunity Costs of Informal Elder－Care in the United States：New Estimates from the American Time Use Survey [J]. Health Services Research,2015,50(3):871－882.

③　Wataru Koyano. Population Aging, Changes in Living Arrangement, and the New Population Aging,Changes in Living Arrangement, and the New Long－Term Care System in Japan [J]. Journal of Sociology and Social Welfare,1999,26(1):155－167.

④　Ikegami N, Campbell J C. Japan's Health Care System：Containing Costs And Attempting Reform[J]. Health Affairs,2004,23(3):26－36.

⑤　Marta Szebehely. They Deserve Better：the Long－term Care Experience in Canada and Scandinavia [M]. Ottawa：Canadian Centre for Policy Alternatives,2009.

⑥　Gordon F Streib. Old age in sociocultural context：China and the United States [J]. Journal of Aging Studies,1987,1(2):96－112.

⑦　McKinlay J B, Crawford S L, Tennstedt S L. The everyday impacts of providing informal care to dependent elders and their consequences for the care recipients[J]. Journal of aging and health,1995,7(4):497－528.

⑧　戴付敏,刘思雨,张希. 社区居家多病共存老年人的非正式照料研究进展[J]. 中华全科医学,2020,18(3):471－475.

度,通过立法保护、经济补贴、喘息服务、技能培训、心理辅导和护理假期等政策设计,为家庭护理者提供政策支持。家庭护理者作为家庭护理的主力军和中坚力量,受到了学术界的广泛关注,有关家庭护理者的研究开始于20世纪80年代,在长期护理保险制度出现之后,更多的学者将其视为支持家庭护理者的有效制度设计并开展相关研究。

一、家庭护理者支持政策的动因研究

纵观国内外学术界对家庭护理者支持政策动因的研究可以发现,学者们研究的焦点在于长期护理对家庭护理者的影响尤其是消极影响和家庭护理者的支持需求两大方面。

(一)长期护理对家庭护理者的影响研究

1.长期护理对家庭护理者的消极影响研究

长期护理对家庭护理者的影响主要有消极影响和积极影响两个方面。从20世纪80年代开始的十余年间,西方学术界主要聚焦长期护理对家庭护理者所造成的消极影响,研究主要是为了解长期护理消极影响的具体表现以及背后的影响因素,以期提供更有针对性的干预措施提高家庭护理者的身心健康水平。R. J. V. Montgomery, J. G. Gonyea, N. R. Hooyman(1985)使用"护理负担"一词来代表长期护理对家庭护理者的消极影响,并将其分为主观负担(与护理者特质有关)和客观负担(与护理任务类型有关)两大类型。[①] Braithwaite V.(1992)认为老年长期护理不仅可能会给家庭护理者带来经济压力、社会参与度降低、个人支配时间减少等客观负担,而且也可能带来抑郁、焦虑等心理和情感方面的主观负担。[②] Richard Schulz, Paul Visintainer, Gail M. Williamson(1990)研究发现,老年长期护理对家庭护理者心理和身体健康都会造成消极影响,在提供护理的过程中家庭护理者的抑郁程度会不断增加,而且身体的免疫力也会不断下降。[③] Mary Ann Parris Stephens, Steven H. Zarit(1989)对1987年APA研讨会收录的有关家

① R J V. Montgomery, J G Gonyea, N R Hooyman. Caregiving and the Experience of Subjective and Objective Burden[J]. Family Relations,1985,34(1):19-26.

② Braithwaite V. Caregiving Burden: Making the Concept Scientifically Useful and Policy Relevant[J]. Research on Aging,1992,14(1):3-27.

③ Richard Schulz, Paul Visintainer, Gail M. Williamson. Psychiatric and Physical Morbidity Effects of Caregiving[J]. Journal of Gerontology,1990,45(5):181-191.

庭护理的文章进行研究发现,这一时期的研究主要采用了"压力—评估—应对"的理论框架。① Lazarus,Folkman(1984)提出的压力过程模型(Stress Process Model)是该理论框架的一种典型代表。该模型目前广泛运用于家庭护理领域,该模型将老年长期护理视为一种潜在压力事件,首次评价会对其开展评估,判断其威胁程度,评估主要有无关评价、良性评价和压力评价三种结果。前两种评价不会给护理者带来消极影响,但压力评价往往会促使护理者对拥有的压力应对资源进行再次评价,以判断应该采取问题导向型还是情感导向型应对策略。问题导向型策略往往会采取比较积极的措施,情感导向型策略则侧重于控制自身对压力事件的情感反应。当压力超过护理者目前所拥资源的应对能力范畴的时候,或者采取了一些措施但是并没有起到多大效果时,往往会给护理者带来心理、身体健康的损害和社会功能失调等消极影响,这种消极影响反过来又会降低其应对能力,并可能促使压力发生的概率增加,压力过程模型实际上是一个循环作用模型。② 压力过程模型是用于研究长期护理消极影响的经典模型,关于长期护理的消极影响的测量主要集中在抑郁感、负担感等心理状况的测量。研究发现,为老年人尤其是患有痴呆症和阿尔茨海默病的老年患者提供长期护理的家庭护理者往往承受着高水平的压力,这些高水平压力会给家庭护理者带来强烈的抑郁感、负担感、社会孤立感等负面影响。③ William E. Haley(1995)从健康角度研究认为,老年长期护理会给家庭护理者带来严重的心理和生理健康问题。④ Susan L. Hughes 等(1999)研究发现,老年长期护理对家庭护理者心理消极影响比生理消极影响更加严重,长期护理首先会对护理者心理状态产生影响,护理需求往往会导致出现抑郁症状并减少参与社会活动的积极性和机会,而这种能力的下降可能会成为与压力相

① Mary Ann Parris Stephens, Steven H Zarit. Symposium: Family caregiving to dependent older adults:Stress,appraisal,and coping[J]. Psychology and Aging,1989,4(4): 387-388.

② Richard S Lazarus,Susan Folkman. Stress, Appraisal, and Coping[M]. New York: Springer,1984:31-38,150-153.

③ William E Haley, Ellen G Levine, S Lane Brown, Alfred A Bartolucci. Stress, appraisal,coping, and social support as predictors of adaptational outcome among dementia caregivers[J]. Psychology and Aging,1987,2(4):323-330.

④ William E Haley, et al. Psychological, Social, and Health Impact of Caregiving:A Comparison of Black and White Dementia Family Caregivers and Noncaregivers [J]. Psychology and Aging,1995,10(4):540-552.

关的生理疾病出现的前兆。Florence M. Weierbach,Yan Cao(2016)基于护理人员健康模型(CGHM)研究认为,护理人员健康促进活动、护理人员态度和信念、护理人员任务和需求等因素都会对家庭护理者的身心健康产生较大影响。① Monika Lopez - Anuarbe,Priya Kohli(2019)的研究是少有的针对男性家庭护理者的研究,他们研究发现,所有男性护理者都不同程度地经历过情感、经济和身体上的负担,尤其是情绪压力更加显著。② Karen O. Moss,Colleen Kurzawa,Barbara Daly,Maryjo Prince-Paul(2019)专门针对焦虑问题进行研究,发现家庭护理者往往表现出高度的焦虑症状,这种焦虑往往会导致健康状况不佳和生活质量低下。③ Cesar Leal-Costa 等(2020)研究发现,为起搏器患者提供长期护理的家庭护理者面临身体疲劳、休闲时间减少、健康状况恶化和对护理角色感到困惑等一系列问题。④

另外,学术界还探讨了长期护理给家庭护理者带来消极影响的影响因素,主要集中于家庭护理者的年龄、健康状况、就业情况和人格等因素上。年龄方面,Susan Folkman,Richard S. Lazarus,Scott Pimley,Jill Novacek(1987)研究发现,在压力应对策略上存在明显的年龄差异,年轻的家庭护理者(35~45 岁)往往采取问题导向型策略来应对压力,他们会积极主动寻求社会支持,而年纪较大的家庭护理者(65~74 岁)则往往采取情感导向型应对策略,他们的应对方式比较被动消极,往往会造成消极后果。⑤家庭护理者的压力应对资源具有随年龄增长不断减少的趋势。G. Serrano-Aguilar,J. Lopez-Bastida,V. Yanes-Lopez(2006)研究发现,年龄与

---

① Florence M Weierbach,Yan Cao. A Model of Health for Family Caregivers of Elders [J]. Healthcare,2016,5(1):1-11.

② Monika Lopez-Anuarbe,Priya Kohli. Understanding Male Caregivers'Emotional,Financial,and Physical Burden in the United States[J]. Healthcare,2019,7(2):1-18.

③ Karen O Moss,Colleen Kurzawa,Barbara Daly,Maryjo Prince-Paul. Identifying and Addressing Family Caregiver Anxiety[J]. Journal of Hospice & Palliative Nursing,2019,21 (1):14-20.

④ Cesar Leal-Costa,et al. Long-Term Socioeconomic Impact of Informal Care Provided to Patients with Pacemakers:Remote vs. Conventional Monitoring[J]. Healthcare,2020,8 (2):1-12.

⑤ Susan Folkman,Richard S Lazarus,Scott Pimley,Jill Novacek. Age Differences in Stress and Coping Processes[J]. Psychology and Aging,1987,2(2):171-184.

护理负担感之间存在正相关关系,即家庭护理者的年龄越大,其护理负担感越重。[1] 健康状况方面,Elaine M. Brody(1981)研究发现,越来越多的女性开始进入劳动力市场,而工作角色和家庭护理者角色的冲突,使得她们承受着工作与护理的双重压力,不利于她们的身心健康。[2] Nadine F. Marks(1998)基于生命历程角色认同理论对长期护理消极影响的影响因素进行了研究,发现承担多种不同角色有可能引起不同行为期待的冲突即角色冲突,对家庭护理者来说,这种角色冲突表现为工作角色与护理者角色的冲突,这种冲突往往会给家庭护理者尤其是女性护理者的身心健康带来不利影响。[3] Jan Michael Bauer,Alfonso Sousa-Poza(2015)研究发现,家庭护理往往会降低家庭护理者尤其是女性护理者的心理健康质量,同时也会对身体健康产生负面影响。[4] 就业情况方面,Myra Marx Ferree(1990)研究指出,参加工作赚钱养家是男性的主要责任,女性主要职责在于提供家庭护理,相较于男性而言,女性更容易发生工作角色与护理角色的冲突,一旦发生冲突,女性往往会无奈选择离职或减少工作时间从而兼顾家庭护理,长期护理容易给女性造成就业上的经济损失。[5] 人格因素方面,Robert R. McCrae,Paul T. Costa Jr.(1986)对人格和压力应对策略的关系进行了研究,发现两者之间存在一定的相关性。[6] Karen Hooker,Leslie D. Frazier,Deborah J. Monahan(1994)同样发现人格和压力应对策略具有较强的相关性,神经质得分高的家庭护理者往往倾向于使用情感导向型应对策略,他们往往得出负面的压力评价,而外向性得分比较高的家庭护理者往往倾向

---

①　G Serrano-Aguilar,J Lopez-Bastida,V Yanes-Lopez. Impact on Health-Related Quality of Life and Perceived Burden of Informal Caregivers of Individuals with Alzheimer's Disease[J]. Neuroepidemiology,2006,27(3):136-142.

②　Elaine M Brody. "Women in the Middle" and Family Help to Older People[J]. The Gerontologist,1981,21(5):471-480.

③　Nadine F Marks. Does It Hurt to Care? Caregiving, Work-Family Conflict, and Midlife Well-Being[J]. Journal of Marriage and Family,1998,60(4):951-966.

④　Jan Michael Bauer,Alfonso Sousa-Poza. Impacts of Informal Caregiving on Caregiver Employment,Health,and Family[J]. Journal of Population Ageing,2015,8(3):113-145.

⑤　Myra Marx Ferree. Beyond Separate Spheres:Feminism and Family Research[J]. Journal of Marriage and Family,1990,52(4):866-884.

⑥　Robert R McCrae,Paul T Costa Jr. Personality, coping, and coping effectiveness in an adult sample[J]. Journal of Personality,1986,54(2):385-405.

于使用问题导向型应对策略,他们会试图改变自身处境并积极寻求社会支持。①

　　国内学者们在长期护理对家庭护理者的消极影响方面亦开展了大量研究,研究的对象主要聚焦于老年痴呆和患慢性病老年人等特殊群体的家庭护理者。李振国、杨德森(1994)通过对204例精神分裂症患者家庭护理者的生活质量进行研究发现,经济状况、心理障碍、社交活动等对家庭护理者的生活质量产生了显著影响,家庭护理者在这些方面明显处于弱势地位。② 吴文源等(1995)研究发现,老年痴呆患者家庭护理者的负担程度存在明显的性别差异,女性家庭护理者在生理、心理、社会和经济方面的压力更重。③ 何国琪、严伟亮(2007)对老年痴呆患者家庭护理者的负担与心理健康相关性研究发现,家庭护理者的护理负担中经济负担最重,其次依次为心理健康负担、家庭关系负担、身体健康负担等,家庭护理者护理负担越重,对家庭护理者的心理健康负面影响也越大。④ 凡芸(2009)对患有痴呆症的老年病人的家庭护理者心理健康状况进行了研究,发现家庭护理者具有抑郁、焦虑、愤怒和敌对情绪,生活满意度较低等一系列心理问题。⑤ 张晓红等(2002)采用焦虑自评量表和抑郁自评量表,对40名年轻男性老年病的家庭护理者进行了心理测评,发现家庭护理者出现了较为明显的焦虑、抑郁症状,影响了护理质量,这种心理问题不容忽视。⑥ 周云(2003)认为,为老年人提供长期护理,使得家庭护理者面临体力上、精神上、健康上、自我心理感受不平衡造成意志消沉等一系列困难。⑦ 蒋玉卉等(2005)对患有抑郁症的老年病人的家庭护理者心理状态进行了调查研究,发现大约

　　① Karen Hooker,Leslie D Frazier,Deborah J Monahan. Personality and Coping Among Caregivers of Spouses With Dementia[J]. The Gerontologist,1994,34(3):386-392.

　　② 李振国,杨德森.精神分裂症患者家属生活质量的对照研究[J].中国心理卫生杂志,1994,8(5):193-196.

　　③ 吴文源,张明园,何燕玲,俞勤奋.老年性痴呆病人照料者的负担及其影响因素研究[J].中国心理卫生杂志,1995,9(2):49-52.

　　④ 何国琪,严伟亮.老年性痴呆患者亲属照料负担与心理健康的相关性分析[J].中国康复,2007,22(1):67-68.

　　⑤ 凡芸.老年痴呆病人家庭照顾者心理健康状况及干预研究[J].健康教育与健康促进,2009,4(1):51-54.

　　⑥ 张晓红,张玉兰,杨丽娟,艾杰妮.老年患者长期照料者心理状况及相关因素[J].中国临床康复,2002,6(21):3278.

　　⑦ 周云.对老年人照料提供者的社会支持[J].南方人口,2003,18(1):6-10.

有35%的家庭护理者表现出明显的焦虑和抑郁情绪。[①] 袁小波(2010)认为为老年人提供长期护理会给家庭护理者带来经济、心理、工作、家庭关系等多方面负面影响。[②] 戴卫东(2011)研究发现,在我国台湾地区,大约70%到80%的生病和残疾老年人是由家庭护理者来提供护理,家庭护理者的精神负担和经济负担都比较沉重。[③] 熊吉峰、章姗(2012)认为家庭护理者在提供长期护理的过程中往往面临着经济负担沉重、身体健康状况较差、精神负担沉重等一系列压力和困境。[④] 尹银(2013)研究同样发现,针对残疾人的长期护理,家庭护理者往往面临身体负担沉重、经济负担沉重、家庭成员之间的冲突、工作与护理的冲突等一系列问题。[⑤] 许琳、刘亚文(2017)研究发现,为残疾老年人提供长期护理不仅会影响家庭护理者的工作和经济收入,而且家庭护理者还承担巨大的精神和生活压力。[⑥] 陈璐、范红丽(2016)研究发现,女性家庭护理者从事护理活动使其患病率显著提高,自评健康水平显著下降,高强度护理活动对健康的负面影响更大。[⑦] 余央央、邹文玮、李华(2017)对家庭护理者的医疗利用情况进行了实证研究,发现随着老年长期护理强度的增加,中年家庭护理者群体门诊利用概率下降了8.1%,该群体的精神健康状况和自评健康状况受到了一定负面影响。[⑧] 徐埴(2019)对家庭护理给家庭护理者健康带来的影响进行了实证研究,发现提供家庭护理对家庭护理者的日常生活活动能力和自评健康状况均产生了显著的负面影响。[⑨] 曹方咏峥、林熙(2019)研究认为家庭护理者往往背负

① 蒋玉卉,张玉娟,郭金娥,方润岭.老年抑郁症病人家庭照料者心理状态及干预需求[J].中国民康医学杂志,2005,17(9):533-534.

② 袁小波.构筑家庭照料者社会支持体系[J].社会福利,2010(6):27-28.

③ 戴卫东.台湾地区人口老龄化下长期护理政策及走向[J].人口学刊,2011,(4):61-67.

④ 熊吉峰,章姗.失能老人家庭照护者社会支持研究[J].学理论,2012(1):71-72.

⑤ 尹银.残疾对家庭的影响与对策研究:基于"北京市残疾人服务需求"调查[J].兰州学刊,2013(9):87-92.

⑥ 许琳,刘亚文.老年残疾人家庭支持政策研究述评[J].社会保障研究,2017(1):95-101.

⑦ 陈璐,范红丽.家庭老年照料对女性照料者健康的影响研究[J].人口学刊,2016,38(4):48-59.

⑧ 余央央,邹文玮,李华.老年照料对家庭照料者医疗服务利用的影响:基于中国健康与养老追踪调查数据的经验研究[J].劳动经济研究,2017,5(6):13-35.

⑨ 徐埴.家庭老年照料对照料者健康的影响:基于CHARLS的实证研究[J].纳税,2019(8):284-287.

着时间、经济和精神方面的多重压力,面临工作与护理难以平衡等一系列问题。① 周艺梦、张奇林(2021)利用 2015 年中国健康与养老追踪调查(CHARLS)数据研究发现,被照料者失能程度作为主要压力源,对失能老人配偶照料者的心理健康水平具有显著负面影响,因此积极推行基于社区的家庭照料者支持政策对于家庭照料者,尤其是照料压力较大、资源较贫瘠的家庭照料者来说具有重要意义。②

2. 长期护理对家庭护理者的积极影响研究

Alexis J. Walker,Clara C. Pratt,Nancy Chun Oppy(1992)从家庭关系的角度认为早期的很多研究都关注老年长期护理的压力和负担方面,而相对的忽视了长期护理的积极影响。③ 到 20 世纪 80 年代末,西方学者不仅关注老年长期护理给家庭护理者带来的消极影响,而且开始关注老年长期护理给家庭护理者带来的积极影响。Aluma Kopito Motenko(1989)研究认为,长期护理对家庭护理者具有一定的积极作用,即在长期护理的过程中家庭护理者可以表达亲密、爱和其他情感,可以保持价值观、自尊和身份的连续性,家庭护理者可以获得更多的满足感和幸福感。④ Sheina Orbell,Brenda Gillies(1993)研究发现,家庭护理者在提供长期护理的过程中获得的满意度,是家庭护理者提供的护理质量的重要决定因素,而护理质量对提升老年人福祉水平具有重要作用。⑤ 有些学者用"照料收获"一词来代指长期护理给家庭护理者带来的积极影响,这种收获包括护理过程中获得的满足感和利益等积极情感体验和现实回报。Gregory A. Hinrichsen,Nancy A. Hernandez,Simcha Pollack(1992)通过对 150 名患有严重抑郁症的老年人及其家庭护理者进行研究发现,家庭护理者在提供长期护理的过程中的收获主要体现在三个方面:增强与老年人的关系(如双方关系的改善、对老年人身体好转感到满意、对自己的努力帮助了老年人感到满意等);增强与自己的关系(如对

① 曹方咏峥,林熙.欧洲国家的公共政策支持:家庭照护[J].老龄科学研究,2019,7(3):71-80.

② 周艺梦,张奇林.失能老人配偶照料者心理健康及其影响因素研究[J].北京社会科学,2021(1):107-116.

③ Alexis J Walker,Clara C Pratt,Nancy Chun Oppy. Perceived Reciprocity in Family Caregiving[J]. Family Relations,1992,41(1):82-85.

④ Aluma Kopito Motenko. The Frustrations,Gratifications,and Weil-Being of Dementia Caregivers[J]. The Gerontologist,1989,29(2):166-172.

⑤ Sheina Orbell,Brenda Gillies. Factors Associated With Informal Carers' Preference Not To Be Involved In Caring[J]. The Irish Journal of Psychology,1993,14(1):99-109.

完成护理老年人的任务感到满意、对自己的成长感到满意、发现了新的力量或能力等);增强与他人的关系(如与其他家庭成员的关系得到改善、对卫生保健系统感到满意等)①。也有学者使用"照料意义"一词来代指长期护理给家庭护理者带来的积极影响,Sheryl Zika,Kerry Chamberlain(1992)研究发现,传统上的意义与幸福感的每个维度都有一定程度联系,尤其是幸福感的积极维度。② Lawton,Miriam Moss,Morton H. Kleban,Allen Glicksman,Michael Rovine(1991)提出了著名的用于分析长期护理的积极影响的"双因素模型",该模型主要包括压力源、家庭护理者资源、主观评价和护理效果四个部分,长期护理不仅可以导致消极的压力评价,而且会产生积极评价,这两种评价往往被定义为护理负担(包括心理痛苦、焦虑、抑郁等)和护理满意度(从护理中获得的积极情感回报)。这两种评价往往都与心理健康消极情绪和积极情绪不同的维度有关,积极评价往往与积极情绪密切相关,消极评价往往与消极情绪密切相关。③ "双因素模型"在压力过程模型的基础上又加入了护理的积极影响,试图从更全面的角度来探讨长期护理对家庭护理者的影响,是对压力过程模型的一种补充和完善。Anne E. Noonan, Sharon L. Tennstedt,Freda G. Rebelsky(1996)研究认为,长期护理对家庭护理者的积极意义主要体现在认知意义(家庭护理者对自己护理经历的信念)和情感意义(家庭护理者对护理角色和角色收益回报的满意度)两个方面。④ Anne E. Noonan,Sharon L. Tennstedt(1997)研究发现,对于家庭护理者来说,长期护理的积极意义和护理负担并不对立,护理者在承受护理负担的同时,也有可能体会到护理的积极意义。⑤ Betty J. Kramer(1997)研究认为,了解长期护理对家庭护理者的积极影响,可以帮助临床医生和执业医师更有效地与家庭

①　Gregory A Hinrichsen,Nancy A. Hernandez,Simcha Pollack. Difficulties and Rewards in Family Care of the Depressed Older Adult[J]. The Gerontologist,1992,32(4):486-492.

②　Sheryl Zika, Kerry Chamberlain. On the relation between meaning in life and psychological well-being[J]. British Journal of Psychology,1992,83(1):133-145.

③　Lawton,Miriam Moss,Morton H Kleban,Allen Glicksman,Michael Rovine. A Two-factor Model of Caregiving Appraisal and Psychological Well-Being[J]. Journal of Gerontology,1991,46(4):181-189.

④　Anne E Noonan,Sharon L Tennstedt,Freda G Rebelsky. Making the best of it:Themes of meaning among informal caregivers to the elderly[J]. Journal of Aging Studies,1996,10(4):313-327.

⑤　Anne E Noonan,Sharon L. Tennstedt. Meaning in Caregiving and Its Contribution to Caregiver Weil-Being[J]. The Gerontologist,1997,37(6):785-794.

护理者合作,即通过研究确定积极影响的预测因素,可以改进家庭护理的评估和干预方法。[1] Gail M. Williamson,David R. Shaffer(2001)研究认为关系质量是影响家庭护理者积极体验的重要因素,良好的关系质量可以起到增加积极体验的作用,反之,关系质量差则会增加消极体验。[2] Lucinda Lee Roff 等(2004)基于社会文化压力与应对模型,从文化模式角度对非裔美国人和白种人护理体验和态度进行了比较,结果发现,非裔美国人比白种人有更加积极的感受,满意度更高,负担也较轻。[3] Barbara J. Tarlow 等(2004)研究发现,在为痴呆患者提供长期护理的过程中,家庭护理者具有积极的体验,他们经常感到自己是被需要的、有用的,能够拥有更积极的生活态度,人际交往能力获得提升,加强了与他人的关系。[4]

与国外比较成熟的研究相比,国内相关研究并不完善,只有少部分学者关注了长期护理对家庭护理者的积极影响。苏薇、郑钢(2007)认为研究长期护理对家庭护理者的影响,不仅要关注消极影响,而且需要关注其积极影响,消极影响和积极影响呈现不断融合的发展趋势。[5] 王莉莉(2012)认为家庭护理者在提供老年长期护理的过程中可以获得满足感、自豪感、自我价值的实现、与老年人关系更加紧密等积极正向的收益和体验。[6] 袁小波(2013)研究发现,积极的家庭关系可以为家庭护理者提供强大的动力和精神支持,

[1] Betty J Kramer. Gain in the Caregiving Experience:Where Are We? What Next? [J]. The Gerontologist,1997,37(2):218-232.

[2] Gail M Williamson,David R Shaffer. Relationship Quality and Potentially Harmful Behaviors by Spousal Caregivers:How We Were Then,How We Are Now[J]. Psychology and Aging,2001,16(2):217-226.

[3] Lucinda Lee Roff,Louis D Burgio,Laura Gitlin,Linda Nichols,William Chaplin,J Michael Hardin. Positive Aspects of Alzheimer's Caregiving:The Role of Race[J]. Journal of Gerontology:Psychological Sciences,2004,59B(4):185-190.

[4] Barbara J Tarlow,Stephen R Wisniewski,Steven H Belle,Mark Rubert,Marcia G Ory,Dolores Gallagher-Thompson. Positive Aspects of Caregiving:Contributions of the REACH Project to the Development of New Measures for Alzheimer's Caregiving[J]. Research on Aging,2004,26(4):429-453.

[5] 苏薇,郑钢.家庭照料对照料者心理健康的影响[J].心理科学进展,2007,15(6):908-915.

[6] 王莉莉.对完善中国家庭照料支持政策的思考与建议[J].兰州学刊,2012(6):138-145.

有助于缓解家庭护理者的护理压力和负担。①

（二）家庭护理者的支持需求研究

研究表明，家庭护理者的支持需求同样是家庭护理者支持政策出台的重要原因之一。这种支持需求产生于家庭护理者面临的护理压力，不同家庭护理者往往具有不同的支持需求，而同一家庭护理者往往具有多样化需求。总而言之，家庭护理者的支持需求具有复杂性、多样性的特征。整体上看，家庭护理者的支持需求比较强烈。Alice J. Longman 等（1992）对为接受放射治疗的患者提供长期护理服务的家庭护理者进行研究，发现这些家庭护理者对个人护理、活动管理、参与卫生保健、人际互动和工作等具有强烈需求。② Yea-Ing Lotus Shyu（2000）研究发现，在不同阶段家庭护理者的支持需求亦有不同。在护理初期阶段，家庭护理者对诸如老年人身体状况、病症监测评估、应急情况处理等各种类型的护理信息具有较大需求；在护理中期阶段，家庭护理者支持需求则更偏向于掌握护理技巧、协助老年人改善行为、处理情绪问题和后续服务安排等具体实践方面；在护理后期阶段，家庭护理者的支持需求主要以持续性的情感支持为主。③ Engelien Lannoo 等（2004）研究发现，家庭护理者对信息咨询、康复服务、喘息服务等多种类型服务具有较大需求，然而这些需求远远没有获得满足。④ 曾莉等（2012）对老年人家庭护理者对社会支持性服务的支付意愿进行了研究，发现有68.6%的家庭护理者有不同程度的支付意愿，对社会支持性服务的需求很大。⑤ 龙玉其（2021）对农村失能老年人子女护理需求进行研究发现，失能老年人子

① 袁小波.长期照料中的家庭关系及其对成年子女照料者的影响［J］.兰州学刊，2013（1）:138-141.

② Alice J Longman, Jan R Atwood, Jacqueline Blank Sherman, Jamie Benedict, Tsu-Ching Shang. Care needs of home-based cancer patients and their caregivers Quantitative findings［J］. Cancer Nursing,1992,15(3):182-190.

③ Yea-Ing Lotus Shyu. The needs of family caregivers of frail elders during the transition from hospital to home:a Taiwanese sample［J］. Journal of Advanced Nursing,2000,32(3):619-625.

④ Engelien Lannoo, Wilfried Brusselmans, Lien Van Eynde, Myriam Van Laere, Jean Stevens. Epidemiology of acquired brain injury (ABI) in adults:prevalence of long-term disabilities and the resulting needs for ongoing care in the region of Flanders, Belgium［J］. Brain Injury,2004,18(2):203-211.

⑤ 曾莉,万霞,周兰姝.老年人家庭照顾者对社会支持性服务支付意愿的研究［J］.中国护理管理,2012,12(10):42-45.

女对喘息服务、护理技能培训、康复指导、信息咨询、经济补贴、带薪护理假等都存在较大需求。①

　　家庭护理者的支持需求具有多样化的特征,大体上有服务支持需求、经济支持需求、工作支持需求等类型。其一,服务支持需求。家庭护理者的服务支持需求主要以喘息服务、知识和技能培训服务、心理干预与疏导服务和信息咨询服务等为主。喘息服务可以让家庭护理者从繁重的护理工作中获得暂时性解脱,即获得短暂休息调整的机会。尽管社区通过建立社区日间照料中心提供喘息服务,但只接受生活能够自理的老年人,失能老年人往往被拒之门外。另外,知识和技能培训服务、心理干预与疏导服务和信息咨询服务的需求都非常高。其二,经济支持需求。经济支持需求是政府通过提供护理津贴、税收优惠、社会保险等政策为家庭护理者提供支持。失能老年人往往会患有多种慢性病,医疗护理等费用昂贵,而且很多家庭护理者经济来源比较有限,难以应对老年人长期护理的巨额开销,因此,他们对政府经济支持的需求异常强烈。其三,工作支持需求。工作支持需求是政府出台政策鼓励企业为承担护理责任的家庭护理者(职工)提供护理假期、弹性工作安排和就业指导等支持。由于家庭护理者工作与护理之间的矛盾日益突出,通过政策支持实现工作与家庭的平衡,是广大家庭护理者尤其是女性家庭护理者的一大需求。总之,为家庭护理者提供政策支持,是对家庭护理者强烈政策需求的必要且积极的回应。

　　综上所述,老年长期护理对家庭护理者的身心健康、经济状况、工作等有可能产生负面影响,家庭护理者对喘息服务、知识和技能培训、心理干预与疏导、信息咨询等服务具有强烈的支持需求。因此,家庭护理者支持政策动因研究的主要政策启示在于不仅要把家庭护理者视为重要的福利供给者,而且也要将其视为重要的利益相关者和服务对象,通过完善家庭护理者支持政策,为家庭护理者提供政策支持,消除家庭护理者在长期护理服务过程中面临的一系列负面影响和压力,增加家庭护理者的积极护理体验,尽可能满足其政策需求。

二、家庭护理者支持政策的类型及效果研究

　　随着人口老龄化和高龄化问题的日益加剧,为满足庞大失能老年人口

---

　　① 龙玉其.孝道与生计:农村失能老人子女照护需求、照护冲突与调适[J].云南民族大学学报(哲学社会科学版),2021,38(3):71-81.

日益高涨的长期护理需求,各个国家政策制定者纷纷开始重视增进家庭护理者的福利,将其视为重要的利益相关者,通过出台一系列支持政策帮助家庭护理者更好地为老年人提供护理服务,从而实现"在地养老"的政策目标。学术界的研究重点开始转向对家庭护理者的社会支持方面。

社会支持是指个体与社会(包括家庭、亲戚、朋友、社会组织等)建立的紧密联系,这种联系构成一个大型的社会网络,可以给人们带来定期的积极经验和一套稳定的、社会奖励的社区角色,具有缓冲应激作用,能够减缓身心疾病的发生,给人们带来普遍有益的影响。① 社会支持为家庭护理者提供了应对护理压力的外部资源,这种支持不仅包括非正式支持,而且还包括正式支持。研究表明,当人们面对较大的精神压力时,首先会寻求非正式支持网络(家庭成员和朋友等)的帮助,与家庭成员的良好互动关系,能够为家庭护理者提供一种支持性的良好环境,有利于减轻家庭护理者的压力和负担。Jan Steven Greenberg,James R. Greenley,Patricia Benedict(1994)研究发现,对于家庭护理者来说,被护理者(严重精神疾病患者)是一种重要的非正式支持来源,被护理者对家庭护理者提供的情感支持和做饭、购物等日常生活上的帮助,有利于增强家庭护理者的护理动机并对自身所承担的护理角色做出积极评价。② 除了寻求非正式支持外,家庭护理者也会积极寻求正式支持。正式社会支持可以帮助家庭护理者有效减轻护理负担,提高其护理能力。Susan C. Reinhard(1994)研究发现,对家庭护理者来说,心理健康专家是一种重要的正式支持来源,心理健康专家提供的护理建议,能够增强家庭护理者的掌控感或个人控制力,进而有利于减轻家庭护理者的护理负担。③ Nasreen Lalani,Wendy Duggleby,Joanne Olson(2018)研究认为,精神性可以为家庭护理者的行为提供意义,使家庭护理者能够应付护理需求,帮助克服恐惧,并且协助提高其决策能力,因此,应该将精神性应对方式用于支持家庭

---

① Sheldon Cohen, Thomas Ashby Wills. Stress, Social Support, and the Buffering Hypothesis[J]. Psychological Bulletin,1985,98(2):310-357.

② Jan Steven Greenberg,James R Greenley,Patricia Benedict. Contributions of Persons With Serious Mental Illness to Their Families[J]. Hospital and Community Psychiatry,1994,45(5):475-480.

③ Susan C Reinhard. Living with Mental Illness:Effects of Professional Support and Personal Control on Caregiver Burden[J]. Research in Nursing & Health,1994,17(2):79-88.

护理者,从而满足他们的精神需求并促进他们的精神健康。① Kylie Meyer、Laura Rath、Zach Gassoumis、Natalie Kaiser、Kathleen Wilber(2019)从政策的角度对支持家庭护理者的政策障碍进行研究发现,政策漂移问题阻碍了家庭护理者的支持性政策的推进,因此,通过采取措施推进对家庭护理者的认同来提高政治意识,通过收集数据来发现家庭护理者的需求,这些工具的使用可以推动家庭护理者支持性政策的发展。② Taiji Noguchi 等(2020)研究发现,日本家庭护理者的护理负担越高,女性护理者的主观幸福感越低,而家庭护理者的社区参与可以获得同伴支持和保持紧密联系,对于减缓女性护理者主观幸福感下降具有重要作用。③ 国内学者对家庭护理者社会支持进行了大量研究,研究成果比较丰硕。刘乃睿、于新循(2008)研究认为,在“孝道”传统之下,国家应该支持家庭护理者,并且对建立长期护理保险制度进行了合理构想。④ 熊吉峰(2014)通过实证分析认为,家庭护理者的社会资源作用力度有待加强,通过鼓励直系亲属和邻里帮助家庭护理者,构建长期护理服务体系等途径,可以缓解家庭护理者的护理压力。⑤ 杜娟等(2014)对北京市东城区失能老年人及其家庭护理者进行了实证调查,调查发现家庭护理者的护理负担比较沉重,因此需要尽快建立长期护理制度来给予家庭护理者社会支持。⑥

　　各个国家和地区出台并实施的家庭护理者支持政策不尽相同,学术界对于支持政策的类型划分亦没有达成共识。Caroline Glendinning(2003)通过对英国、德国、瑞典、荷兰和澳大利亚等国家的家庭护理者支持政策进行

　　① Nasreen Lalani, Wendy Duggleby, Joanne Olson. Spirituality among family caregivers in palliative care: an integrative literature review[J]. International Journal of Palliative Nursing, 2018, 24(2): 80–91.

　　② Kylie Meyer, Laura Rath, Zach Gassoumis, Natalie Kaiser, Kathleen Wilber. What Are Strategies to Advance Policies Supporting Family Caregivers? Promising Approaches From a Statewide Task Force[J]. Journal of Aging & Social Policy, 2019, 31(1): 66–84.

　　③ Taiji Noguchi, et al. The Association between Family Caregiver Burden and Subjective Well-Being and the Moderating Effect of Social Participation among Japanese Adults: A Cross-Sectional Study[J]. Healthcare, 2020, 8(2): 1–14.

　　④ 刘乃睿, 于新循. 论我国孝道传统下老年人长期照护制度的构建[J]. 西南大学学报(社会科学版), 2008, 34(5): 106–110.

　　⑤ 熊吉峰. 农村失能老人家庭照护者对社会支持的需求研究[J]. 统计与信息论坛, 2014, 29(2): 107–112.

　　⑥ 杜娟, 徐薇, 钱晨光. 失能老人家庭照料及家庭照顾者社会支持需求: 基于北京市东城区的实证性研究[J]. 学习与探索, 2014(4): 31–35.

梳理和比较,将家庭护理者支持政策划分为五大类别:基于评估的正式实物服务、喘息服务、护理津贴、平衡工作和护理冲突的就业帮助、信息咨询和支持团体等"软式支持"。[1] Hanneli Döhner 等(2007)在一份德国全国调查报告中指出,家庭护理者支持政策主要有护理津贴、喘息服务、护理培训、医疗咨询、社会法律咨询、心理咨询和辅导、支持团体、短期家访服务等多种类型。[2] 黄晨熹等(2019)则将各个国家和地区的家庭护理者支持政策总结为以医疗护理、生活照料和经济支持为主的实际性支持,以照料知识和技能、照料政策、法律知识为主的信息性支持,心理和情感支持,社交支持四大类别。[3] 纵观学术界有关家庭护理者支持政策类型的划分可以看出,这些支持政策大体上可以归入服务支持、经济支持和工作支持三大类别之中,因此本书拟从这三大类别出发,对家庭护理者支持政策类型以及效果进行分析。

（一）服务支持

服务支持是指为有效缓解家庭护理者的护理压力和负担,为家庭护理者提供的切实服务,这种服务主要包括喘息服务、知识和技能培训服务、心理干预与疏导服务、信息咨询服务等。Megan Gately,Keren Ladin(2018)研究发现,将家庭护理者纳入护理决策,为其提供培训、心理干预、喘息服务、远程保健等支持,可以有效缓解家庭护理者的护理压力。[4] 喘息服务是一种替代性护理安排,通过为家庭护理者提供临时或替代性护理服务,以便家庭护理者可以获得短暂休息调整的机会,主要包括居家喘息、机构喘息等多种形态。喘息服务是西方国家普遍采用的一种支持政策手段,大多数学者都认可喘息服务的积极作用,但喘息服务对于缓解家庭护理者护理压力和负担的效果仍存在不少争议。Linda Pickard(2004)对喘息服务的成本效益进行研究发现,家庭护理者对喘息服务的满意度普遍较高,喘息服务在一定程度上减轻了家庭护理者的护理压力和负担,增加对有认知障碍和行为障碍老

①　Caroline Glendinning. Support for carers of older people – some intranational and national comparisons[R]. London:Audit Commission,2003:28-29.

②　Hanneli Döhner, Christopher Kofahl, Daniel Lüdecke, Eva Mnich. Services for Supporting Family Carers of Older Dependent People in Europe:Characteristics,Coverage and Usage[R]. Hamburg:Eurofamcare-team,2007:108.

③　黄晨熹,汪静,王语薇.长者亲属照顾者支持政策的国际经验与国内实践[J].华东师范大学学报(哲学社会科学版),2019(3):152-159.

④　Megan Gately, Keren Ladin. Family and Other Caregivers[J]. Chronic Illness Care, 2018(2):111-120.

年人的日间暂托护理的投入能够一定程度上提高喘息服务的效益,但他也同时发现,喘息服务对于不想入住日间照料中心或养老机构的老年人来说是一种福利损失。① Sophie Vandepitte 等(2016)开展了喘息服务对痴呆患者家庭护理者支持的有效性研究,发现喘息服务在一定程度上减轻了家庭护理者的护理压力和负担,起到了增进家庭护理者福利的作用。② 白文辉、丁金锋、唐四元(2017)通过对居家喘息服务研究进展进行回顾发现,喘息服务为切实帮助缓解家庭护理者护理负担、提高被护理者的生活质量、促进家庭和谐等提供了新的思路,但资金缺乏、政策支持缺失等障碍性因素阻碍了居家喘息服务在全国的推广。③ 陈际华、卞海琴(2018)基于社会支持理论对喘息服务的效果进行研究发现,喘息服务在帮助家庭护理者获得喘息机会、缓解被护理者心理压力、提高护理质量方面具有积极作用,但政府财政压力大、宣传不足、社区资源缺乏、亲属邻里缺乏互助意识、社会组织参与度不高等障碍性因素阻碍了喘息服务的发展。④ 毛智慧、李魏、孙晓婷(2018)通过抽样调查发现,喘息服务有助于降低家庭护理者的个人负担和责任负担,能够提高失能老年人及其家庭护理者的生活质量。⑤ 田雨同等(2019)通过对喘息服务的开展情况及干预效果进行系统评价发现,喘息服务有利于提高失能失智老年人及其家庭护理者的生活质量,有利于降低家庭护理者负担和焦虑抑郁水平。⑥ 姚力萍(2020)对北京市丰台区喘息服务试点情况调研发现,喘息服务对减轻家庭护理者的照顾压力、缓解家庭护理者的心理压力

① Linda Pickard. The effectiveness and cost-effectiveness of support and services to informal carers of older people[R]. London:Audit Commission,2004:30.

② Sophie Vandepitte,Nele Van Den Noortgate,Koen Putman,Sofie Verhaeghe,Caroline Verdonck,Lieven Annemans. Effectiveness of respite care in supporting informal caregivers of persons with dementia:a systematic review[J]. International Journal of Geriatric Psychiatry, 2016,31(12):1277-1288.

③ 白文辉,丁金锋,唐四元.居家喘息服务研究进展[J].解放军护理杂志,2017,34(5):58-61.

④ 陈际华,卞海琴.社会支持理论下喘息服务介入失能老人家庭照顾问题研究[J].经济研究导刊,2018(7):60-65.

⑤ 毛智慧,李魏,孙晓婷."喘息服务"对失能老人及其照护者生活质量和照护负担的影响[J].护理研究,2018,32(19):3098-3100.

⑥ 田雨同,张艳,王荣华,等.针对失能失智老人及其照顾者开展喘息服务的系统评价[J].解放军护理杂志,2019,36(12):41-44.

和改变传统的养老观念具有积极的作用。① 另外,喘息服务的使用率问题也颇受学者们关注。Job van Exel 等(2006)对荷兰喘息服务的利用情况进行研究,发现喘息服务利用率较低的重要原因在于老年人对喘息服务的拒绝态度。② Minna Raivio 等(2007)研究发现,喘息服务利用率较低的一个重要原因在于对喘息服务的作用、意义和获取途径缺乏了解。③ Andrew Robinson 等(2012)研究发现,喘息服务的使用率之所以不高,主要原因在于信息获取困难、流程不清晰和出于对安全性的担忧。④ Christine Neville 等(2015)研究发现,家庭护理者对喘息服务的满意度较高,但真实利用率却偏低,其中比较重要的一个原因在于获得信息的机会不足或信息太多。⑤ 涂骁玲、唐世明(2014)研究发现,喘息服务的使用率很低的重要原因在于家庭护理者对服务质量心存疑虑且不能及时掌控服务信息。⑥ 蒙艺、孙家乐、谭静(2021)研究认为,喘息服务在我国仍然是一个新兴的行业,由于缺乏对喘息服务的了解,导致喘息服务利用率偏低,实际效果不佳,因此开展意义和效用的宣传至关重要。⑦

除喘息服务之外,知识和技能培训服务、心理干预与疏导服务、信息咨询服务等对于缓解家庭护理者的护理压力、负担和提高护理能力都具有重

---

① 姚力萍.我国居家养老服务中"喘息服务"试点研究:以北京市丰台区试点为例[J].社会与公益,2020(11):84-87.

② Job van Exel, Marjolein Moree, Marc Koopmanschap, Trudy Schreuder Goedheijt, Werner Brouwer. Respite care—An explorative study of demand and use in Dutch informal caregivers[J]. Health Policy,2006,78(2):194-208.

③ Minna Raivio, Ulla Eloniemi – Sulkava, Marja – Liisa Laakkonen, et al. How Do Officially Organized Services Meet the Needs of Elderly Caregivers and Their Spouses With Alzheimer's Disease? [J]. American Journal of Alzheimer's Disease & Other Dementias, 2007,22(5):360-368.

④ Andrew Robinson, Emma Lea, Lynn Hemmings, Gillian Vosper, Damhnat Mccann, Felicity Weeding,Roger Rumble. Seeking respite:issues around the use of day respite care for the carers of people with dementia[J]. Ageing and Society,2012,32(2):196-218.

⑤ Christine Neville, Elizabeth Beattie, Elaine Fielding, Margaret MacAndrew. Literature review:use of respite by carers of people with dementia[J]. Health & Social Care in the Community,2015,23(1):51-63.

⑥ 涂骁玲,唐世明.家庭照顾者喘息服务研究进展[J].护理学报,2014,21(19):36-39.

⑦ 蒙艺,孙家乐,谭静.澳大利亚喘息服务的特征与启示[J].护理学报,2021,28(14):64-68.

要作用。Kathleen C. Buckwalter 等(1999)研究发现,在为痴呆症患者提供长期护理的过程中,家庭护理者常常面临比较严重的抑郁问题,通过为其提供心理教育、技能培训和咨询等项目,能够有效减轻家庭护理者的抑郁程度。[①] Jana C. Saunders(2003)研究发现,参与支持小组可以减少家庭护理者的社会孤立感,获得丰富的护理知识和技能,也能增强家庭护理者的信心。[②] 李雨适(2004)以美国老年痴呆病人及其家庭护理者为研究对象,认为通过提供"安全返家"服务项目、"家庭援助小组"方案和"家庭选择"方案等支持项目,可以有效减轻家庭护理者的护理压力和负担。[③] 刘婕、楼玮群(2012)以上海市居家高龄失能老年人的家庭护理者为研究对象,认为通过健全社会医疗保障体系、提供护理知识技能培训、组建互助小组等措施完善以家庭护理者需求为中心的社会支持系统,可以为家庭护理者提供支持。[④] 黄晨熹等(2019)研究表明,很多家庭护理者对护理知识和技能要求缺乏了解,因此很多西方国家通过社区或者家庭护理者联盟等社会组织为家庭护理者提供护理知识和技能培训,这种培训有助于提高家庭护理者解决问题的能力。张丽华、杜苗(2020)对失能失智老年人家庭护理者的培训效果进行研究,发现通过培训,家庭护理者的知识和技能水平得到了显著提高,且家庭护理者对培训的满意度超过90%。[⑤] 心理干预与疏导服务即为家庭护理者提供心理咨询、心理辅导、情感关怀等服务,减轻家庭护理者的心理负担,为其提供情感宣泄和舒缓情绪的窗口,帮助家庭护理者释放压力,提高其心理调适能力,进而改善其与接受护理老年人的沟通交流和相互关系。信息咨询服务即充分利用现代信息技术为家庭护理者提供信息咨询服务。信息和通信技术(ICT)的革命性发展为家庭护理者提供了支持,挪威于2009年发起了一项名为 SafetyNet 的项目,该项目的总体目标是增加家庭护理者的知识并建

① Kathleen C Buckwalter, Linda Gerdner, Frank Kohout, Geri Richards Hall, Ann Kelly, Beverly Richards, Marilyn Sime. A Nursing Intervention to Decrease Depression in Family Caregivers of Persons With Dementia[J]. Archives of Psychiatric Nursing, 1999, 13(2):80-88.

② Jana C Saunders. Families living with severe mental illness: A literature review[J]. Issue in Mental Health Nursing, 2003, 24(2):175-198.

③ 李雨适. 美国老年呆痴病人及家庭照料者服务方案评介[J]. 市场与人口分析, 2004, 10(5):54-58.

④ 刘婕, 楼玮群. 完善上海居家高龄失能老人亲属照顾者的社会支持系统[J]. 华东师范大学学报(哲学社会科学版), 2012(1):19-25.

⑤ 张丽华, 杜苗. 对失能失智老人家庭照料者培训的效果研究[J]. 卫生职业教育, 2020, 38(5):118-119.

立支持性的社会网络,从而改善其健康状况、适应能力和自我管理能力。①在大数据发展的时代背景下,要建立网络信息平台,将需要护理的老年人信息和家庭护理者的信息实现互联互通,打破时间和空间约束,为需要护理的老年人提供及时、高效和富有针对性的护理服务,实现智慧养老、智慧护理。

(二)经济支持

受工业化进程不断推进、市场经济深入发展、女性就业率不断攀升和女权主义运动极力推动等因素影响,家庭照料活动(主要是女性)的经济价值逐渐得到社会的认可。Job van Exel 等(2008)②、Kacey Goodrich 等(2012)③、Renske J. Hoefman 等(2013)④学者的研究一致认为,家庭成员提供的照料活动应该被纳入经济评价之中。尽管长期以来家庭照料活动并没有被纳入经济评价中,而且对家庭照料活动的经济价值进行测算存在一定难度,但对家庭照料活动经济价值进行合理测算仍然具有必要性和重要意义。很多学者对家庭照料活动的经济价值进行了测算,所采用的测算方法也得到了大范围的使用和推广,取得了显著的效果。大体上来看,这些学者们采用的测算方法主要有条件价值评估法、联合测量法、机会成本法、替代商品法和福祉价值评估法等。Bernard van den Berg 等(2005)采用类风湿关节炎患者家庭照料者的样本,利用条件价值评估法(Contingent Valuation Method),研究发现家庭照料者提供 1 小时的照料价值约为 9.52 欧元。⑤ 利用联合测量法,他们研究发现从提供简单家务劳动转为个人照料需补偿照料者每小时

① Torp Steffen, Bing – Jonsson Pia C, Hanson Elizabeth. Experiences with using information and communication technology to build a multi – municipal support network for informal carers[J]. Medical Informatics,2013,38(3):265–279.

② Job van Exel, Ana Bobinac, Marc Koopmanschap, Werner Brouwer. The invisible hands made visible:recognizing the value of informal care in healthcare decision–making[J]. Expert Review of Pharmacoeconomics & Outcomes Research,2008,8(6):557–561.

③ Kacey Goodrich, Billingsley Kaambwa, Hareth Al–Janabi. The Inclusion of Informal Care in Applied Economic Evaluation:A Review[J]. Value in Health,2012,15(6):975–981.

④ Renske J Hoefman,Job van Exel,Werner Brouwer. How to Include Informal Care in Economic Evaluations[J]. PharmacoEconomics,2013,31(12):1105–1119.

⑤ Bernard van den Berg,Werner Brouwer,Job van Exel,Marc Koopmanschap. Economic valuation of informal care:the contingent valuation method applied to informal caregiving[J]. Health Economics,2005,14(2):169–183.

13.43欧元,从提供个人照料转为提供繁重家务劳动则需补偿照料者每小时0.56 欧元。[①] Bernard van den Berg 等(2006)对机会成本法(Opportunity Costs Methods)和替代商品法(Proxy Good Methods)两种方法的测算结果进行比较发现并没有太大差异,差异主要在于每周照料时间的测算,对类风湿关节炎患者照料者来说,机会成本法和替代商品法测算的家庭照料活动价值分别约为每小时 10.64 欧元和 12.19 欧元。[②] Chloé Gervès-Pinquié, Martine M. Bellanger, Joel Ankri(2014)基于法国全国调查数据,利用条件价值评估法,研究发现每小时家庭照料的经济价值为 12.1 欧元。[③] Juan Oliva-Moreno, Luz María Pen～a-Longobardo, Cristina Vilaplana-Prieto(2015)基于西班牙调查数据,同样利用条件价值评估法,研究发现每小时家庭照料的经济价值为 4.5 欧元到 7 欧元。[④] Dong Xiao-yuan, An Xinli(2015)利用机会成本法研究发现中国家庭照料的全部经济价值为 1.8 万亿元,约占 2008 年 GDP 的 5.9%。[⑤] Bernard van den Berg, Ada Ferrer-i-Carbonell(2007)最早使用福祉价值评估法对家庭照料的经济价值进行测算,发现一小时家庭照料的经济价值为 9 欧元到 10 欧元。[⑥] 与国外比较成熟的研究相比,国内学术界的相关研究比较缺乏。安新莉、董晓媛(2012)利用国家统计局 2008 年的时间利用调查数据,采用机会成本法对无酬劳动的总价值进行了测算,研究发现

---

① Bernard van den Berg, Maiwenn Al, Werner Brouwer, Job van Exel, Marc Koopmanschap. Economic valuation of informal care: The conjoint measurement method applied to informal caregiving[J]. Social Science & Medicine, 2005, 61(6):1342-1355.

② Bernard van den Berg, Werner Brouwer, Job van Exel, Marc Koopmanschap, Geertrudis A. M. van den Bos, Frans Rutten. Economic valuation of informal care: Lessons from the application of the opportunity costs and proxy good methods [J]. Social Science & Medicine, 2006, 62(4):835-845.

③ Chloé Gervès-Pinquié, Martine M Bellanger, Joel Ankri. Willingness to pay for informal care in France: the value of funding support interventions for caregivers[J]. Health Economics Review, 2014, 4(1):1-8.

④ Juan Oliva-Moreno, Luz María Pen～a-Longobardo, Cristina Vilaplana-Prieto. An Estimation of the Value of Informal Care Provided to Dependent People in Spain[J]. Applied Health Economics and Health Policy, 2015, 13(2):223-231.

⑤ Dong Xiao-yuan, An Xinli. Gender Patterns and Value of Unpaid Care Work: Findings From China's First Large-Scale Time Use Survey[J]. Review of Income and Wealth, 2015, 61(3):540-560.

⑥ Bernard van den Berg, Ada Ferrer-i-Carbonell. Monetary valuation of informal care: the well-being valuation method[J]. Health Economics, 2007, 16(11):1227-1244.

无酬照料劳动的总价值相当于 GDP 的 5% 到 6.4%。① 该研究并非针对老年人的照料活动经济价值测算,因此有些学者在此基础上专门针对老年人家庭照料活动经济价值进行了合理测算,袁笛、陈滔(2020)利用福祉评估法对家庭护理者的经济价值进行了测算,发现 1 小时的经济价值约为 10.3 元,每月给予家庭护理者的经济补偿标准在 581～2611 元。② 陈璐等(2021)采用意愿调查法对家庭老年照料活动经济价值进行测算,发现受访者支付意愿和接受政府补贴意愿的平均金额分别为每小时 31.73 元和 41.98 元。总而言之,虽然这些测算方法各有优缺点,但是这些学者对于家庭照料活动经济价值的探索和研究,为对家庭护理者创造的经济价值进行合理测算和给予家庭护理者经济支持提供了重要依据。

为了支持家庭护理者,很多国家纷纷制定经济支持政策,通过经济补贴的形式承认家庭护理者的付出,赋予其经济价值,实现护理服务的有偿化,为家庭护理者提供护理津贴是很多国家和地区普遍采用的一种经济支持手段。通过将经济价值引入家庭护理服务,强化了家庭护理服务供给热情,有利于社会资源与家庭护理资源的进一步融合,从而更好地满足老年人长期护理需求。有学者研究发现,在针对家庭护理者的各种形式和水平的支持类型中,经济支持(报酬)是最常见也是最重要的支持类型(Courtin Emilie 等,2014)。高利平(2015)认为给予家庭护理者一定的护理津贴,是农村失能老年人护理的重要支持路径。③ 为家庭护理者提供经济支持,将经济价值引入家庭护理中,弥补一部分因护理而减少收入的机会成本,承认家庭护理者的部分付出,调动家庭护理者的积极性。解韬(2013)以残疾人群体为研究对象,认为建立残疾人家庭生活护理补贴制度能够减少残疾人家庭护理者的护理负担。④ Ya-Mei Chen(2014)研究发现,家庭护理者尤其是女性家庭护理者能够在经济支持中获益,经济支持使她们更加专心于护理活动,能

---

① 安新莉,董晓媛.中国无酬劳动总价值的测算及其政策含义[J].中国妇运,2012(7):38-40.

② 袁笛,陈滔.照护政策视角下家庭老年照料的经济价值[J].江西财经大学学报,2020(5):58-69.

③ 高利平.农村失能老人照护方式及社会支持研究[J].人口与发展,2015,21(4):92-102.

④ 解韬.建立和完善残疾人家庭扶助制度初探[J].经济研究导刊,2013(33):105-107.

够显著增加他们的自信心和满意度。① 当然,经济支持尤其是护理津贴的服务质量、内容较难把控,也更容易滋生道德风险问题,以德国为代表的西方发达国家都不同程度上发生了道德风险问题,由于我国经济发展水平、基础设施建设、制度模式等与国外差异较大,因此,针对家庭护理者的经济支持,在实施前期应主要面向生活贫困的失能老年人及其家庭,这种经济支持应该起到"救助"的作用②,从而防止道德风险等问题。

除护理津贴支持政策外,税收优惠、养老金等社会保障权益亦是支持家庭护理者的重要经济手段,很多国家纷纷出台了税收优惠和养老金计划等支持政策,但税收优惠、养老金等社会保障权益支持家庭护理者的有效性仍缺乏充分的实证证据。③ 目前,有关税收优惠、养老金等社会保障权益对家庭护理者的政策支持效果仍缺乏充分的实证研究。

（三）工作支持

工作支持是指为减少家庭护理者因护理老年人而放弃工作或收入缩减所带来的机会成本损失,通过一系列支持政策帮助家庭护理者平衡工作与护理之间的关系,减少两者冲突,进而缓解家庭护理者工作与护理双重角色带来的冲突和精神负担。Heidi Gautun, Kåre Hagen(2010)研究发现,为老年人提供长期护理服务对家庭护理者的工作状况产生了较大负面影响,主要体现在上班迟到早退、注意力不集中、无法参加促进职业发展的社会安排和活动等方面。④ Spiess C. Katharina and Schneider A. Ulrike(2003)研究发现,承担护理责任会显著减少女性的工作时间。⑤ Courtney Harold Van Houtven,Norma B. Coe,Meghan M. Skira(2013)研究亦发现,对于继续工作的女性护理者来说,承担护理责任使其每周工作时间减少了 3~10 个小时,工资收入比

① Ya-Mei Chen. Differences in Outcomes of Caregiver Support Services for Male and Female Caregivers[J]. SAGE Open,2014,4(3):1-10.

② 陈璐. 家庭老年照料的成本和经济价值[J]. 中国保险,2018(12):7-10.

③ Janice Keefe,Pamela Fancey. Compensating Family Caregivers:An Analysis of Tax Initiatives and Pension Schemes[J]. Health Law Journal,1999,7:193-204.

④ Heidi Gautun,Kåre Hagen. How do middle-aged employees combine work with caring for elderly parents？[J]. Community,Work & Family,2010,13(4):393-409.

⑤ Spiess C. Katharina,Schneider A. Ulrike. Interactions between care-giving and paid work hours among European midlife women,1994 to 1996[J]. Ageing and Society,2003,23(1):41-68.

没有护理责任的人低 3%。① 蒋承、赵晓军（2009）研究发现，承担护理责任对成年子女的就业概率和工作时间都具有显著的负向影响。② 陈璐等（2016）研究发现，每周提供 20 小时以上高强度护理的女性往往难以兼顾工作和护理，其劳动参与率显著下降，对于处于工作状态的女性，承担护理责任往往意味着劳动时间和劳动收入的显著减少，可见承担护理责任对女性劳动力供给产生了抑制作用。③ 如何为家庭护理者提供工作支持，帮助其平衡工作与护理的关系，成为政策制定者和学界关注的焦点话题。Hilary Arksey（2002）提出了一个对家庭护理者提供工作支持的模型，这一模型主要包括以下支持方式：假期政策、家庭护理者友好型工作安排、使用（私人）电话、给予支持的经理与同事。④ 其中，假期政策和友好型工作安排是各个国家和地区普遍采用的一种工作支持手段，并且取得了良好的效果。

护理假期政策是给予家庭护理者一定的带薪或不带薪休假，家庭护理者可以利用这种休假时间履行护理义务。尽管各个国家和地区都普遍出台了护理假期政策，但其假期时间长短、休假期间是否给予薪酬等存在较大差异。从护理假期实施的效果上看，这种政策在一定程度上减轻了家庭护理者的工作负担，缓解了家庭护理者因工作与护理冲突产生的精神压力。Eliza K. Pavalko, Kathryn A. Henderson（2006）利用年轻女性纵向调查数据研究发现，实施弹性工作时间、无薪探亲假、带薪病假或护理假期等政策，对在职家庭护理者保持持续性的就业具有重要积极作用。⑤ Isolde B. Woittiez, Edwin Van Gameren（2010）进行的一项调查显示，超过 60% 要享受长期护理假期的家庭护理者表示其护理负担将有效减轻，长期护理假期政策的实施使得承受沉重护理负担的家庭护理者比例由 40% 下降到 23%，并且实施长期护理假期政策能够显著提高家庭护理者的工作表现。⑥ 当然，护理假期政

① Courtney Harold Van Houtven, Norma B Coe, Meghan M Skira. The effect of informal care on work and wages[J]. Journal of Health Economics, 2013, 32(1): 240-252.

② 蒋承, 赵晓军. 中国老年照料的机会成本研究[J]. 管理世界, 2009(10): 80-87.

③ 陈璐, 范红丽, 赵娜, 褚兰兰. 家庭老年照料对女性劳动就业的影响研究[J]. 经济研究, 2016(3): 176-189.

④ Hilary Arksey. Combining informal care and work: supporting carers in the workplace[J]. Health & Social Care in the Community, 2002, 10(3): 151-161.

⑤ Eliza K Pavalko, Kathryn A. Henderson. Combining Care Work and Paid Work: Do Workplace Policies Make a Difference? [J]. Research on Aging, 2006, 28(3): 359-374.

⑥ Isolde B Woittiez, Edwin Van Gameren. The effect of care leave on burden and job performance[J]. Applied Economics, 2010, 42(2): 249-266.

策在现实执行中还面临难以落地的难题,关艳玲(2020)研究认为,缺乏执行细则、硬约束不够等是一些地方带薪护理假期政策难以落地的重要原因。[①]另外,在长期护理假期推行过程中还需注意难申请、不愿申请、管理不规范等诸多问题。除长期护理假期政策外,弹性的工作安排、压缩性工作周期、兼职工作、在家办公、视频会议等多种多样的工作支持政策,都是平衡工作与护理关系的行之有效的支持手段。

三、简要述评

综上所述,国内外学者们有关家庭护理者支持政策的动因研究、类型及效果研究呈现出以下特点:第一,家庭护理者支持政策的动因研究方面,国内外学术界以长期护理对家庭护理者的消极影响和家庭护理者的支持需求研究为主,这种消极影响主要体现在身心健康、经济状况、工作等方面,家庭护理者对喘息服务、知识和技能培训、心理干预与疏导、信息咨询等服务具有强烈的支持需求;第二,类型及效果研究方面,各个国家和地区出台并实施的家庭护理者支持政策不尽相同,学术界对于支持政策的类型划分亦没有达成共识。但这些支持政策大体上可以归入服务支持、经济支持和工作支持三大类别之中。

长期护理保险制度产生之后,很多学者开始探讨在长期护理保险制度框架下如何为家庭护理者提供支持。Yumiko Arai(2006)研究发现,长期护理保险计划提供的护理服务成功减轻了家庭护理者的负担。[②] Miho Yamada,Akihito Hagihara,Koichi Nobutomo(2009)研究发现,日本的长期护理保险方案引入了护理经理支持项目,护理经理的主要职责是为家庭护理者提供社会支持,以减轻家庭护理者的护理负担。然而,在长期护理保险制度框架下,护理经理并没有充分发挥其作为家庭护理者社会支持来源的作用。因此,通过改善工作环境和进行系统的社会心理需求评估培训,提升护理经理的社会支持功能,进而减轻家庭护理者的护理负担。[③] Ryoma Nakagoshi 等(2014)对家庭护理者使用长期护理保险的满意度和经济状况进行研究发

① 关艳玲.别让带薪护理假成为"纸上假期"[N].辽宁日报,2020-12-17.

② Yumiko Arai. Family caregiver burden and quality of home care in the context of the Long-Term Care insurance scheme:an overview[J]. Psychogeriatrics,2006,6(3):134-138.

③ Miho Yamada, Akihito Hagihara, Koichi Nobutomo. Family caregivers and care manager support under long-term care insurance in rural Japan[J]. Psychology Health & Medicine,2009,14(1):73-85.

现,97%的家庭护理者对长期护理保险感到满意,但因为成本问题而不愿使用服务,因此,长期护理保险制度需加强支持以减轻家庭护理者的经济负担。① Saeko Kikuzawa(2016)研究发现,长期护理保险制度依赖家庭护理者的贡献,因此需要考虑为家庭护理者提供不同种类的服务,以减轻家庭护理者的护理负担。② Tami Saito, Naoki Kondo, Koichiro Shiba, Chiyoe Murata, Katsunori Kondo(2018)研究发现,日本收入较低的家庭护理者提供护理的时间更长,而且更容易出现抑郁症状,政策制定者应考虑这些差异,但无论家庭护理者的收入高低,日本长期护理保险制度都应该加大对家庭护理者的支持力度,从而有效减轻其抑郁程度。③ Qilin Zhang, Yanli Wu, Erpeng Liu(2020)对中国低龄老人为高龄老人提供长期护理的情况进行研究,发现目前家庭护理者提供的长期护理仍然不能充分满足高龄老人的护理需求,因此建立一个全面、可持续、负担得起的长期护理系统,推进长期护理保险的建立和发展,给予家庭护理者技能培训、暂托服务、心理咨询服务等扶持政策对充分满足高龄老人护理需求极其重要。④ 长期护理保险制度引入中国以来,获得绝大多数学者的认同。很多学者开始探讨在长期护理保险制度框架下为家庭护理者提供政策支持的可能性。刘旭华、董蕾红(2017)从法律构建角度认为,老年长期护理给家庭护理者带来了沉重的经济负担和身心压力,通过长期护理保险制度能够在一定程度上减轻其经济负担和缓解其身心压力。⑤ 闫萍(2019)研究认为,家庭护理者的重要性正日益凸显,其

① Ryoma Nakagoshi, Seiichi Takemasa, Yoshifumi Nanba, Hirofumi Morioka, Masataka Oyama, Kanako Nakayama. Satisfaction and Economic Conditions of Family Caregivers Using Long-term Care Insurance[J]. 理学療法科学,2014,29(6):867-871.

② Saeko Kikuzawa. Social Support and the Mental Health of Family Caregivers:Sons and Daughters Caring for Aging Parents in Japan[J]. International Journal of Japanese Sociology, 2016,25(1):131-149.

③ Tami Saito, Naoki Kondo, Koichiro Shiba, Chiyoe Murata, Katsunori Kondo. Income-based inequalities in caregiving time and depressive symptoms among older family caregivers under the Japanese long-term care insurance system:A cross-sectional analysis[J]. PLoS ONE,2018,13(3):1-13.

④ Qilin Zhang, Yanli Wu, Erpeng Liu. Influencing Factors of Undermet Care Needs of the Chinese Disabled Oldest Old People When Their Children Are Both Caregivers and Older People:A Cross-Sectional Study[J]. Healthcare,2020,8(4):1-12.

⑤ 刘旭华,董蕾红.积极老龄化视野下老年人长期照护法制体系的构建[J].东岳论丛,2017,38(12):187-192.

社会支持需求比较迫切,而长期护理保险制度可以减轻家庭护理者的经济负担和护理负担,因此,在总结试点经验的基础上,将家庭护理者纳入长期护理保险体系中,探索和完善家庭护理者社会支持服务体系和政策体系,将是一种现实选择。[①] 俞红丽等(2020)以老年脑卒中病人家庭护理者为对象,研究发现,老年脑卒中恢复期病人参加长期护理保险制度,医护人员通过微信平台对家庭护理者进行健康教育,即长期护理保险制度下联合应用微信平台,能够有效提高家庭护理者的护理能力,减轻家庭护理者的护理压力,进而提高老年脑卒中病人的生存质量。[②]

国内外学者们的研究成果丰硕,为本书的研究提供了丰富的理论依据和实践借鉴价值。但现有研究还存在一些不足:第一,研究不够深入,碎片化严重。为家庭护理者提供政策支持,学者们的研究不够深入,有些研究只是构想和倡议,无具体措施可供实践;有些学者虽有具体措施,但碎片化严重,没有形成系统的政策支持体系。第二,缺少长期护理保险试点经验的探讨。我国 2016 年在全国 15 个试点城市开展了长期护理保险制度试点,很多试点城市对支持家庭护理者进行了大量探索,但国内学者们的研究很少考虑我国长期护理保险制度试点的相关实践。第三,国内家庭护理者支持政策的相关研究非常不完善。目前国内家庭护理者支持政策的研究主要集中于国外家庭护理者支持政策的经验介绍和总结方面,这方面研究仍处于起步阶段,研究的广度和深度仍显不足。与养老、医疗、工伤等传统风险的解决方案相比,老年长期护理问题不仅需要长期护理保险制度提供的货币待遇,而且更加依赖服务待遇的供给。这无疑对我国发展滞后的社会服务福利体系提出了巨大挑战。国家致力于积极鼓励和支持社会化护理服务机构提供护理服务,但受到可用资源的限制,整体上来看效果并不尽如人意。因此,国家希望家庭在服务供给中能够积极承担一部分护理责任,充分发挥家庭的护理功能。而家庭护理者是家庭护理的主力军和中坚力量,承受着沉重的护理压力和负担,为家庭护理者提供政策支持重要性日益凸显。因此,本书将以西方国家成熟的家庭护理者支持政策理念和实践为借鉴,对我国家庭护理者面临的主要困境、政策需求进行分析,并对包括长期护理保险试点在内的家庭护理者支持政策相关实践进行梳理和总结,对存在的问题及

①　闫萍.失能老人家庭照护者的社会支持研究:基于北京市的分析[J].北京行政学院学报,2019(3):73-81.

②　俞红丽,王敏凤,林卫,冯蔚.长期护理保险制度下应用微信平台改善老年脑卒中病人家庭照顾者照护能力的效果[J].护理研究,2020,34(7):1246-1249.

背后的原因进行系统分析,为完善家庭护理者支持政策提供参考。

第三节　研究的目的与内容

一、研究目的

随着人口老龄化和高龄化问题的日益严峻和老年人预期寿命的不断增长,失能老年人规模呈不断扩张趋势,这些老年人对长期护理的需求日益高涨。由于社会化养老服务发展相对滞后,导致家庭护理的责任仍主要由家庭护理者来承担。我国有着悠久的家庭养老(护理)传统,家庭是社会的基本单元和福利单位,在家庭中接受长期护理服务是绝大多数老年人最期望、最钟爱的护理方式,然而家庭愈发趋于小型化、核心化、高龄化、空巢化,其护理功能在不断弱化,家庭护理者可以获得的家庭护理资源锐减,家庭护理者面临着经济成本、健康成本、机会成本、知识成本和社交成本等一系列成本问题和挑战,亟需来自外部的资源和服务支持。家庭护理者具有强烈的寻求社会支持的政策需求,为家庭护理者提供政策支持的重要性日益凸显,然而家庭护理者支持政策在实践中暴露种种问题,政策需求高涨与政策供给严重不足的供需不均衡问题愈发凸出。基于以上思考,本研究拟以家庭护理者的政策需求为导向,对家庭护理者支持政策实践中的问题及背后的原因进行深入剖析,在借鉴国外不同福利体制下各个典型国家家庭护理者支持政策实践经验的基础上,从价值理念与原则、具体内容和实施机制三个维度提出家庭护理者支持政策体系设想。

二、研究内容

人口老龄化和高龄化问题不断加剧导致失能老年人的刚性护理需求不断释放。面对这样日益高涨的长期护理需求,我国社会化养老服务发展滞后且家庭护理功能不断弱化,这两架马车都面临严重动力不足的问题。家庭护理者是家庭护理的主力军和中坚力量,是长期护理服务的主要承担者,在创造了巨大的经济价值和社会价值的同时,也承受着身心健康、经济、工作、社会参与等沉重的压力和负担,在家庭护理资源锐减的现实背景下,家庭护理者亟需来自外部的资源和服务支持。然而,我国目前鲜有专门的家庭护理者支持政策,地方出台的一些家庭护理者支持政策仍处于试点探索阶段,不具有系统性和普遍意义,因此本书将对现有的家庭护理者支持政策存在的问题进行反思,力图完善家庭护理者支持政策。本书的研究将遵循微观现实和宏观政策两个方面的逻辑主线:现实层面,聚焦家庭护理者面临的主要困境,并对家庭护理者的政策需求进行详细论述,从而全面立体地呈现家庭护理者的"真实处境",为政策回应现实提供依据;政策层面,通过对家庭护理者支持政策存在的问题进行反思,提出有针对性的建议措施,增强家庭护理者政策支持供给,从而完善家庭护理者支持政策。本书主要由七个章节构成,共分四个逻辑关联部分进行详细论证。

第一部分为研究的导引和奠基部分,包括第一章"导论"和第二章"核心概念和理论基础"两个章节内容。导论部分对研究背景及意义、国内外文献综述、研究目的与内容、研究思路与方法、创新与不足等进行了详细论述,通过对家庭护理者及支持政策相关的研究成果和研究动态进行回顾,将其作为本书研究的"引子",并对研究主要内容和研究方法等进行系统呈现。核心概念方面则对失能老年人、老年长期护理、家庭护理者和家庭护理者支持政策等概念的具体内涵及周延边界进行了详细阐述,并以社会照顾理论为核心,赋予家庭护理者应有的社会权利,通过福利多元主义、社会照顾理论的"责任共担机制"、社会投资理论的"福利支出主体多元化"理念,赋予政府介入家庭私领域事务为家庭护理者提供支持的合理性,通过利用社会照顾理论提供的政策工具和社会投资理论的教育和培训理念,为家庭护理者接受服务支持、经济支持和工作支持提供合理性。通过构建一个以社会照顾理论为核心、以福利多元主义理论为基础、以社会投资理论为延伸的整合性、解释性的理论分析框架,为完善家庭护理者支持政策提供重要理论依据。

第二部分对家庭护理者的"现实处境"进行详细论述,主要包括第三章"家庭护理者面临的主要困境与政策需求"的内容。本部分在调研访谈的基础上,首先对家庭护理者面临的经济压力大、身心健康损耗严重、工作与护理冲突导致的机会成本增大、护理知识和技能欠缺、与社会脱节等方面的困境进行了详细阐述,继而引出家庭护理者对服务支持、经济支持和工作支持方面不同层次的政策需求,力图在政策需求端整体呈现家庭护理者的"现实处境",并与下文政策供给端的问题阐述形成照应。

第三部分对家庭护理者支持政策的现状、存在的问题及背后的原因进行了详细阐述,从政策供给端对家庭护理者支持政策供给严重不足的问题进行了整体呈现,并与前文家庭护理者强烈的政策需求形成鲜明对照。本部分主要包括第四章"家庭护理者支持政策现状分析"和第五章"家庭护理者支持政策的问题与原因分析"两个章节内容。通过对家庭护理者间接或直接的服务支持政策、间接或直接的经济支持政策和工作支持政策进行系统梳理和总结,并在调研访谈的基础上,对家庭护理者支持政策的效果进行评估,以及对家庭护理者支持政策存在的问题及背后的原因进行系统剖析,从而为完善家庭护理者支持政策提供坚实基础。

第四部分在分析我国家庭护理者政策需求日益高涨而支持政策供给严重不足的基础上,借鉴国外成熟的政策实践经验,提出构建家庭护理者支持政策体系具体设想。本部分主要包括第六章"国外家庭护理者支持政策实践与经验借鉴"和第七章"我国家庭护理者支持政策完善与实施机制创新"两个章节内容。"他山之石可以攻玉",国外家庭护理者支持政策已经有成熟的政策实践,通过对斯堪的纳维亚模式、欧洲大陆模式、盎格鲁-撒克逊收入调查模式和家庭护理模式等不同福利体制的基本内涵进行详细阐述,并分别选取瑞典、德国、英国和西班牙等典型国家对其家庭护理者服务支持政策、经济支持政策和工作支持政策等进行系统梳理和分析,并回归应用层面,提炼出值得我国借鉴的实践经验。最后,在回顾总结全书内容的基础上,以问题为导向,遵循理论联系实际的路径,在科学严谨论证的前提下,按照价值理念与原则、具体内容和实施机制的层次逻辑完善家庭护理者支持政策体系。

本研究的技术路线如图1-1所示。

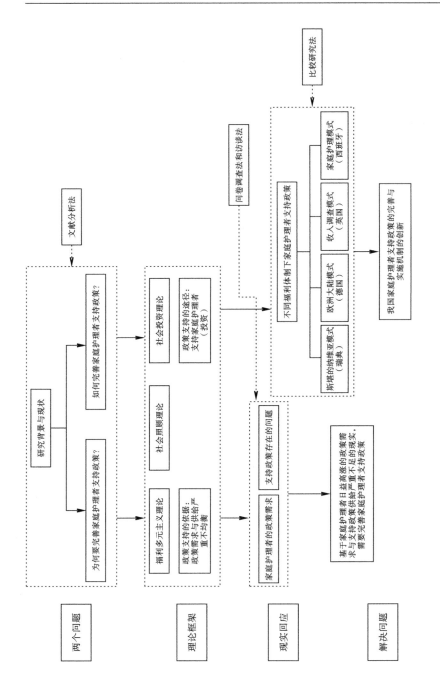

图 1-1 本研究的技术路线

第四节　研究的思路与方法

一、研究思路

本研究沿着"规范研究—实证研究—对策研究"的思路和"家庭护理者支持政策不完善—家庭护理者政策需求与供给—完善家庭护理者支持政策体系"的分析框架展开。我国失能老年人的刚性护理需求不断释放,但社会化养老服务发展滞后和家庭护理能力不断弱化,两架马车面临动力不足的问题。本研究以此为背景,首先通过问卷调查和访谈等方法,分析了家庭护理者面临的主要困境与政策需求,从需求端对家庭护理者日益高涨的政策需求进行整体呈现,然后通过对家庭护理者支持政策的相关实践进行系统梳理和总结,发现家庭护理者支持政策存在的问题,并对其背后的原因进行深入剖析,力求从供给端对家庭护理者支持政策供给严重不足的现状进行整体呈现,最后运用比较分析法,在前文分析的基础上,借鉴国外不同福利体制下各典型国家的成熟实践经验,探索完善符合中国国情的家庭护理者支持政策体系。

二、研究方法

研究方法是进行研究揭示事物规律的一种工具和手段,是为研究进行服务的,本研究综合运用了问卷调查法和访谈法、文献分析法、比较研究法等,为完善我国家庭护理者支持政策提供新的思路。

第一,问卷调查法和访谈法。问卷调查法是研究者将设计好的问卷通过各种形式进行发放并回收,从而搜集资料的一种应用广泛的社会调查方法。本研究通过自制问卷《家庭护理者支持政策问卷调查》,进行实地调研,以期了解家庭护理者的负担状况、政策需求和对政策的满意程度等现实状况。在问卷调查的同时运用访谈法,以面对面、电话和微信语音等多种方式与家庭护理者展开访谈,通过与家庭护理者谈话和交流,了解家庭护理者面临的主要困境和政策需求,通过观察家庭护理者的眼神、神情、语调和肢体语言变化,从而对家庭护理者的相关情况进行更为深入的了解。另外,除了直接实地访谈获取可靠信息的途径外,本研究亦充分利用已有的学者们的调研访谈和媒体新闻报道等资料,从而为本研究提供重要间接资料支持。

本研究以是否开展长期护理保险试点为标准,分别选取长期护理保险试点城市 J 市和非试点城市 A 市进行实地走访调研,通过有针对性的问卷调查和访谈,全面把握家庭护理者在长期护理过程中面临的主要困境和政策需求,从而为家庭护理者支持政策体系的完善提供政策建议。本研究主要从研究地点和研究对象的选择、研究实施过程和研究伦理原则等方面进行研究设计。

首先,研究地点和研究对象的选择。在长期护理保险试点城市的选取上,J 市作为国家首批长期护理保险试点城市之一,于 2016 年正式开始了试点工作。经过几年的积极探索,J 市长期护理保险初步形成了一个制度覆盖全民、一个标准适用全员、一个部门服务全程、一个网络贯通全域的基本政策体系和经办服务机制,目前制度运行平稳,社会反响较好。截至 2019 年 10 月,J 市长期护理保险参保达 248 万人,有 6000 多名参保人员享受了长期护理保险待遇。通过试点,失能老年人及其家庭护理者的经济和事务负担得以大大减轻,在有效解决"一人失能,全家失衡""久病床前无孝子"等社会问题的同时,还有效改善了农村失能老年人依靠子女供给护理经费的现象,而且还有效拉动了就业,促进了护理服务产业的发展。J 市积累了相当成熟的试点经验,在给予家庭护理者政策支持方面,亦走在了全国前列,因此,本研究选取 J 市作为研究地点开展实地问卷调查和访谈。在非试点城市的选取上,之所以选择 A 市开展问卷调查和访谈,主要原因在于:一方面 A 市作为中国八大古都之一,有着悠久的历史文化传统和家庭养老(护理)传统,"养儿防老""家本位"等传统观念在 A 市具有根深蒂固的影响,这能够为本研究提供深厚的文化基础;另一方面,A 市人口老龄化问题较为严峻,A 市第七次人口普查数据显示,全市 60 岁及以上老年人口占比约为 18.3%,65 岁及以上老年人口占比约为 13.3%,比 2010 年分别高出 6.11 个百分点和 5.68 个百分点。这为本研究提供了重要的人口学基础。在研究对象的选取上,本研究将家庭护理者限定在失能失智老年人的家庭护理者身上。虽然失独老人、空巢老人和独居老人等一些特殊老年群体也具有强烈的长期护理需求,但这些特殊群体要么家庭中不存在家庭护理者,要么在养老院等机构养老,家庭成员不提供长期护理服务,因此这些群体不属于本研究范畴。总之,本研究选取的家庭护理者不仅是指为失能老年人提供基本生活照料和与之密切相关医疗护理服务的配偶、子女和其他亲属等家庭成员,而且还需满足以下条件:第一,年龄需 ≥18 周岁;第二,承担主要护理任务,且连续护理时长不低于 3 个月;第三,被护理者的年龄需 ≥60 周岁;第四,具备一定理解能力、语言表达思维清晰且自愿参与本研究。

其次,研究实施过程。第一步,预调研。笔者利用自制的调查问卷、访谈提纲、笔记本和录音笔等材料,根据研究目的初步拟定了半结构式访谈提纲,在武汉某社区开展了预访谈,根据预访谈的情况和导师、社会保障研究中心长期护理领域专家教授的意见对调查问卷和访谈提纲进行了修改和确认,从而为开展正式调研做好了充足的准备。第二步,资料收集。为克服家庭护理者难找和入户较难等问题,笔者首先分别与J市医疗保障局某主任和A市民政局养老服务科某科长取得联系,然后通过该主任和该科长分别与各街道、各社区和各村委会负责人取得联系,并通过这些负责人与家庭护理者建立联系。社区、村委会委派网格员等工作人员事先与家庭护理者进行电话沟通交流,征得其同意后,与家庭护理者约定时间进行问卷调查和访谈。问卷调查和访谈主要采取入户、电话和微信语音等方式。由于绝大多数家庭护理者不能离开家庭,因此除个别问卷调查和访谈因天气原因和家庭护理者个人原因选择电话和微信语音方式外,其他绝大多数问卷调查和访谈都是在家庭护理者家中即入户进行,访谈主要是围绕拟定的访谈提纲进行,采取开放式和引导式问题相结合的形式对家庭护理者进行深入访谈,以便深度挖掘家庭护理者的真实感受和观点。访谈问题根据访谈情况进行了灵活调整。笔者在J市和A市分别走访了52户(共104户)家有失能失智老年人的家庭户,并分别对52名家庭护理者(共104名)进行了问卷调查,由于部分家庭护理者不愿接受访谈,且有些访谈因被护理者有需要被迫中断,因此剔除这些样本,最终分别有30名(共60名)家庭护理者成功接受了访谈,这些访谈样本较具有代表性且符合"资料饱和"原则,即基本保证了样本的不重复出现,资料分析时不再有新的主题呈现。访谈结束后,笔者利用专业软件将录音资料批量转换为文字资料,并结合访谈笔记和反复播放录音等手段对文字资料进行整理。

最后,研究遵循的伦理原则。笔者在对家庭护理者进行访谈之前对研究目的、研究计划、访谈提纲和保密原则进行了详细的阐释,在征得家庭护理者同意之后,才开始进行访谈。在开展访谈的过程中,笔者与家庭护理者建立了充分的信任关系和良好的互动,能够设身处地地与家庭护理者展开交流,充分尊重家庭护理者的个人意愿,家庭护理者可以随时中断访谈,所有访谈资料仅用于本研究,所有信息均会做虚化处理,不会出现可以识别出身份的个人信息。在后期资料整理时,笔者坚持价值中立的原则,尽可能还原家庭护理者最真实的感受和观点,力求做到理性且客观。

第二,文献分析法。本书文献主要来源于两大部分:首先,学术文献。国内外学术界在家庭护理者支持政策的动因、类型及效果等方面进行了大量广泛的研究,取得了丰硕的成果,这些出版的期刊文献和著作,为本研究提供了研究基础。其次,政策相关文献。本研究对长期护理相关政策的政策文本进行了汇集和整理,这些政策文本是进行研究的重要基础。政策相关文献主要包括涉及社会保障、长期护理、长期护理保险、家庭养老、养老服务等的政策法律法规、部门规章、行政规范以及各相关部门的研究报告、意见、总结等。

第三,比较研究法。任何事物的产生与发展都有其特定的政治、经济、文化、社会背景,家庭护理者支持政策同样如此,本研究将在对不同福利体制典型模式基本内涵的详细阐述的基础上,分别选取瑞典、德国、英国和西班牙等典型国家,并借鉴其在服务支持、经济支持和工作支持等方面丰富且较好的政策实践经验,以期为完善我国家庭护理者支持政策提供经验借鉴。

第五节　本书的创新与不足

一、研究创新

本书的创新点在于:

第一,将家庭护理者作为重要的利益相关者纳入政策层面进行整体性制度安排,通过政策支持减轻其护理压力和负担并满足其政策需求,具有较强的政策前瞻性。以往的老年长期护理相关政策将政策重心放在老年人尤其是失能、高龄老年人身上,而对家庭护理者缺乏应有的关注。本书将学者们较少关注的长期护理保险试点实践纳入研究范畴,不仅对长期护理保险试点具体实践进行了系统梳理和总结,而且通过调研访谈,试图深入挖掘政策的基本规律,这不仅有利于完善家庭护理者支持政策,而且有利于丰富和完善长期护理保险政策体系。

第二,对长期护理保险试点和非试点地区分别开展实地调研并进行对比分析,为研究提供了一种新视角。长期护理保险是应对日益高涨的长期护理需求和解决老年长期护理问题的一种有效制度安排。因此,本研究以是否开展长期护理保险试点为标准,选择长期护理保险试点城市 J 市和非试点城市 A 市分别开展实地调研,以期对不同地区家庭护理者面临的主要困境和对支持政策的需求进行全方位立体呈现。笔者通过对比发现,是否有长期护理保险给付对家庭护理者的影响具有较大差别,相较于没有长期护理保险给付的 A 市家庭护理者,有长期护理保险给付的 J 市家庭护理者不仅可以安心护理,不必担心经济压力,而且通过护理培训,护理能力得到了提高,护理质量也更高,家庭护理者可以有更多选择,如给予机构补贴,由机构提供服务,家庭护理者可以休息放松,家庭护理者压力和负担得以有效缓解。

第三,提出家庭护理者支持政策体系顶层设计的思路。本书在文献梳理、实地调研和国外经验借鉴的基础上,从价值理念与原则、具体内容和实施机制三个维度对家庭护理者支持政策体系进行了完善,其中笔者提出将喘息服务、知识和技能培训服务等服务支持和护理津贴、社会保险缴费等经济支持纳入长期护理保险体系之中,将家庭护理者的护理工作纳入职业编制,建立科学人性化的奖惩制度等政策建议,对完善家庭护理者支持政策具有较强的前瞻性和政策意义。

二、研究不足

本书的不足之处在于:

第一,调研和访谈样本量有待扩展,研究结果的外推存在一定局限。由于受个人能力、传统防范心理等因素影响,本研究的调研和访谈困难重重,回收的问卷样本量和访谈个案数都相对有限,得出的研究结果外推存在一定局限。因此,未来研究需扩大样本规模和个案数量,最好可以依托政府机构或学校课题项目开展大范围大规模的调查研究,从而提高研究结果的精确性和可靠性。

第二,政策的时效性问题。由于政策的制定、修改和废止存在时效性,因此,对政策进行分析研究,往往滞后于现实,对家庭护理者支持政策的研究同样存在时效性问题。因此,对于家庭护理者支持政策的研究需要与时俱进并不断进行动态调整,这是后续研究需要注意和思考的。

第二章 核心概念和理论基础

第一节 核心概念

一、失能老年人

失能老年人是指因年老、疾病、伤残等导致人体某些功能部分或全部丧失，健康水平下降，从而正常的活动能力受到限制或缺失的老年群体。从广义上看，失能、半失能和失智老年人都属于失能老年人范畴。民政部2013年8月出台《老年人能力评估》民政行业标准，建立了用以判断老年人能力的指标体系，这一指标体系由日常生活活动、精神状态、感知觉与沟通、社会参与4个一级指标和22个二级指标构成。这套标准不仅为评估老年人能力提供了统一、规范且可操作的评估工具，也为老年人失能等级的科学划分、养老服务政策的制定等提供了重要依据。在目前老年人失能状态测量的相关研究中，主要是以老年人日常生活活动能力量表来判断老年人的自理能力，并以此为依据测量老年人的失能程度和失能等级。

活动内容方面，日常生活活动能力量表主要包括基本日常生活活动能力（ADL）和工具性日常生活活动能力（IADL）两大类型。基本日常生活活动能力（ADL）用于衡量老年人维持生存和最基本日常生活活动方面的自理能力，主要有吃饭、穿衣、洗澡、上厕所、控制大小便和室内活动六项指标；工具性日常生活活动能力（IADL）用于衡量老年人完成基本社会性活动的能力，主要有洗衣服、做饭、购物、打电话、乘坐交通工具出行、服药等指标。在相关研究中，绝大多数学者主要以基本日常生活活动能力（ADL）来衡量老年人的失能状态，而少数学者开始关注老年人在工具性日常生活活动能力（IADL）方面的失能状态。界定老年人失能方面，基本日常生活活动能力（ADL）和工具性日常生活活动能力（IADL）得以综合运用，而且工具性日常生活活动能力（IADL）的重要性也越来越突出。

从失能等级划分上看，不同社会调查对于失能等级的描述和失能等级的划分也存在较大差异，学者们据此开展的研究也存在较大差异。中国老年健康影响因素跟踪调查（CLHLS）分别设计了6个问题衡量老年人日常活动能力和8个问题衡量老年人工具性日常生活能力。其中，日常生活能力方面，针对不同问题调查问卷均提供了非常明晰的行为状态描述，比如"您洗澡是否需要他人帮助？"这一问题，调查问卷提供了"不需要任何帮助""某一部位需要帮助"和"两个部位以上需要帮助"等选项用于评估老年人洗澡方面的自理能力。另外，在工具性日常生活能力方面，调查问卷则统一提供了"能""有一定困难"和"不能"三个选项来评估老年人的工具性日常生活自理能力。与中国老年健康影响因素跟踪调查（CLHLS）这种三分法明显不同，中国健康与养老追踪调查（CHARLS）则采用四分法的方式设计问题选项，调查问卷主要提供了"没有困难""有困难但仍可以完成""有困难，需要帮助"和"无法完成"四个选项来评估老年人在各项活动中的生活自理能力。因此，学者们采用不同的调查数据，对于老年人的失能等级划分也不尽相同，有些学者将老年人失能等级划分为三个等级，有些学者将其划分为五个等级，有些学者则更为详尽，将其划分为七个等级。

日常生活活动能力量表在实践中的应用差异较大。Katz量表和Barthel量表是最常用的两种日常生活活动能力量表。Katz量表将吃饭、洗澡、穿衣、如厕、转移、控制大小便等按照由难到易的顺序排列，并根据老年人能够独立完成的日常生活活动项目数量划分为A～G七个功能等级，用于评估老年人的身体功能状态。Barthel量表通过对各选项进行赋分，采用百分制计算老年人各项日常生活活动能力的总分，并根据得分情况将老年人身体功能状态分为功能良好、轻度障碍、中度障碍、重度障碍和极重度障碍五个等级。在我国长期护理保险试点实践中，各个试点城市对于量表的使用存在较大差异。绝大多数试点城市如长春市、南通市、荆门市、承德市、宁波市、广州市等将《日常生活活动能力评定量表》（即Barthel量表）作为评定失能等级的主要标准，有些试点城市出台了颇具地方特色的评定标准，如成都市出台《成都市长期照护保险失能评估技术规范（失智）》，上海市出台《上海市老年照护统一需求评估调查表》，青岛市出台《简易智能精神状态检查量表（MMSE量表）》等。各试点城市采用的失能评定量表千差万别，即使都采用《日常生活活动能力评定量表》，具体分数设定方面也存在很大差别。

综上所述，无论是活动内容设计、失能等级划分还是长期护理保险试点实践，我国关于失能老年人的界定标准和方法存在较大差异。但可喜的是，国家医疗保障局会同民政部于2021年8月发布了《长期护理失能等级评估标准(试行)》,该评估标准是在总结长期护理保险制度试点经验的基础上研究制定的,主要由日常生活活动能力、认知能力、感知觉与沟通能力3个一级指标和17个二级指标构成,失能等级主要通过这些指标的组合来明确。这一评估标准为科学划分老年人失能等级、长期护理保险政策扩大试点和提供适宜养老服务提供了最新依据。国家层面失能等级评估标准的出台,打破了失能等级评估工作碎片化的壁垒,为构成完整的制度体系和框架奠定了基础。通过准确界定失能老年人的失能状态,并为之提供最适宜的长期护理服务,有利于更好保障失能老年人的公平权利并满足其长期护理需求。

二、老年长期护理

国内外学术界对长期护理的概念认知不尽相同。美国学者 Rosalie A. Kane 和 Robert L. Kane 首次对长期护理概念进行了界定,认为长期护理是在一段持续时间内,向因慢性病或疾病而丧失自我护理能力的人提供的保健、个人护理和社会服务。[①] Evashwick(2005)则认为长期护理是为长期失能者提供一系列正式或者非正式健康以及健康相关服务,实现长期失能者维持最大独立性的目标。[②] Endija Rezgale – Straidoma, Līga Rasnača(2016)认为长期护理是在一段持续的时间内,为那些因某些功能障碍(包括日常生活活动能力有限)而受到损害的人提供社会、个人和健康护理服务的系统。[③] 国外相关机构或协会亦对长期护理做出了界定,比如世界卫生组织(WHO)认为长期护理是为不能完全自我照料的人提供正式护理和非正式护理相结合的照料服务,保障其生活独立、生活质量和人格尊严。[④] 欧洲经济合作与发展组织(OECD)认为长期护理是由专业机构为身体机能低下者提供日常生活、医疗监测、药物管理和护理康复等服务。[⑤] 美国卫生和公众服务部(HHS)认为长期护理是为了提高个体独立性和促进功能的发挥,满足其健

① Rosalie A Kane, Robert L Kane. Long-Term Care: Variations on a Quality Assurance Theme [J]. Inquiry, 1988, 25(1): 132-146.

② Connie J Evashwick. The Continuum of Long-term care [M]. Florence K Y: ThomsonDelmar Learning, 2005: 4.

③ Endija Rezgale – Straidoma, Līga Rasnača. Long-term elderly care: quality assurance challenges for local governments[J]. Research for Rural Development, 2016, 2: 203-209.

④ WHO Study Group. Home-Based Long-Term Care. WHO Technical Report Series 898 [R]. 2000. http://whqlibdoc. who. int/trs/WHO_TRS_898. pdf.

⑤ Rie Fujisawa, Francesca Colombo. The Long-Term Care Work-force: Overview and Strategies to Adapt Supply to a Growing Demand [R]. OECD Health Working Papers, 2009: 44.

康或护理需求的支持和服务①。综上所述,国外学者和相关研究机构都对长期护理的概念进行了不同界定,具有以下特点:第一,长期护理目标具有多样性。长期护理目标不仅涉及保障基本生活、提高生活质量,而且还涉及维护个体独立性和人格尊严等。第二,长期护理方式存在多样性。主要有正式护理和非正式护理两种类型,持正式护理观念的学者认为,长期护理只能由正式专业机构和医护人员提供,而持非正式护理观念的学者则认为,长期护理亦可以由家庭成员等提供。正式护理和非正式护理在现实生活中往往是交织在一起的,并没有明确的分工和界限,而非正式护理愈来愈受到重视和关注,非正式护理在给老年人提供精神慰藉、提高老年生活质量方面具有不可比拟的优势。

国内学术界对其概念众说纷纭,并没有达成共识。有些学者使用"长期护理"的概念,而有些学者使用"长期照护"的概念,还有一些学者倾向于"长期医疗护理"的概念表述。戴卫东(2012)使用"长期护理"的概念,认为长期护理是为因患慢性疾病或心理伤残生活无法自理的人提供长期生活照料和医疗护理服务,长期护理保险则是对所发生的护理费用进行的分担给付。②刘金涛(2014)同样使用"长期护理"的概念,认为长期护理是指因疾病或意外导致生活自理能力下降从而需要持续较长一段时间的护理性医疗或生活服务,而长期护理保险是指一个国家或地区筹集并使用护理保险基金来解决老年护理问题的制度。③吕学静等(2014)倾向于使用"长期照护"的概念表述,认为长期照护是考虑特定政治、经济、文化因素前提下,由专业和非专业机构及人员为被照料者提供医疗等服务,保障其个人尊严的一种制度体系。④罗丽娅、丁建定(2019)同样倾向于使用"长期照护"的概念表述,认为长期照护是由政府、家庭以及社区等多主体共同参与为身心功能障碍者所提供6个月以上医疗、护理及生活服务。⑤鲁於、杨翠迎(2016)倾向于"长期医疗护理"的概念表述,认为将生活照料纳入服务内容,势必会增加政府、企业和个人的经济负担,很有可能会造成缴费对劳动者就业的挤出效应,另

---

① 美国卫生和公众服务部. What is Long-Term Care? [EB/OL]. [2020-10-15]. https://longtermcare.acl.gov/the-basics/what-is-long-term-care.html.

② 戴卫东.中国长期护理保险制度构建研究[M].北京:人民出版社,2012:7-8.

③ 刘金涛.老年人长期护理保险制度研究[M].北京:科学出版社,2014:4-5.

④ 吕学静,丁一.国外老年人长期照护制度研究述评[J].山西师大学报(社会科学版),2014(1):65-70.

⑤ 罗丽娅,丁建定.长期照护服务的国际实践举措与启示[J].学习与实践,2019(6):67-76.

外,长期医疗护理的目标群体除老年人外,应该将无法自理的残疾人也纳入进来。① 综上所述,尽管国内学术界对长期护理的概念存在不同的认知,但长期护理的目的基本可以达成共识,即为失能群体提供护理服务,提高其独立生活能力、生活质量和维护人格尊严。

一般而言,长期护理的概念内涵可以从目标群体、时间维度和内容维度三个方面来界定。从目标群体上看,长期护理的目标群体包括老年人群体和残疾人群体,但由于老年人群体所占比重较大且问题更为典型,故我国的长期护理相关制度应以失能老年人为重点目标群体。从时间维度上看,长期护理具有长期性和连续性等特点。长期性是指老年人失能的状态持续不少于六个月的时间。连续性是指失能老年人无论是在家庭、社区还是医院等都需要护理服务,即不同阶段需接受不同程度护理。从内容维度上看,长期护理服务包括基本生活照料和与之密切相关的医疗护理服务。其中,医疗护理服务与医疗机构提供的服务相比专业性程度更低,且与基本生活照料需求相比,其需求强度也较低。因此,本研究认为长期护理是为满足失能老年人长期护理需求而提供具有长期性、连续性和非专业性特征的基本生活照料和与之密切相关的医疗护理服务的护理活动。

三、家庭护理者

目前学术界关于家庭护理者并没有一个统一明确的定义,有些学者采用"家庭照顾者"的表述,有些学者采用"家庭照料者"的表述,有些学者采用"长者亲属照顾者"的表述,有些学者采用"非正式照护者"的表述。家庭护理者的内涵和外延存在较大差异。Michael A. Weitzner,William E. Haley,Hongbin Chen(2000)采用"家庭照顾者"的表述,认为家庭照顾者是指为老年癌症患者在日常生活和医疗护理等方面提供帮助的家庭成员,主要包括配偶和成年儿女等。② Isabelle Dumont, Serge Dumont, Suzanne Mongeau(2008)认为家庭照顾者是在癌症患者姑息治疗期履行患者主要照顾者角色

---

① 鲁於,杨翠迎.我国长期护理保险制度构建研究回顾与评述[J].社会保障研究,2016(4):98-105.

② Michael A Weitzner, William E Haley, Hongbin Chen. The family caregiver of the older cancer patient[J]. Hematology/Oncology Clinics of North America,2000,14(1):269-281.

的家庭成员。① Marieke van Wieringen, Marjolein I. Broese van Groenou, Peter Groenewegen(2015)采用"非正式照顾者"的表述,认为非正式照顾者是为居住在社区的虚弱老年人提供家政、取药等长期照顾服务的护理人员,主要包括配偶、子女、邻居和朋友等。② 穆福骏、潘乃林(2012)采用"家庭照顾者"的表述,认为家庭照顾者是为老年人提供长期照料的家庭成员,主要包括配偶和子女等。③ 郝勇、陈谦谦(2018)认为家庭照护是由子女、其他亲属以及家庭保姆提供的"非正式照护"。④ 黄晨熹等(2019)认为长者亲属照顾者是指为需要照顾的居家长者提供生活、情感和经济照顾的人,主要包括配偶、儿女或其他家庭成员。

　　家庭在非正式护理中往往居于核心的位置,是非正式护理中最为基础和最具活力的重要组成部分。⑤ 受我国传统儒家文化的深远影响,家庭成员尤其是子女在非正式护理当中仍扮演着基础和核心的角色,在失能老年人长期护理方面仍发挥着举足轻重的作用。将基于地缘、业缘关系的邻居、朋友、同事和社会志愿者等从非正式护理的群体中剔除出去,只考虑家庭成员,本研究的研究对象将更为精准。因此,本书统一采用"家庭护理者"的概念来指代提供长期护理服务的家庭成员。尽管国内外学者们对于家庭护理者并没有统一的表述和概念界定,但有些共同特点得到了大多数学者的认可,即家庭护理者往往表现出与护理对象的关系非常亲密、基本没有接受过专业性培训、没有关于护理责任的工作合同、没有获得等价报酬、护理范围较为广泛(包括情感支持和帮助)、没有正式"下班"时间、没有因护理活动获取社会权利的资格等特点。⑥ 因家庭护理者表现出的这些特点只有家庭成

　　① Isabelle Dumont, Serge Dumont, Suzanne Mongeau. End – of – Life Care and the Grieving Process: Family Caregivers Who Have Experienced the Loss of a Terminal – Phase Cancer Patient[J]. Qualitative Health Research,2008,18(8):1049-1061.

　　② Marieke van Wieringen, Marjolein I. Broese van Groenou, Peter Groenewegen. Impact of Home Care Management on the Involvement of Informal Caregivers by Formal Caregivers[J]. Home Health Care Services Quarterly,2015,34(2):67-84.

　　③ 穆福骏,潘乃林.老年痴呆患者家庭焦虑照顾者体验的质性研究[J].护理管理杂志,2012(6):441-442.

　　④ 郝勇,陈谦谦.长期护理保险的居家照护供给结构研究[J].华东理工大学学报(社会科学版),2018(4):108-116.

　　⑤ 姚远.非正式支持理论与研究综述[J].中国人口科学,2003(1):67-72.

　　⑥ Judy Triantafillou, Michel Naiditch, Kvetoslava Repkova, et al. Informal care in the long-term care system[R]. European Overview Paper,Athens/Vienna,2010.

员可以满足,而正式护理人员往往难以满足。因此,将家庭护理者界定在家庭成员范畴是符合逻辑的。家庭是由血缘关系、婚姻关系包括收养关系组成的基本社会单位。受传统文化的影响,我国的家庭往往是扩大的家庭,不仅仅包括配偶和子女,而且还包括父母、子女的配偶、孙子女及配偶、兄弟姐妹及配偶等。尽管随着家庭结构的变迁,家庭愈发趋于小型化和核心化,但亲子间的代际互动和亲属间的相互扶持,仍是我国家庭的最生动写照。因此,本研究将父母、子女的配偶、孙子女及配偶、兄弟姐妹及配偶等均视为家庭护理者,并将其纳入除配偶和子女外的其他亲属范畴。综上所述,家庭护理者是指为失能老年人提供基本生活照料和与之密切相关的医疗护理服务的家庭成员,主要包括配偶、子女和其他亲属等。

四、家庭护理者支持政策

支持政策是指政府从战略的高度,对进入公共政策视野的社会问题做出回应,通过出台一系列政策有效地解决社会问题,对相关利益主体给予政策支持,从而有效维护相关利益主体的合法权益。一项政策要想精准落地并发挥良好效果,不仅需要从理论层面进行科学论证,而且还需要在实践层面注重政策对象的主观感受、政策内容的精准度和政策的实施效果。

家庭护理者支持政策是指为有效减轻家庭护理者的护理压力和负担,提高家庭护理者的护理能力,帮助其更好地履行护理责任,从而提高其福利水平的一种制度安排。应该从政策目标、政策制定主体、政策内容和政策形式等方面全面把握这一内涵:

第一,从政策目标上看,家庭护理者支持政策的直接目标在于有效减轻家庭护理者的护理压力和负担,提高家庭护理者的护理能力,帮助其更好地履行护理责任,增进家庭护理者福利。最终目标在于提高家庭护理能力,完善家庭护理功能,提高失能老年人生活质量。

第二,从政策制定主体上看,国家(政府)是家庭护理者支持政策的主导者、组织者和监督者,国家(政府)通过科学论证和决策,保证家庭护理者支持政策的顺利出台和实施。当然,支持政策实施的过程中,需要社区、营利性组织、非营利性组织等不同主体的协同治理。

第三,从政策内容上看,西方发达国家的实践经验表明,家庭护理者支持政策主要有服务支持、经济支持和工作支持等具体政策类型。通过提供喘息服务、知识和技能培训服务、心理干预与疏导服务、信息咨询服务等服务支持,帮助家庭护理者减轻护理压力和负担、提高护理能力、促进身心健康;通过提供护理津贴、税收优惠和社会保险(代缴)等经济支持,减少家庭护理者面临的机会成本损失;通过提供护理假期、弹性工作安排和就业指导等工作支持,缓解工作与护理之间的冲突,保障家庭护理者的就业权益。

第四,从政策形式上看,家庭护理者支持政策既有法律法规条例等形式的政策安排,又有中长期发展规划等战略性规划和行动蓝图。

第二节　理论基础

随着人口老龄化和高龄化问题不断加剧,长期护理问题日益成为备受关注的重要政策议题。家庭护理者是家庭护理的主力军和中坚力量,在创造巨大经济价值和社会价值的同时,面临着非常沉重的护理压力和负担。然而,我国现有老年长期护理政策并没有将家庭护理者作为重要利益相关者给予整体性制度安排。因此,如何进行政策设计为家庭护理者提供支持,保障家庭护理者的合法权益进而促使其更好地履行长期护理责任?这是本研究试图回答的核心问题。为确保学术研究的科学性、严谨性和规范性,本研究在综合考量研究主题和内容后,将福利多元主义理论、社会照顾理论和社会投资理论纳入研究之中,力图打造一个以社会照顾理论为核心、以福利多元主义理论为基础、以社会投资理论为延伸的整合性、解释性理论分析框架,从而为完善家庭护理者支持政策提供坚实的理论支撑。

一、福利多元主义理论

范式概念最早由美国学者库恩在《科学革命的结构》中提出,并迅速成为核心理论之一。范式本质上是一种理论体系,按照库恩的说法,"按既定的用法,范式就是一种公认的模型或模式"①。在自由主义阶段,市场是最重要的福利供给主体,"市场范式"占据支配性地位,然而随着西方发达国家发展到后工业化阶段,"市场失灵"的问题日益凸显,强调国家强制干预福利供给的凯恩斯-贝弗里奇"政府范式"开始处于支配性地位,"福利国家"开始走上历史舞台,旨在为公民提供"从摇篮到坟墓"的一揽子社会福利。20世纪70年代以来发生的石油危机导致西方发达国家经济陷入停滞状态,通货膨胀问题不断加剧,失业率也不断攀升,再加上人口老龄化高龄化形势日益

---

① 李珊,万国威.倒置的福利三角:从福利的范式转轨窥视中国社会救济的发展[J].长春工程学院学报(社会科学版),2009(4):35-39.

严峻和经济全球化进程不断加速,福利国家面临来自政治、经济、社会和文化等各方面的压力和挑战,即所谓的"福利国家危机"①。福利多元主义理论就是在对"福利国家"不断批判、反思和探求新的福利供给路径背景下产生的,并迅速成为社会政策研究的一个新的理论范式。

福利多元主义(Welfare Pluralism)一词最早源于英国1978年发布的《沃尔芬德的志愿组织的未来报告》,这份报告认为,福利供给是多元的,主张把志愿组织加入到提供社会福利的主体行列中。② 从福利供给主体类型上看,福利多元主义理论经历了三分法、四分法和五分法等的发展过程,其理论内涵逐渐得以丰富。三分法以 Rose 和 Evers 等知名学者为代表。英国阿伯丁(Aberdeen)大学公共政策研究中心的 Rose(1986,转引自彭华民,2006)首先对福利多元主义理论进行了清晰界定,并且提出了福利多元组合的理论。③他认为社会福利是由国家(state)、市场(market)和家庭(household)三方共同供给的,这三方主体成为一个社会的福利多元组合,国家、市场和家庭提供的福利总和就是社会总福利。Rose(1986)认为其他社会组织在福利供给方面具有重要的作用,其理论突破了由国家提供福利的传统观念,这也是福利多元主义理论的一个重要的创新点。德国政治学教授 Evers(1988,转引自彭华民,2006)借鉴了 Rose 的福利多元组合理论,提出著名的"福利三角"理论,其将"福利三角"放在政治、经济、社会和文化背景之中进行分析,并且他把福利供给三方主体具体细化为组织、价值和社会成员关系④,见表2-1。

---

① 王家峰.后福利国家:走向积极多元的福利再生产[J].兰州学刊,2009(9):47-50.

② 韩央迪.从福利多元主义到福利治理:福利改革的路径演化[J].国外社会科学,2012(2):42-49.

③ R Rose. Common Goals but Different Roles:The State's Contribution to the Welfare Mix[M].In R. Rose & R. Shiratori. The Welfare State East and West. Oxford:Oxford University Press,1986:13-39. 转引自:彭华民.福利三角:一个社会政策分析的范式[J].社会学研究,2006(4):157-168.

④ A Evers, H Wintersberger. Shifts in the Welfare Mix:Their Impact on Work, Social Services and Welfare Policies[M]. Eurosocial Vienna,1988:7-30. 转引自:彭华民.福利三角:一个社会政策分析的范式[J].社会学研究,2006(4):157-168.

表2-1　Evers(1988)的福利三角:组织、价值、社会成员关系

福利三角	组织	价值	社会成员关系
国家	公共	公平、保障	与国家建立关系
市场	正式	选择、自主	与市场建立关系
家庭	非正式	共有、团结	与社会建立关系

资料来源:彭华民,2006。

从表2-1可以看出:国家对应公共组织,价值是公平和保障,社会成员与国家建立关系;市场对应正式组织,价值是选择和自主,社会成员与市场建立关系;家庭对应非正式组织,价值是共有和团结,社会成员与社会建立关系。"福利三角"理论中,福利供给主体是多元的,而且它们相辅相成、相互作用。其中:国家通过正式福利制度,再分配社会资源,从而分担社会风险;市场提供一般的工作福利,满足日常的需要;家庭提供的是非正式福利,满足交际的需要。其相互关系见图2-1。

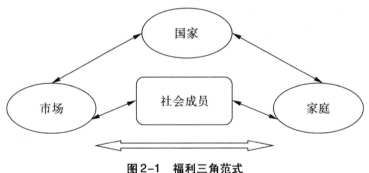

图2-1　福利三角范式

另外,Lena Dahlberg(2005)亦采用了福利多元主义三分法的划分方式,他认为福利传输系统的结构应是福利国家、市场和家庭三个部门共同组成。[①] 福利多元主义理论四分法则以 Evers(修正的理论)、Johnson 和 Gilbert 等学者为代表。Evers(1996)在后来的研究中对"福利三角"理论进行了修正,认为国家、市场、社区和民间社会是社会福利的四个主要来源,其中民间

① Lena Dahlberg. Interaction between voluntary and statutory social service provision in Sweden: A matter of welfare pluralism, substitution or complementarity? [J]. Social Policy and Administration, 2005, 39(7): 740-763.

社会具有特殊作用。Evers 在政治、经济、社会和文化背景下详细解释了市场、国家、社区(包括家庭等)和民间社会(非营利部门等)在福利供给中的行动协调原则、福利接受者(需方)的角色、四个部门的交换中介、中心价值、有效标准和主要缺陷等特征①,具体见表 2-2。

表 2-2　Evers 福利多元主义理论四大福利供给主体的特征

类型	市场	国家	社区	民间社会
福利供给主体	市场	公共部门	非正式部门/家庭	非营利部门/中介机构
行动协调原则	竞争	等级	个人责任	自愿性
需方角色	消费者	社会公民	社区成员	市民/协会成员
交换中介	货币	法律	重视/尊重	论据/沟通
中心价值	选择自由	平等	互惠/利他主义	团结
有效标准	福祉	安全	个人参与	社会/政治积极进取
主要缺陷	不平等、易忽视非货币化结果	忽视少数群体的需求,限制选择自由,弱化自助动机	限制受道德约束的选择自由,排斥非团体成员	福利产品分配不平等,缺乏专业化,管理和组织机构效率较低

资料来源:Adalbert Evers,Thomas Olk,1996。

Johnson(1987,转引自彭华民,黄叶青,2006)亦采用四分法,在福利多元组合中加入了志愿部门,进一步丰富了福利多元组合理论。他将提供福利的部门分为四个:国家部门,提供直接或者间接福利;商业部门,提供职工福利和营利性质福利;志愿部门,非营利组织、互助团体等提供福利;非正式部门,如家庭、亲戚、朋友、邻里提供福利。② 在人口老龄化和高龄化问题不断

① Adalbert Evers, Thomas Olk. Wohlfahrtspluralismus Vom Wohlfahrtsstaat zur Wohlfahrtsgesellschaft[M]. Opladen:Westdeutscher Verlag,1996:23.

② N Johnson. The Welfare State in Transition:The Theory and Practice of Welfare Pluralism[M]. Amherst:The University of Massachusetts Press,1987:58. 转引自:彭华民,黄叶青.福利多元主义:福利提供从国家到多元部门的转型[J].南开学报(哲学社会科学版),2006(6):40-48.

加剧、家庭结构不断变迁的背景下,充分发挥家庭等非正式组织的福利供给作用是缓解"福利国家危机"的有效路径选择。Johnson 的社会福利供给主体及其相互关系见图 2-2。

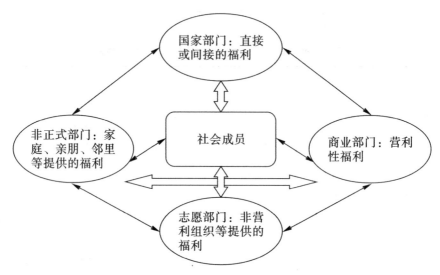

图 2-2　Johnson 的福利多元组合理论

Gilbert 的福利多元主义理论与 Johnson 的相似,他也采用了四分法的划分方式,认为社会福利是由政府、志愿组织、非正式组织和商业组织四大主体供给需要帮助的公民,他区别了经济市场和社会市场,将四大福利供给主体嵌入福利国家市场的公共领域和私人领域,福利供给在公共和私人领域、经济市场和社会市场之间彼此区别和相互联系。[①] 另外,Peter Beresford 和 Suzy Croft 认为国家主导地位逐渐降低,并不再是唯一福利供给主体,法定部门、志愿部门、商业部门和非正式部门等都可以成为健康护理的供给主体。[②] 福利多元主义理论五分法以 Robert Pinker 和克雷斯·德·纽伯格等知名学者为代表。Robert Pinker(1992)认为福利多元主义的概念颇有争议,他将其看作是一种损害限制(damage control)的框架,处于自由主义和社会主义的意识形态中,他认为公共部门、私人部门、志愿部门、互助部门和非正式部门

---

① 彭华民. 西方社会福利理论前沿——论国家、社会、体制与政策[M]. 北京:中国社会出版社,2009:20-21.

② Peter Beresford,Suzy Croft. Welfare pluralism:The new face of fabianism[J]. Critical Social Policy,1983,3(9):19-39.

都是重要的福利供给主体,应该鼓励法定部门、志愿部门、私营部门等部门之间加强合作,在正式社会服务和以家庭、社区为基础的非正式护理以及自助网络之间建立更密切的伙伴关系。① 克雷斯·德·纽伯格(2003)提出了福利五边形理论,他认为福利来源除政府(Public authorities)、市场(Markets)、家庭(Family)外,还有会员组织(membership institutions)和社会网络(social network)。②

综上所述,无论是三分法、四分法还是五分法,这些学者们的福利多元主义观点具有一些共同特点,即超越了传统国家与市场的二元思维,强调其他社会部门在社会福利供给中的重要作用。③ 福利多元主义理论具有典型的反国家主义、反官僚主义和反专业化特征,分权(decentralization)和参与(participation)是实现社会福利多元化的途径,同时也是福利多元主义理论不变的主题。④ 所谓分权是指政府将权力从中央政府转移到地方政府,而且放权给市场和社会。参与的实质是非政府组织、社会团体、志愿者等都可以参与到福利的提供中来。不仅要实现横向上供给主体多元组合,而且也要实现规则决策、资金筹集、服务输送等纵向供给程序合作方式多元组合。⑤

从福利多元主义理论的发展过程可以发现,国家、市场、营利性组织、非营利性组织、家庭及个人是现代社会最主要福利供给主体,其中市场和家庭是社会成员获得社会福利的首要选择,当出现"市场失灵"和"家庭失效"问题社会成员的福利需求无法获得满足时,国家就必须承担起相应的福利供给责任。老年人长期护理这一福利资源也不例外。自古以来,我国就有家庭养老(护理)的优良传统,家庭护理者及所在家庭是老年人长期护理最主要的供给主体,承担了重要的护理责任。然而受人口老龄化高龄化问题不断加剧、家庭规模缩小、家庭结构嬗变等因素的综合影响,家庭的护理功能和保障能力不断弱化,家庭护理者是家庭护理的主力军和中坚力量,面临着

---

① Robert Pinker. Making sense of the mixed economy of welfare[J]. Social Policy and Administration,1992,26(4):273-284.

② 克雷斯·德·纽伯格.福利五边形和风险的社会化管理[J].社会保险研究,2003(12):27-39.

③ 王家峰.福利国家改革:福利多元主义及其反思[J].经济社会体制比较,2009(5):85-90.

④ Norman Johnson. The privatization of welfare[J]. Social Policy and Administration,1989,23(1):17-30.

⑤ 丁学娜,李凤琴.福利多元主义的发展研究:基于理论范式视角[J].中南大学学报(社会科学版),2013,19(6):158-164.

经济成本、健康成本、机会成本、知识成本和社交成本等一系列成本问题和挑战，其护理压力和负担都非常重，家庭护理者及所在家庭越来越难以承担起老年人长期护理责任。因此，国家(政府)就必须介入其中。由于家庭护理者及所在家庭和社会成员之间存在相当紧密的关系，家庭护理者及所在家庭往往与社会成员(个体)捆绑在一起，成为社会福利的需求者，这一角色也淡化了家庭护理者及所在家庭作为社会福利供给者的角色，使其难以获得有效支持。另外，家庭护理者及所在家庭供给社会福利的活动往往是不追求利益回报的，因而家庭护理者及所在家庭供给社会福利往往被认为是理所当然的，因而没有获得足够关注。福利多元主义强调社会福利的来源是多元化的，社会福利的供给不应只是国家的责任，包括市场、营利性组织、非营利性组织、家庭及个人在内的多元供给主体都应该承担起相应责任。相比单一的福利国家角色和福利国家理论难以有效"捕捉"长期护理政策的实际发展，福利多元主义的福利供给混合协同机制更有助于把握长期护理政策的实践。① 长期护理政策将不同部门进行协同组合，优势抵消弱势，通过国家、家庭、正规护理提供者(公共部门、非营利性组织和营利性组织)的多元化联合以确保使用者导向的、高效的长期护理支持。② 以福利多元主义理论为指导，重视家庭护理者及所在家庭在老年人长期护理中的主体地位，将家庭护理者及所在家庭作为"合作伙伴"给予政策支持成为各国特别是欧洲国家的一种共识，出台高龄老人津贴制度、制定包括居家基本医疗服务、个案管理和家庭护理员服务在内的支持家庭护理者的政策，成为欧洲很多国家普遍的做法。③ 发达国家和地区逐渐将长期护理服务纳入政策范畴，形成了各具特色的家庭护理者支持政策，以福利多元主义作为家庭护理者支持政策分析范式符合老年人长期护理保险政策设计意图和目的，得到了理论和实践的双重检验。④ 从 2030 年开始，我国预计将很快进入人口老龄化

---

① 刘涛.福利多元主义视角下的德国长期照护保险制度研究[J].公共行政评论，2016(4):68-87.

② Hildegard Theobald. Combining Welfare Mix and New Public Management：The Case of Long-term Care Insurance in Germany[J]. International Journal of Social Welfare,2012,21:61-74.

③ 朱计峰.福利多元主义理论下欧洲国家老年人家庭照顾者政策支持的经验及启示[J].统计与管理,2017(2):136-137.

④ 李明,李士雪.福利多元主义视角下老年长期照护服务体系的构建[J].东岳论丛,2013,34(10):117-120.

各种矛盾的全面爆发期①,失能老年人的长期护理问题日益成为重要的社会问题。福利多元主义理论认为,各个福利供给主体的特性不同,承担的福利责任亦有所不同,政府应承担最基本的契约责任,为社会成员提供最基本的福利保障,另外,政府还需要通过政策设计帮助家庭护理者及所在家庭承担福利的法律和道德责任(长期护理责任),充分发挥家庭护理者及所在家庭对社会成员(有长期护理需求的老年人)的支撑作用。② 政府除直接供给护理服务、支持和培育长期护理服务市场、鼓励非营利性组织积极参与提供老年人长期护理服务等方式外,还可以通过家庭护理者支持政策帮助家庭护理者及所在家庭提高护理能力,从而更好地承担长期护理责任,更好地供给长期护理福利资源。政府、家庭、家庭护理者的这种互动关系如图2-3所示。

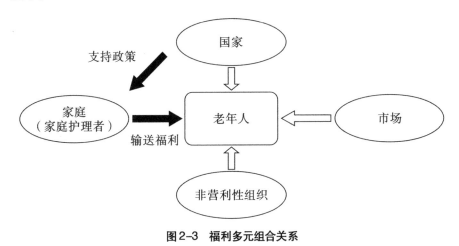

图2-3 福利多元组合关系

二、社会照顾理论

照顾原初的意义是指家庭成员(包括亲属)提供的一种无偿性照顾服务。在传统上,由于女性的生理特点和在经济地位上对男性的依附等,照顾

① 林艳.为什么要在中国构建长期照护服务体系?[J].人口与发展,2009,15(4):52-64.

② 陈友华,庞飞.福利多元主义的主体构成及其职能关系研究[J].江海学刊,2020(1):88-95.

家庭及其成员的事务即照顾活动通常是由家庭中的女性来承担。① 传统观念认为,照顾活动属于私领域范畴,公共权力无须且不应介入,照顾活动通常处于市场关系之外,没有正式劳动合同,也没有工资收入。因此,照顾活动并没有进入政策制定者的视野,也没有成为学术研究的重要议题。进入工业化时代以来,学者们对照顾活动的研究仍是将其视为私领域内具有强烈女性色彩和情感道德色彩的活动。然而,照顾活动对于人类福祉乃至整个社会再生产都非常重要,它是人们一生都需要的,而且是社会再生产不可或缺的重要部分。20 世纪 60 年代以来,随着人口老龄化问题的不断加剧、总和生育率的不断下降和越来越多的女性进入劳动力市场从事有偿工作,家庭能够提供的无偿照顾资源锐减乃至达到捉襟见肘的程度,出现了严重的"照顾赤字"和"照顾危机"等问题。这些问题的出现,使政府意识到必须对非正式照顾活动进行合理干预的压力,照顾问题逐渐成为福利国家的热门探讨话题,照顾问题在社会政策领域的重要性愈发凸显,这也推动了照顾向社会照顾的转型。

在此背景下,戴丽和刘易斯提出了"社会照顾"(social care)的概念,他们尝试将照顾活动置于更宽广的福利国家政治经济学中思考,并将其作为对福利国家一般性分析的理论工具。戴丽和刘易斯认为可以从三个维度对"社会照顾"开展分析:第一,将照顾作为一种劳动。这样可以对有偿和无偿照顾、正式和非正式照顾的区别和政府进行边界界定时的角色进行明确。第二,把照顾置于一种关于义务与责任的规范性分析框架中。第三,把照顾视为一种需要消耗成本(经济成本和情感成本)的活动,并且超越了公共领域与私人领域的分界,即它所探讨的问题是如何将照顾成本在个人、家庭和社会等合理分担。根据这三个维度的分析,他们将"社会照顾"定义为在规范性、经济性和社会性框架内得以分配和实施,用于满足处于依赖状态的老年人、儿童等的生理与情感需要的相关活动与关系。②

从范式的角度来看,社会照顾范式是超越社会保险范式的一种新的社会政策范式。社会保险范式是福利国家既定的一种研究范式。社会保险制度设计具有严格的资格限制,它是建立在就业的基础之上的,换句话说,公民社会权利的实现、福利的获取及福利水平的高低均与就业有关,由于在传

　　① 岳经纶,方萍.照顾研究的发展及其主题:一项文献综述[J].社会政策研究,2017(4):38-56.

　　② Mary Daly,Jane Lewis. The concept of social care and the analysis of contemporary welfare states[J]. British Journal of Sociology,2000,51(2):281-298.

统工业社会里,男性才是劳动力市场的主体,是有偿工作者,因此,从事家庭照顾活动的女性往往被排除在外。另外,由于把男女两性角色固定在生产性劳动(有偿性劳动)和再生产劳动(无偿家庭照顾活动)之上,割裂了两者之间相互依赖的关系,导致忽视了从事家庭照顾活动群体的福利问题和照顾活动的社会价值。福利国家以社会保险为既定研究范式,关注焦点在于国家与劳动力市场关系、工作与福利之间的关系,照顾涉及的国家与家庭关系却没能引起关注。这些缺陷正是研究"照顾"的学者们强烈质疑和批判的。整体上看,社会保险范式是以调整资本主义制度下阶级关系为目的,以有偿劳动者为对象,解决市场依赖问题,以现金给付为主要政策工具,以国家与市场关系下的公民身份为理论路径的一种研究范式。社会照顾范式试图重构公民身份和公民权利的概念,将学者们的目光引向处于父权制环境下的无偿照顾者,认可无偿照顾者的公民身份,并将家庭照顾活动也视为公民要求权利保障的基础,从而使无偿照顾者可以像有偿劳动者一样获取公民权利,这有利于解决照顾依赖问题和调整父权制下社会性别关系。整体上看,社会照顾范式是以调整父权主义制度下社会性别关系为目的,以无偿照顾者为对象,解决照顾依赖问题,以服务支持、经济支持和时间支持为主要政策工具,以国家与家庭关系下的公民身份为理论路径的一种研究范式。社会保险范式与社会照顾范式的具体比较见表2-3。

表2-3　社会保险范式与社会照顾范式的比较

比较项目	社会保险范式	社会照顾范式
研究目的	调整资本主义制度下阶级关系	调整父权主义制度下社会性别关系
研究对象	有偿劳动者(男性为主)	无偿照顾者(女性为主)
研究问题	解决市场依赖问题	解决照顾依赖问题
政策工具	现金给付(养老金、失业金、医疗保险等)	服务支持、经济支持和时间支持
理论路径	国家与市场关系下的公民身份	国家与家庭关系下的公民身份

资料来源:翟宁,2019。

　　社会照顾理论能够为完善家庭护理者支持政策提供重要的理论依据,原因如下。

　　第一,社会照顾理论在理论和逻辑上具有合理性。这种合理性主要在于承认照顾权利和认可照顾合法性、价值:福利国家赋予公民大量社会权利,如受教育权利、工作权利、社会保障权利等,但老年人照顾活动却不属于公民权利范畴,社会照顾理论试图将照顾者权利纳入公民权利范畴,承认其提供照顾的权利。家庭护理者亦是"无偿照顾者",通过出台家庭护理者支持政策,对家庭护理者的合法权利提供保障,是社会照顾理论逻辑的重要体现。另外,社会照顾理论还对照顾的合法性和价值进行了认可。这种认可可以从政治、经济、社会三个角度来分析:"照顾赤字"和"照顾危机"等问题的出现,使得福利国家不得不思考如何实现照顾在国家、市场、社会和家庭之间的合理分担,尤其是随着社会投资理论的兴起,照顾逐渐成为一种投资性议题,并迅速被纳入福利国家的福利体系之中,福利国家纷纷出台公共照顾政策来调整照顾关系,照顾由此获得了政治上的合法性;随着福利国家向后工业社会转型,很多国家开始关注照顾活动的经济价值,并将其纳入整体经济评估之中,照顾由此获得了经济上的合法性;照顾是一种社会再生产活动,可以解决很多社会问题,是维持社会运行的必不可少的一种活动,由此照顾获得了社会上的合法性。完善家庭护理者支持政策,是对家庭护理者创造的经济价值和社会价值的一种认可,与社会照顾理论的照顾合法性逻辑相契合。

第二,社会照顾理论的"责任共担机制"。"责任共担机制"以福利多元主义为原则,将福利多元主义理论扩展到了照顾领域,强调照顾的供给不应只是家庭的责任,国家等供给主体也要积极参与其中,强调国家、市场、社会和家庭等不同照顾供给主体的合理分担,其实质是国家等主体与家庭的责任边界界定问题。国家通过出台家庭护理者支持政策,对家庭护理者给予政策支持,其实质就是国家对于家庭护理责任的一种合理分担,与社会照顾理论的"责任共担机制"理念相契合。

第三,社会照顾理论的"性别分担机制"。从历史经验角度来看,私领域的照顾实践一直受到传统性别分工观念的影响和指导。在工业化时代到来之前,女性往往被束缚在私领域范围从事照顾活动,没有参与公共领域活动的机会和公民身份。随着工业化的快速发展和女性主义的积极号召,女性开始积极参与劳动力市场,尤其是"二战"之后,这种势头有增无减。为承担家庭照顾责任,女性往往会选择从事一些技能水平低、时间弹性大的工作,导致女性福利水平相对较低,家庭照顾责任阻碍了女性社会权利的充分实现。社会照顾理论基于这种现实情况,积极倡导一种更加平等的劳动性别分工,要求政策层面要认可照顾的价值,对照顾提供者给予补偿,鼓励公共政策积极干预私领域照顾责任的分配,通过共担照顾责任实现私领域范围的性别平等,并且逐步实现公共领域范围的性别平等。从我国现实情况来看,失能老年人长期护理服务仍主要由女性家庭护理者承担,因此,基于社会照顾理论"性别分担"的理念,家庭护理者支持政策应对家庭护理者中占绝大多数的女性护理者给予更多关注,政策制定应具备"性别视角",以保障女性家庭护理者社会权利的顺利充分实现。

第四,社会照顾理论的政策工具。照顾往往涉及社会政策、教育政策、卫生政策、劳动力市场政策等多个政策领域,但从满足人们需求的角度来看,社会照顾理论的政策工具主要有服务、经济和时间政策。纵观国内外政策支持家庭护理者的实践,家庭护理者支持政策主要包括服务支持政策、经济支持政策和工作支持政策。服务支持政策主要包括喘息服务、知识和技能培训服务、心理干预与疏导服务、信息咨询服务等,经济支持政策主要包括护理津贴、税收优惠、社会保险(代缴)等,工作支持政策主要包括护理假期、弹性工作安排和就业指导等。因此,从政策工具角度出发,家庭护理者支持政策是社会照顾理论理念的延续。

三、社会投资理论

20世纪70年代以来发生的石油危机导致西方发达国家经济陷入停滞状态,通货膨胀问题不断加剧,失业率也不断攀升,再加上人口老龄化、高龄化形势日益严峻和经济全球化进程日益加快,福利国家面临种种压力和挑战,福利国家陷入福利危机的泥沼无法自拔。福利国家面临着右派自由主义和左派社会民主主义的强烈批判。福利国家危机发生之后,新自由主义的经济思想和政治通过撒切尔夫人和里根总统的制度实践开始强有力地复兴,新自由主义主要从自由和效率的角度对福利国家进行了猛烈攻击,新自由主义认为,福利国家影响了市场经济的正常运转,阻碍了市场力量有效性作用的发挥,剥夺了个人的自由和职责,"福利依赖"问题严重损害了劳动积极性,劳动动机减弱,从而不利于个人对自己行动负责的社会的形成。另外,政府对市场的过多干预,导致了经济的低效率,延缓了社会的整体进步。相比于新自由主义对国家介入合法性、效率危机、道德危机等问题的猛烈攻击,社会民主主义则主要对福利国家的改良主义倾向进行强烈批判。[①] 德国学者克劳斯·奥菲(Clas Offe)认为这种批判主要体现在福利国家无效力和无效率、压制性、工人阶级对社会政治现实的虚假理解三个方面。[②] 左派认

① 张广利,张婷婷.从福利国家到社会投资国家:吉登斯关于福利体制的再造[J].改革与战略,2012,28(4):201-204.

② 克劳斯·奥菲.福利国家的矛盾[M].郭忠华,等译.长春:吉林人民出版社,2011:8-10.

为,福利国家对社会问题没有采取预防性战略进行干预,仅仅注重事后性干预和补偿,这种事后性干预和补偿往往代价高昂且效力低下。福利国家的压制性主要在于福利国家提供福利服务,要求福利获得者必须符合处于支配地位的政治、经济、文化准则和社会规范,个人往往处于一种被支配的地位。最后,左派认为,福利国家造成的对政治现实的虚假观念,破坏了工人阶级的意识、组织和斗争,福利国家灌输的是一套政治与经济斗争分裂的思想、没有根据的关于经济和社会保障持续发展的信念。

社会福利政策领域始终存在着社会民主主义和新自由主义"二元对立"的现象,以两种思想为主导的政策交替施行,各有成就。然而,实践证明无论是社会民主主义还是新自由主义,都无法有效解决福利国家面临的问题和挑战,在福利国家的未来运行发展上亦无有效路径可以遵循,因此亟需一种超越"二元对立"关系的思维框架来解决这一困境,在这样的背景下,安东尼·吉登斯(Anthony Giddens)提出了"结构二重性"概念用于消解"二元对立"①,并以此为基础,提出超越社会民主主义和新自由主义福利二元对立的"第三条道路"的福利思想,吉登斯的"第三条道路"福利思想适应了20世纪70年代以来社会的发展,对西方发达国家的福利制度改革和社会政策都产生了深远影响。福利会产生"道德公害"和欺诈问题,而且随着风险类型由外部风险向人为风险转变,福利国家对此却应对不足,吉登斯的"第三条道路"福利思想并没有把这些问题当作是剔除福利国家的信号,而是把其视为重建福利国家的理由。② 吉登斯倡导和推行"积极福利"政策,以取代传统的"消极福利"政策,伴随着"积极福利"取代"消极福利"理念层面的转变,在实践上也要跟进,即在一个推行"积极福利"政策的社会,应该建设"社会投资国家"以取代"福利国家"。

"社会投资"概念于20世纪90年代后期出现,其从政治视角出发旨在帮助福利国家实现现代化和可持续发展,通过人力资本投资,为个人和家庭应对新型风险做好准备,而不是危机发生之后的后果补救。③ "社会投资"战略本质上是一种社会福利统筹策略,通过整合各方力量,变消极给予为积极

---

① 王远.吉登斯社会福利思想的理论基础[J].人文杂志,2016(8):108-113.

② 安东尼·吉登斯.第三条道路:社会民主主义的复兴[M].郑戈,译.北京:北京大学出版社,2000:117.

③ 安东·赫姆瑞吉克,覃伊璇.社会投资——欧洲福利国家调整的必然方向[J].社会保障研究,2014,(1):13-22.

参与,将负担视为资源。① 吉登斯提出了"社会投资国家"概念,将社会投资理念作为一种发展战略来运用,"社会投资""大数法则"到"集体理性"的风险应对逻辑、"旧平等主义"到"新平等主义"的社会分配逻辑、"单一治理"到"多中心治理"的社会运行逻辑等特有的理论逻辑形成的新理念已经得到广泛认可。② 社会投资国家理论将贝弗里奇所提到的消极因素都转变为积极因素:"变匮乏为自主,变疾病为积极的健康,变无知为一生中不断持续的教育,变悲惨为幸福,变懒惰为创造。"(吉登斯,2000)社会投资国家与福利国家在福利目标、价值观、对待风险和公平的态度、权利义务的关系等方面都有显著不同(见表2-4)。③

表2-4 社会投资国家与福利国家的理念差异

项目	社会投资国家	福利国家
福利目标	实现个人和社会的可持续发展	保护弱势群体,促进社会平等
价值观	积极福利观念	消极福利观念
对待风险和公平的态度	将风险视为机遇,注重机会平等	将风险视为阻碍社会进步因素,注重结果公平
权利义务的关系	无责任即无权利	传统社会民主主义只强调国家责任,新自由主义只强调个人责任

资料来源:(刘水莲,2016),略有改动。

吉登斯关于"社会投资国家"的构想主要可以归纳为三点:第一,强调人力资本的投资,注重机会平等。传统福利国家主要采用现金支持的形式帮助弱势群体,这种支持对于弱势群体来说是消极和被动的。吉登斯认为,在政府、企业和劳动力市场中的人是"负责任的风险承担者",当情况变得不妙时,人们当然需要得到保护,但更需要的是顺利渡过一生中的重大转折时期

① 汪华.超越左与右:吉登斯"第三条道路"及其社会投资思想论略[J].理论月刊,2012(3):121-125.
② 王磊.从福利国家到社会投资国家:发展型社会政策生成机理及其运行逻辑[J].东岳论丛,2020,41(3):57-65.
③ 刘水莲."社会投资国家"理念下欧洲福利国家转型及启示[J].山东行政学院学报,2016(6):57-62.

的物质和精神能力(吉登斯,2000)。因此,要实现被动恩惠式福利转向主动进取式福利、事后补偿性福利转向事前预防性福利的福利供给目标,就必须通过教育和培训,加强对人力资本的投资,增强人们抵御风险尤其是新型风险的能力,通过对人类潜能的开发实现对"可能性的再分配"以取代"事后的再分配"(吉登斯,2000)。"在可能的情况下尽量在人力资本上投资,而最好不要直接提供经济资助。"吉登斯将此视为"社会投资国家"的一个基本原则(吉登斯,2000)。第二,注重利用风险资源,加强风险管理。传统福利国家将风险视为阻碍社会进步的消极因素,对全球化和工业化转型过程中产生的新型风险应对不足,只能采取事后补救性福利政策来尽可能弥补新型风险带来的后果。"社会投资国家"的支持者则认为风险是可以被利用的,风险中蕴藏着大量机会,因此,国家开展有效的风险管理,并不仅仅意味着减小风险或者保护人们免受风险影响,还意味着利用风险的积极而富有活力的方面,并为风险承担提供必要的资源(吉登斯,2000)。对于劳动者来说,应以积极主动的精神去挑战风险,把握风险中的机会,从而实现自我独立发展。第三,建设更具包容性的"福利社会"。建设"社会投资国家"需调整福利国家结构,具体表现在福利支出主体多元化和福利关注对象的多元化。在传统福利国家中,政府是福利支出的绝对主体,但"社会投资国家"的支持者认为福利支出主体应该是多元化的,政府、企业、非营利性组织、家庭及个人、社区等,都要积极参与并成为福利支出主体。另外,吉登斯也强调了扩展福利关注对象的重要性。传统福利国家往往利用转移支付手段,即将富人的钱通过税收的方式补贴给穷人,关注社会底层群体的福利保障。然而,吉登斯认为仅仅营造一张安全的大网是不够的,只有一种造福于大多数人口的福利制度才能够产生出一种公民的共同道德。如果"福利"只具有一种消极的内涵而且主要面向穷人,那么它必然会导致社会分化,出现社会排斥的消极后果(吉登斯,2000)。因此,吉登斯主张除了要关注社会底层群体(不具有劳动能力的人)基本生活保障外,还要关注中上层阶级群体"自愿排斥"问题(社会中上层阶级富人群体选择离群索居,从公共机构中抽身而出,不参与公共教育和公共保健体系)对社会团结和社会凝聚力的潜在威胁,建立一种跨越阶级的普遍性福利,减少社会排斥,从而建设更具包容性的"福利社会"。

吉登斯将其"社会投资国家"理念积极运用于人口老龄问题的应对和解决上,吉登斯认为,人口老龄问题是一种貌似旧式风险的新型风险(吉登斯,2000),人口老龄化形势愈发严峻,但对个人和整个社会而言,人口老龄化问题不仅仅意味着风险,而且也蕴藏着机会,需要积极主动地加以应对。因此,吉登斯主张应该把老年人视为一种资源而不是一种负担,应该逐步废除固定退休年龄制度,实行弹性退休制度。吉登斯提出的"积极福利""社会投资国家"等概念极大影响了英国工党领袖布莱尔的"第二代福利思想"①,得到了英国布莱尔政府的大力支持和积极践行。英国布莱尔政府通过对低收入家庭进行补贴,加强了对老年贫困群体的扶持力度,另外,建立国家第二基本养老金制度,主要为看护长期患病或身体残疾者的护理人员提供保障。② 尽管吉登斯的福利改革思想被有些学者质疑不具有系统性和可操作性③,但吉登斯的"社会投资国家"理念和西方发达国家的积极实践,仍然可以为老年长期护理问题的解决提供重要的理论借鉴和实践价值。老年长期护理风险同样是一种新型风险,需要以积极主动的精神去把握这种风险所带来的机会。家庭支持政策是社会投资福利制度的一个重要领域④,理应为解决老年长期护理问题提供支持。家庭护理者支持政策是与"社会投资国家"理念相契合的一种政策选择,原因如下:

第一,从理念上看,吉登斯认为权利和责任是统一的,享受权利必须以承担相应的责任为前提,即"无责任即无权利"。家庭及其成员理应得到政府政策支持,但这种支持亦是以家庭及其成员承担护理责任为前提的。以家庭护理为主,政府协助护理为辅是一种理性选择,即在老年人长期护理问题上,仍然要凸显家庭及其成员的护理责任和义务⑤,可以说,家庭护理者支持政策本质上是为家庭护理者承担护理责任提供政策支持。因此,家庭护理者支持政策符合"社会投资国家""无责任即无权利"的理念。

第二,从福利支出主体方面看,吉登斯认为福利支出主体应该实现多元化,即由政府主导向政府、企业、非营利性组织、家庭及个人、社区等多元主体共同参与转变。重视家庭护理者及所在家庭在老年人长期护理中的主体地位,将家庭护理者及所在家庭作为"合作伙伴"给予政策支持,是大多数国

---

①　丁建定,裴默涵."第三条道路"社会福利思想主张的发展[J].社会保障研究,2020(6):88-95.

②　徐进.简述"第三条道路"社会福利思想及其实践——以代表人物、典型国家为例[J].黑河学刊,2017(3):189-190.

③　周涛,王平.吉登斯的社会福利思想[J].华中科技大学学报(人文社会科学版),2002(6):113-116.

④　李姿姿.社会投资:欧洲福利国家改革的新趋势[J].国外理论动态,2016(12):72-78.

⑤　党曼.社会投资型国家对我国社会保障建设的启示[J].三峡大学学报(人文社会科学版),2012,34(3):81-83.

家和地区的一种普遍做法,这与"社会投资国家"福利支出主体多元化的理念相契合。

第三,从福利供给方面看,吉登斯认为应该通过教育和培训等手段加强人力资本的投资,变被动恩惠式福利为主动进取式福利,变事后补偿性福利为事前预防性福利。家庭护理者支持政策旨在帮助家庭护理者提高护理能力,通过喘息服务帮助家庭护理者实现人力资本再生产,通过心理辅导和咨询帮助家庭护理者减轻心理压力,通过教育和培训帮助家庭护理者获取专业护理知识和提高护理技能,通过"赋权增能"帮助家庭护理者更好地承担护理责任。家庭护理者支持政策,强调家庭护理能力建设,与"社会投资国家"事前预防替代事后补偿的理念相契合。

第四,从福利关注对象方面看,吉登斯主张扩展福利关注对象,建立一种跨越阶级的普遍性福利,建立更具包容性的"福利社会"。从人的生命周期来看,为老年人提供长期护理是每个人生阶段概率非常高的事情,人生的不同阶段均有可能面对老年长期护理问题,长期护理风险是一种普遍的新型风险,家庭护理者支持政策,是一种具有积极内涵的面向扩大的福利关注对象的一种政策选择,契合"社会投资国家"建立普遍性福利和更具包容性"福利社会"的理念。

第三章 家庭护理者面临的主要困境与政策需求

家庭护理者是为失能老年人提供护理服务的主力军和中坚力量,是护理责任的最主要承担者,目前我国失能老年人的长期护理仍主要依靠家庭护理者。为家庭护理者提供政策支持,需要全面了解和把握家庭护理者在提供长期护理服务的过程中面临的主要困境和政策需求,只有这样才能做到心中有数。因此,本研究通过自制问卷和访谈提纲,以是否开展长期护理保险试点为标准,分别选取了 J 市和 A 市进行实地调研,以充分了解家庭护理者面临的主要困境、政策需求和政策满意程度等情况。通过调研访谈发现,家庭护理者在长期护理服务过程中面临着经济压力大、身心健康损耗严重、工作与护理冲突、护理知识和技能欠缺、与社会脱节等困境,本书将这些问题总结为"经济成本""健康成本""机会成本""知识成本"和"社交成本"。另外,通过调研访谈亦发现,家庭护理者对服务支持、经济支持和工作支持等支持政策呈现出不同层次的需求。

第一节 家庭护理者和机构负责人基本特征分析

一、家庭护理者基本特征分析

通过对 J 市和 A 市分别走访的 52 名(共 104 名)家庭护理者基本情况进行描述性统计分析可以发现,这些家庭护理者整体呈现出女性居多、年龄偏大、受教育水平低、收入水平低、配偶和女儿承担主要护理任务等诸多特点(具体见表 3-1)。

表3-1　J市和A市家庭护理者基本情况统计(N=104)

基本信息		J市		A市	
		频数/名	百分比/%	频数/名	百分比/%
性别	男	18	34.6	19	36.5
	女	34	65.4	33	63.5
年龄	50岁及以下	7	13.5	11	21.2
	51~59岁	15	28.8	10	19.2
	60~69岁	23	44.2	16	30.8
	70~79岁	5	9.7	14	26.9
	80岁及以上	2	3.8	1	1.9
教育水平	没上过学	13	25.0	15	28.8
	小学	8	15.4	8	15.4
	初中	8	15.4	13	25.0
	高中/中专/技校	16	30.8	10	19.2
	大专/大学本科	7	13.5	6	11.5
婚姻状况	已婚	50	96.2	49	94.2
	未婚	0	0	1	1.9
	丧偶	1	1.9	0	0
	离异	1	1.9	2	3.8
月均收入水平	1000元及以下	26	50.0	24	46.2
	1001~3000元	13	25.0	15	28.8
	3001~5000元	6	11.5	11	21.2
	5001~7000元	7	13.5	2	3.8
与被护理者之间的关系	配偶	19	36.5	21	40.4
	儿子	11	21.2	14	26.9
	女儿	17	32.7	13	25.0
	儿媳妇	3	5.8	2	3.8
	女婿	1	1.9	1	1.9
	其他	1	1.9	1	1.9

续表 3-1

基本信息		J 市		A 市	
		频数/名	百分比/%	频数/名	百分比/%
被护理者的年龄	60~69 岁	10	19.2	12	23.1
	70~79 岁	15	28.8	15	28.8
	80 岁及以上	27	51.9	25	48.1
被护理者生活自理能力	非常好,完全能够自理	0	0	1	1.9
	较好,大部分时间可以自理	0	0	3	5.8
	较差,很多时候无法自理	10	19.2	16	30.8
	非常差,完全不能自理	42	80.8	32	61.5

资料来源:作者根据调研访谈资料整理所得。

　　从性别来看,J 市和 A 市男性家庭护理者分别有 18 人和 19 人,占比分别达 34.6% 和 36.5%,女性家庭护理者分别有 34 人和 33 人,占比分别达 65.4% 和 63.5%。由此可见,护理失能老年人的工作仍主要由女性来承担,这与传统性别角色分工具有密切关联,女性细心体贴和吃苦耐劳的性格使其成为家庭护理的最佳选择。

　　从年龄来看,J 市和 A 市 60~69 岁年龄组的家庭护理者数量最多,分别有 23 人和 16 人,占比分别达 44.2% 和 30.8%,其中 A 市 70~79 岁年龄组的家庭护理者,共有 14 人,占比达 26.9%。由此可见,家庭护理者的年龄偏大,以中老年人为主,这一部分群体不仅要护理失能老年人,而且还要照顾下一代,面临着护理失能老年人和照顾下一代的双重压力,其患病风险相对更大,健康更易受到威胁,家庭护理者的老龄化问题需要引起格外重视。

　　从受教育水平来看,J 市和 A 市高中及以下学历的家庭护理者数量最多,分别有 45 人和 46 人,占比分别达 86.5% 和 88.4%,具有大专和大学本科及以上学历的家庭护理者数量均较少,分别有 7 人和 6 人,占比分别为 13.5% 和 11.5%。总体上看,家庭护理者的受教育水平普遍偏低。

　　从婚姻状况来看,J 市 96.2% 的家庭护理者处于已婚状态,其中丧偶

1 人、离异 1 人,占比均为 1.9%。A 市 94.2% 的家庭护理者处于已婚状态,其中未婚 1 人、离异 2 人,占比分别为 1.9% 和 3.8%。这与家庭护理者的年龄层次较为相符。

从月均收入水平来看,J 市和 A 市收入在 1000 元及以下的家庭护理者数量最多,分别有 26 人和 24 人,占比分别为 50% 和 46.2%,其次是 1001 ~ 3000 元的家庭护理者,分别有 13 人和 15 人,占比分别为 25% 和 28.8%,3001 ~ 5000 元的家庭护理者分别有 6 人和 11 人,占比分别为 11.5% 和 21.2%,5001 ~ 7000 元的家庭护理者分别有 7 人和 2 人,占比分别为 13.5% 和 3.8%。由此可见,家庭护理者的月均收入水平普遍偏低。

从与被护理者之间的关系来看,J 市和 A 市配偶护理失能老年人的数量最多,分别有 19 人和 21 人,占比分别为 36.5% 和 40.4%,可见配偶是家庭护理的支柱性力量。其次则是女儿和儿子,其中女儿分别有 17 人和 13 人,占比分别为 32.7% 和 25%;儿子分别有 11 人和 14 人,占比分别为 21.2% 和 26.9%。由此可见,受传统孝文化的影响,子女在失能老年人长期护理中亦扮演着重要角色。

从被护理者的年龄和生活自理能力来看,J 市和 A 市 80 岁及以上的被护理者数量最多,分别有 27 人和 25 人,占比分别为 51.9% 和 48.1%,绝大多数被护理者生活完全不能自理,占比分别高达 80.8% 和 61.5%。这从侧面反映出家庭护理者的护理压力和负担相对更大。

另外,J 市和 A 市成功接受访谈的 30 名(共 60 名)家庭护理者基本情况如表 3-2 和表 3-3 所示。

表 3-2　J 市受访家庭护理者的基本情况

编码	性别	年龄/岁	受教育水平	婚姻状况	工作状态	月均收入水平/元	与被护理者关系	协助护理的家庭成员数量	护理时长/年	每天护理时间/小时	是否享受长期护理保险待遇
N1	女	42	技校	已婚	个体户	1001 ~ 3000	女儿	1	1 年以下	11 ~ 15	是
N2	女	52	高中	已婚	个体户	1500	儿媳妇	0	1 ~ 3	5 小时及以下	是

续表 3-2

编码	性别	年龄/岁	受教育水平	婚姻状况	工作状态	月均收入水平/元	与被护理者关系	协助护理的家庭成员数量	护理时长/年	每天护理时间/小时	是否享受长期护理保险待遇
N3	女	63	中专	已婚	退休	3001~5000	女儿	1	3~5	24	是
N4	女	73	没上过学	已婚	进城务工	1000元及以下	配偶	3	1~3	6~10	是
N5	女	32	大专	已婚	企业单位	5001~7000	女儿	0	5年以上	5小时及以下	是
N6	女	67	小学	已婚	无业	1000元及以下	配偶	3	1~3	24	否
N7	女	54	高中	已婚	企业单位	1001~3000	女儿	1	1~3	24	是
N8	女	64	没上过学	已婚	企业单位	1001~3000	女儿	1	1年以下	6~10	否
N9	女	60	高中	已婚	无业	3001~5000	女儿	0	3	24	是
N10	女	60	高中	已婚	企业单位	3001~5000	配偶	0	3~5	24	否
N11	女	58	初中	已婚	个体户	1000元及以下	儿媳妇	1	1年以下	6~10	是
N12	女	68	初中	已婚	企业单位	1000元及以下	配偶	1	1~3	24	是
N13	男	64	高中	已婚	机关	6000	儿子	0	1年以下	5小时及以下	否
N14	男	90	大专	已婚	退休	5001~7000	配偶	3	1~3	24	是
N15	男	71	大专	已婚	退休	5001~7000	配偶	1	1~3	24	是
N16	女	50	高中	已婚	无业	1001~3000	女儿	1	5年以上	24	是
N17	男	72	高中	已婚	退休	3001~5000	配偶	2	1~3	6~10	是
N18	女	67	小学	已婚	无业	1000元及以下	配偶	0	5年以上	24	否
N19	女	64	大专	已婚	机关	5001~7000	女儿	1	5年以上	24	否

续表 3-2

编码	性别	年龄/岁	受教育水平	婚姻状况	工作状态	月均收入水平/元	与被护理者关系	协助护理的家庭成员数量	护理时长/年	每天护理时间/小时	是否享受长期护理保险待遇
N20	男	62	小学	已婚	自由职业	1001~3000	儿子	1	1~3年	24	否
N21	女	55	初中	离异	企业单位	1400	女儿	1	5年以上	24	是
N22	女	50	大专	已婚	自由职业	1000元及以下	女儿	3	5年以上	6~10	是
N23	女	64	没上过学	已婚	无业	1001~3000	配偶	1	1~3	6~10	是
N24	男	53	初中	已婚	无业	1001~3000	儿子	1	3~5	24	是
N25	女	45	高中	已婚	无业	1000元及以下	儿媳妇	3	5年以上	24	是
N26	女	71	小学	已婚	无业	1400	配偶	2	1~3	24	是
N27	女	68	小学	已婚	无业	1300	配偶	0	1年以下	24	否
N28	男	60	初中	已婚	无业	1000元及以下	儿子	0	2	24	是
N29	女	64	没上过学	已婚	在家务农	1000元及以下	女儿	1	1年以下	6~10	否
N30	女	67	没上过学	已婚	在家务农	1000元及以下	女儿	0	1年以下	24	否

资料来源:笔者根据调研访谈资料整理所得。

表3-3　A市受访家庭护理者的基本情况

编码	性别	年龄/岁	受教育水平	婚姻状况	工作状态	月均收入水平/元	与被护理者关系	协助护理的家庭成员数量	护理时长/年	每天护理时间/小时
M1	女	65	高中	已婚	企业单位	1001~3000	配偶	0	5年以上	6~10
M2	男	53	高中	已婚	自由职业	1000元及以下	儿子	3	5年以上	16小时及以上
M3	男	50	高中	已婚	企业单位	1000元及以下	儿子	1	5年以上	24
M4	女	78	没上过学	已婚	无业	1001~3000	女儿	6	5年以上	16小时及以上
M5	男	53	初中	已婚	无业	5001~7000	儿子	1	5年以上	16小时及以上
M6	男	61	高中	已婚	事业单位	3001~5000	儿子	3	5年以上	16小时及以上
M7	女	70	初中	已婚	企业单位	5001~7000	配偶	3	5年以上	16小时及以上
M8	女	65	初中	已婚	企业单位	3001~5000	配偶	1	5年以上	16小时及以上
M9	女	66	高中	已婚	企业单位	3001~5000	配偶	1	5年以上	16小时及以上
M10	女	58	高中	已婚	企业单位	1001~3000	女儿	2	5年以上	11~15
M11	男	62	大专	已婚	事业单位	3001~5000	女婿	0	5年以上	16小时及以上
M12	女	32	职高	已婚	无业	1000元及以下	女儿	1	5年以上	16小时及以上
M13	男	58	大专	已婚	事业单位	3001~5000	儿子	2	5年以上	16小时及以上
M14	女	52	初中	未婚	企业单位	1001~3000	女儿	3	3~5	16小时及以上

续表 3-3

编码	性别	年龄/岁	受教育水平	婚姻状况	工作状态	月均收入水平/元	与被护理者关系	协助护理的家庭成员数量	护理时长/年	每天护理时间/小时
M15	女	72	没上过学	已婚	无业	1000 元及以下	配偶	0	5 年以上	16 小时及以上
M16	女	38	中专	已婚	无业	1000 元及以下	女儿	1	1 年以下	16 小时及以上
M17	男	62	初中	已婚	企业单位	1001~3000	儿子	0	1~3	24
M18	男	61	高中	已婚	企业单位	3001~5000	配偶	0	1~3	16 小时及以上
M19	女	62	初中	已婚	企业单位	1001~3000	女儿	3	3~5	16 小时及以上
M20	男	50	大专	已婚	企业单位	1001~3000	儿子	1	5 年以上	11~15
M21	男	43	大专	已婚	企业单位	4000	儿子	1	1~3	11~15
M22	女	79	没上过学	已婚	企业单位	1001~3000	配偶	4	1 年以下	6~10
M23	男	49	初中	已婚	企业单位	1001~3000	儿子	3	3~5	11~15
M24	男	60	小学	已婚	无业	1000 元及以下	儿子	1	5 年以上	24
M25	女	55	高中	已婚	退休	1001~3000	女儿	6	1~3	5 小时及以下
M26	女	82	没上过学	已婚	企业单位	1001~3000	配偶	2	5 年以上	24
M27	女	38	初中	已婚	无业	1000 元及以下	儿媳妇	0	5 年以上	16 小时及以上
M28	女	71	没上过学	已婚	在家务农	1000 元及以下	配偶	0	5 年以上	24
M29	女	66	没上过学	已婚	在家务农	1000 元及以下	配偶	0	5 年以上	11~15

续表3-3

编码	性别	年龄/岁	受教育水平	婚姻状况	工作状态	月均收入水平/元	与被护理者关系	协助护理的家庭成员数量	护理时长/年	每天护理时间/小时
M30	女	52	小学	已婚	在家务农	1000元及以下	女儿	3	1年以下	24

资料来源:笔者根据调研访谈资料整理所得。

二、机构负责人基本特征分析

为全面了解 J 市和 A 市目前各地区出台的家庭护理者支持政策以及实施情况(包括喘息服务、知识和技能培训服务、心理干预与疏导服务、护理津贴等方面的政策、实施现状和存在的主要问题等),笔者走访了 J 市和 A 市多个社区和乡村,与部门负责人、工作人员等进行了访谈,以期总结成功经验并分析其可复制性,同时也找出存在的主要问题,为完善政策和推广政策提供启示。J 市和 A 市各机构负责人和工作人员的基本情况如表 3-4 和表 3-5 所示。

表 3-4 J 市各机构负责人和工作人员的基本情况

编码	性别	年龄/岁	单位	职务
H1	女	52	LH 社区	党支部书记
H2	男	43	BSP 社区	党支部书记
H3	女	40	NM 社区	社区分管工作人员
H4	男	34	BM 社区	党委书记、主任
H5	女	40	FT 社区	社区分管工作人员
H6	男	46	QFD 社区	社区主任
H7	男	63	LP 村	村支部书记、主任
H8	男	40	PP 村	村支部书记、主任
H9	男	30	TK 保险公司	护理评估鉴定分管人员
H10	男	50	YH 养老院	养老院院长

资料来源:笔者根据调研访谈资料整理所得。

表3-5　A市各机构负责人和工作人员的基本情况

编码	性别	年龄/岁	单位	职务
G1	男	55	民政局	养老服务科科长
G2	男	51	TXL 街道办事处	办事处主任
G3	女	35	SJMC 社区	社区书记
G4	女	53	PY 社区	社区分管工作人员
G5	女	38	XX 社区	社区分管工作人员
G6	女	48	TJHT 社区	社区书记
G7	女	48	NYD 社区	社区书记
G8	女	50	XH 社区	社区书记
G9	男	56	DDG 村	村支书
G10	男	51	S 村	村支书

资料来源:笔者根据调研访谈资料整理所得。

第二节　家庭护理者面临的主要困境

家庭护理者是指为失能老年人提供基本生活照料和与之密切相关的医疗护理服务的家庭成员,主要包括配偶、子女和其他亲属等。家庭趋于小型化、核心化、高龄化、空巢化,女性就业意识增强(就业率不断攀升)以及家庭成员护理知识和技能远远跟不上老年人的长期护理需求增长,这些问题导致家庭护理功能不断弱化(家庭提供福利的能力不断下降)。[1] 家庭护理功能不断弱化,使得家庭护理者在提供长期护理服务的过程中面临着一系列问题和挑战。

---

[1]　刘亚娜.失能老年人家庭长期照护者照护困境及思考:基于一位女性家庭照护者生存状态的个案研究[J].社科纵横,2016,31(11):103-107.

一、"经济成本":经济压力大

家庭护理者(女性为主)承担起老年人长期护理责任后,往往意味着必须放弃工作或者减少收入,收入的减少导致其养老待遇降低,并伴随生活质量的下降,这无疑增加了家庭护理者的经济压力,尤其对于寿命更长的女性护理者来说,到老年阶段更容易陷入经济贫困。家庭护理会减少女性护理者的经济福利,对女性的退休生活产生负面影响。笔者在走访过程中发现,绝大多数家庭护理者(女性为主)日复一日、年复一年地进行着喂饭、穿衣服、洗澡、上厕所、翻身、康复训练等护理工作,每天要投入大量的时间和精力护理失能老年人,家庭护理者不仅始终处于颇为忙碌的状态,而且由于缺少收入来源,很多家庭护理者面临较大的经济压力。

"爸爸因为中风和摔跤生活不能自理后,我就在家全职照顾他了!他患有慢性病,每个月吃药都需要好几百元,另外营养品、纸尿裤啥的开支比较大,我没有工作,没有收入来源,目前只能靠护理补贴生活!我的兄弟姐妹住得远,他们也没有时间来照顾老人,所以基本上就是我一个人在照顾,他们对我的帮助并不大!我的压力蛮大呀!"(N1 的描述)

"现在家里田地也没了,没得收入了,主要由儿女出钱照顾,儿女要养活我们,还要养活自己娃儿,经济上压力很大!另外,每天都要烧水、洗衣服床单,水电费非常贵,房租一个月 1500 元!长期护理保险提供的护理补贴只是缓解了我的压力,但并不能从根本上解决问题!"(N4 的描述)

二、"健康成本":身心健康损耗严重

由于护理周期比较长,家庭护理者难免会感到心力交瘁,很大程度上影响了他们的身心健康。身心健康受影响,又会反过来影响护理服务的提供,从而形成一种恶性循环,导致护理质量不断下降,无法满足老年人长期护理需求。笔者在走访过程中亦发现,绝大多数家庭护理者的身心健康都受到了不同程度的损害。

(一)身体健康受损严重

笔者在走访中发现,很多家庭护理者在长期护理的过程中往往表现出腰疼、腿疼、抽筋和睡眠不足等诸多影响身体健康的症状,在漫长的护理过程中,身体健康每况愈下。

"我们身体不太好啊,照顾她(岳母)搞得经常腰疼、腿疼、抽筋,而且白天和晚上都睡不好觉,我们经济上没啥压力,想把老人送去养老院,但老人

不愿意去,非要让女儿(爱人)来照顾,我现在过着'孤寡老人'的生活,心里不舒服啊!"(N3爱人的描述)

"早晚不能睡,不能睡太早,也不能起太晚! 生病的人跟正常的人不一样,他胡闹,大便他用手抓,到处扔! 真的想象不到有多痛苦!"(N21的描述)

(二)心理健康受损严重

笔者通过与家庭护理者交流发现,很多家庭护理者在面临身体健康受损的同时,还往往表现出心理烦躁、焦虑和抑郁等影响心理健康的症状,家庭护理者往往面临较大的心理压力,心理健康受损严重。

1.心理烦躁和焦虑

"我现在处于亚健康状态,有一些小毛病,有的时候睡不好觉。大便便秘的时候都是我帮她弄,特别是晚上,她一动就醒了! 会有烦心烦躁的负面情绪,但不能发脾气啊,我们17岁就结婚了,她跟着我南征北战,我得理解和迁就,她是病人啊!"(N14的描述)

"老人会喊还不如死了算了,老娘还经常找绳子要上吊自杀。自己肝、心脏都有问题,一直在吃龙胆泻肝丸等药物。跟爱人分居好多年了,经常会感到焦虑!"(N24的描述)

2.抑郁

"以前还比较年轻,这几年就没有过过正常人的生活,头发也白了,经常睡眠不好,半夜一两点上厕所要把他弄起来,有时候他还要骂你,但你也不能丢下他不管呐,精神一直紧绷着,一直在吃草酸艾司西酞普兰片等抗抑郁药!"(N10的描述)

"我老伴因为脑梗生活不能自理后,我天天要给她按摩、翻身、喂饭等,睡不好吃不好,而且她脾气不好经常打骂,我只能耐心做一下思想工作,感觉整个人的生活都挺压抑的!"(M18的描述)

三、"机会成本":工作与护理冲突,机会成本逐渐增大

随着社会经济的高速发展和男女平等观念的不断深入,家庭护理者尤其是女性参与社会生产活动的需求异常强烈,越来越多的女性护理者倾向于外出参加工作从而追求经济独立和社会价值认同。诚然,女性护理者在就业创业过程中带来了人口红利,成为劳动力的重要组成部分,促进了我国经济增长。然而,"男主外,女主内"的传统性别角色分工和"女性持家"的社会观念,并没有因为女性护理者参加工作而降低对其家庭护理主要承担者角色的期望,这显然增加了女性护理者工作与护理之间的冲突。在激烈的

市场竞争背景下,女性护理者既要追求经济独立和社会价值认同,又要承担护理责任,往往难以做到"内外兼顾",两者之间的冲突和矛盾往往难以调和,女性护理者护理老年人的机会成本越来越高。

"我们家孩子还小,不能不参加工作,要挣钱养活家人啊,还要在家照顾自己的公公婆婆,我老公工作时间比较自由一些,可以替我多来看看老爸,我实在没有时间和精力去全天照顾他! 只能把他送去养老院了!"(N5 的描述)

"我没有退休工资,搞保洁一个月收入大概 1800 元。早上 5 点半起床,做好饭,刷牙洗脸啥的,花上两个小时照顾他,下午 1 点半上班,中午有一两个小时的时间照顾他,晚上 5 点半下班! 上班回来感觉到这个腰酸背痛啊! 他有时候会发脾气,好大的压力啊,以前他可以撑起家,现在重担都压我身上了! 儿子离婚后压力更大了!"(N23 的描述)

四、"知识成本":护理知识和技能欠缺

为老年人提供医疗康复、卫生保健以及辅助工具使用等服务,需要具有丰富的医护知识和专业的护理技能,然而,家庭护理者往往缺乏这方面的知识和技能,大多数时候只能提供最基本的生活照料,当老年人迫切需要医护服务以及遇到急病急症等紧急情况时,家庭护理者往往束手无策,只能求助于医院和医生的专业护理服务,然而医疗资源又十分稀缺,无法及时有效地为老年人提供护理服务。对于医生等专业医护人员来说最基础和最简单的医疗护理手段和方法,对家庭护理者来说是最有效和最迫切需要的。因而,为家庭护理者提供丰富的医护知识和专业的护理技能培训,挖掘家庭护理者的护理潜能,对于节约有限的医疗资源,提高家庭护理者护理的专业化、规范化和护理质量,具有重要现实意义。笔者在走访过程中发现,很多家庭护理者之所以护理知识和技能欠缺,主要原因在于政府没有提供护理培训、没有时间参加护理培训、受年龄限制没有资格参加护理培训、培训内容太简单不能满足需求等。

(一)政府没有提供护理培训

"我的父亲因为脑梗导致生活不能自理后,政府也没有开展什么护理培训啊,我们是在住院期间由医院的医生、护士给交代注意事项,指导我们怎么翻身啊,怎么预防褥疮啊,怎么喂饭啊,回到家就是自己摸索了。"(M21 的描述)

"政府没有啥护理培训,都是在住院的时候跟着医生、护士学的一点儿护理常识,他们会交代一些注意事项,但具体怎么搞还得自己回去慢慢研究

啊!"(M30 的描述)

（二）没有时间参加护理培训

"政府为我们提供了免费的护理培训,可以报名参加,但是我既要照顾我的婆婆,还要照看我的店,根本没有时间去参加培训啊,虽然很想去,但没得办法嘞!"(N2 的描述)

"老人要吃饭、翻身、洗澡,还要吸痰啊(有吸管吸痰机),制氧机。有管子用针管把饭糊糊打进他嘴里。小便有袋子裹着,下面有护理垫。每天5点多就起来了,要做饭、煮鸡蛋啊,要跟上营养啊! 一天要洗好几次澡! 老人不能离开人,还要照顾娃儿,我们没得时间啊!"(N9 的描述)

（三）受年龄限制没有资格参加护理培训

"老伴住院期间,我在医院都学习了怎么护理了,那里的医生都教我呢!我岁数大了,按照政策规定,没有资格参加护理培训了,所以护理培训搞不成了!"(N12 的描述)

"老人身上长了褥疮,越来越严重,但是我不清楚怎么预防、怎么护理啊,就是听别人说的用盐水在擦,我想参加护理培训呢,但是年龄超了,没得办法嘞!"(N30 的描述)

（四）培训内容太简单不能满足需求

"我自己出钱参加过培训,学习怎么照顾老人、怎么护理,但是都是最简单的最基础的,更专业的护理基本没有! 感觉还不够用啊!"(N25 的描述)

五、"社交成本":社会参与度低,与社会脱节

家庭所拥有的社会资本随着老年人退出工作岗位和家庭护理者因承担老年长期护理责任退出工作岗位并减少社会参与而不断萎缩。在社会学研究领域,人不可避免与其他人产生联系并形成一种社会关系网络,适当人际交往是作为社会人的一种基本需求,一定程度上有利于个体应对日常生活压力。然而对于家庭护理者来说,老年长期护理是一项需耗费大量时间、精力和金钱的周期性相当长的工作,为有效应对长期护理繁重的工作,很多家庭护理者选择减少甚至不参与社会活动,个人时间和自由被挤占后,其社会交际圈越来越小,护理压力无处释放,护理负担越来越重。退出工作岗位且收入减少,生活质量不断下降,再加上社会参与的频率不断降低,社会交际圈越来越窄,使得家庭护理者所拥有的社会资本不断萎缩。

"没有自由了,买菜后得马上回来。一开始亲戚朋友来看看,但时间一长,慢慢都淡忘了! 以前可以和朋友一起打牌、麻将,现在必须马上回来管

他！以前可以和朋友聊聊天、逛街啊，现在不能了，这么些年我都没怎么买过衣服(没有时间)，穿那么好看搞么事呢！像以前可以搞个周边一日游吧，可以跟同学去乡下玩一下，这四年已经没有过正常人的生活了，完全没有自己的空间了。同学啊，同事啊，现在这种交往也越来越少了，慢慢就不联系了，心太累了。"(N10的描述)

"肯定受到影响嘛，不能出去锻炼身体了。不能搞其他社会活动了。我的几个同学都在上老年大学，我就去不了。身体有不适，经常头晕、呕吐，因为不能出去锻炼身体了。社交基本没有了，参加个会啊，和朋友聊下天啊，退休干部开会啊什么的，都去不了了。"(N15的描述)

第三节　家庭护理者的政策需求及其影响因素

一、家庭护理者的政策需求

社会照顾理论认为，照顾往往涉及社会政策、教育政策、卫生政策、劳动力市场政策等多个政策领域，但从满足人们需求的角度来看，政策工具主要有服务、经济和时间政策。笔者通过调研访谈发现，家庭护理者在为失能老年人提供长期护理的过程中，在服务支持、经济支持和工作支持方面，具有不同程度和水平的需求。

（一）服务支持需求

对家庭护理者的服务支持主要有喘息服务、知识和技能培训服务、心理干预与疏导服务、信息咨询服务四大类型。通过对J市的52名家庭护理者的问卷调查发现，47名(90.4%)家庭护理者并没有享受到喘息服务，对于喘息服务的需要程度，共有37名(71.2%)家庭护理者选择了"比较需要"和"非常需要"；25名(48.1%)家庭护理者并没有享受到知识和技能培训服务，对于知识和技能培训服务的需要程度，共有40名(76.9%)家庭护理者选择了"比较需要"和"非常需要"；37名(71.2%)家庭护理者并没有享受到心理干预与疏导服务，对于心理干预与疏导服务的需要程度，共有35名(67.3%)家庭护理者选择了"比较需要"和"非常需要"；31名(59.6%)家庭护理者并没有享受到信息咨询服务，对于信息咨询服务的需要程度，共有39名(75.0%)家庭护理者选择了"比较需要"和"非常需要"。通过对A市52名家庭护理者的问卷调查发现，他们没有任何人享受到喘息服务、知识和技能培训、心理干预与疏导、信息咨询等服务,他们对喘息服务(88.4%)、知识和技能培训服务(78.9%)的需求高于心理干预与疏导服务(61.5%)、信息咨询服务(65.4%)。由此可见,J市家庭护理者对于知识和技能培训服务的需求比例最高,其次是信息咨询服务和喘息服务,对心理干预与疏导服务的需求比例最低。A市家庭护理者对喘息服务、知识和技能培训服务的需求比例较高,对心理干预与疏导服务的需求比例最低。J市和A市的家庭护理者对支持政策的需求表现出一定的相似性。

笔者通过访谈发现,家庭护理者之所以对知识和技能培训服务有很大的需求,主要在于知识和技能欠缺是护理压力和负担的重要来源之一,通过参加护理培训,护理工作更专业和更轻松,相应压力和负担也显著减轻。

"如何为老人翻身啊,如何防止压疮啊,怎么拍背、怎么插管、怎么用药啊,如何叠被子叠床啊,都是培训过的。参加培训后,更专业一点儿了,更轻松一点儿了。"(N7的描述)

"参加过培训,学过一些照顾老人的培训吧,怎么洗澡啊,怎么换尿布啊,怎么不让他下床就可以换洗床单啊!现在我感觉蛮轻松的,最起码已经有一些经验了,不用再费那么多力了。以前弄不动啊,只能拼命把他弄起来,现在不需要费力了。"(N11的描述)

笔者发现,家庭护理者对心理干预与疏导服务的需求比例最低,原因在于很多家庭护理者往往寻求多样方式进行自我减压。

"我一个星期去KTV唱歌一次,一个星期活动一次,外出看看荷花啊,下棋啊,打牌啊,要不压力太大了,扛不住啊!"(N19的描述)

"我不需要心理辅导,自己可以减压,看电视、看抖音、QQ微信聊聊天啊,减压的方式有很多种,要自己想得开,心态要好!"(M6的描述)

(二)经济支持需求

对家庭护理者的经济支持主要有护理津贴、税收优惠和社会保险(代缴)等类型。通过对J市的52名家庭护理者的问卷调查发现,29名(55.8%)家庭护理者并没有享受到护理津贴,对于护理津贴的需要程度,共有51名(98.1%)家庭护理者选择了"比较需要"和"非常需要";51名(98.1%)家庭护理者并没有享受到税收优惠,对于税收优惠的需要程度,共有24名(46.1%)家庭护理者选择了"比较需要"和"非常需要";46名(88.5%)家庭护理者并没有享受到社会保险(代缴),对于社会保险(代缴)的需要程度,共有32名(61.6%)家庭护理者选择了"比较需要"和"非常需要"。通过对A市的52名家庭护理者的问卷调查发现,51名(98.1%)家庭护理者没有享受到护理津贴,共有 51 名(98.1%)家庭护理者选择了"比较需要"和"非常需要";没有家庭护理者享受税收优惠和社会保险(代缴)的支持政策,家庭护理者对税收优惠和社会保险(代缴)的需求都比较低(分别只有 23.1% 和 26.9%)。

由此可见,家庭护理者对于护理津贴的需要程度远远超出了税收优惠和社会保险(代缴)等项目,尤其是经济贫困的家庭,对于护理津贴的需求程度更为强烈。

"我 1000 多元工资,还要交养老保险,老公五六十岁了知道吧,现在要去找工作,人家都不要年纪大的,当保安人家都不要,儿子还要买房结婚,压力更大了!一天 40 元的护理补贴,我们还是很需要的,对我们有很大帮助啊,没有这个补贴,我上有老下有小,小孩的压力多大呀,如果没有,可能我需要去打工才能负责她的开销。"(N7 的描述)

"我儿子去世了,两个女儿都在上班,家里还要供两个大学生上学,没有钱给我们啊,我和老伴都没有退休金,现在就靠我每天捡废品为生啊,一个月 200 多块钱收入,我的姐姐有的时候会接济一点儿一个月给个 100 来块钱,有的时候就没有了。这么点儿钱啥都不够啊!(大哭)"(M15 的描述)

J 市家庭护理者对社会保险(代缴)的需求程度相较 A 市更为强烈,主要与 J 市很多家庭护理者通过自己缴纳社会保险从而导致经济开支增大等有关。相较于 A 市家庭护理者,受社会、经济发展影响,J 市家庭护理者从事灵活就业的数量较多,这些家庭护理者只能选择自己缴纳社会保险(如养老保险等),才可以获得相应保障,这些保险费用开支增加了经济压力,因此,这些家庭护理者迫切希望政府代缴社会保险,一方面可以减轻经济压力,另一方面可以保障其保险权益。

"医生说搞个升降的护理床啊,没得钱买啊!既要还账,还有孙子上学,还有自己买养老保险,一个月七八千的开销吃不消啊!"(N27 的描述)

"老娘护理等级被评为重度二级,一个月有 1500 元的护理补贴,这个补贴还是很有用的,没有这个护理补贴的话,连抽烟的钱都没有(开玩笑)。另外,希望政府能够给缴纳养老保险吧,这个是 100% 需要的!"(N24 的描述)

J 市和 A 市家庭护理者对税收优惠的需求比例都很低,主要在于走访的家庭护理者绝大多数都是处于已退休状态和全职护理状态。

(三)工作支持需求

对家庭护理者的工作支持主要包括护理假期、弹性工作安排和就业指导等类型。通过对 J 市的 52 名家庭护理者的问卷调查发现,51 名(98.1%)

家庭护理者并没有享受到护理假期,对于护理假期的需要程度,共有19名(36.5%)家庭护理者选择了"比较需要"和"非常需要";50名(96.2%)家庭护理者并没有享受到弹性工作安排,对于弹性工作安排的需要程度,共有21名(40.4%)家庭护理者选择了"比较需要"和"非常需要";50名(96.2%)家庭护理者并没有享受到就业指导,对于就业指导的需要程度,共有17名(32.7%)家庭护理者选择了"比较需要"和"非常需要"。通过对A市家庭护理者的问卷调查发现,没有家庭护理者享受到护理假期政策,只有14名(26.9%)家庭护理者选择了"比较需要"和"非常需要";有51名(98.1%)家庭护理者没有享受到弹性工作安排政策,只有14名(26.9%)家庭护理者选择了"比较需要"和"非常需要";51名(98.1%)家庭护理者没有享受到就业指导政策,同样只有14名(26.9%)家庭护理者选择了"比较需要"和"非常需要"。由此可见,绝大多数家庭护理者对于护理假期、弹性工作安排和就业指导等服务需求都比较低,之所以出现这种情况,对于J市来说,政府政策规定需全职居家护理才可以享受长期护理保险待遇,因此很多家庭护理者没有选择进入劳动力市场,尽管政府政策进行了适当调整,但仍有很大一部分家庭护理者选择全职居家护理。另外,绝大多数家庭护理者已达退休年龄,由于年龄较大,没有参与劳动力市场的条件了,因此对护理假期、弹性工作安排和就业指导等服务已无需求。

"护理假期肯定没有啊,哪个单位会有啊? 人社部门可能会有这个政策,但哪个企业会执行呢? 年假有啊,但没人敢休啊!"(N5的描述)

"我干的保洁是全职工作,一天8个小时,一个月休4天假,是一种周末单休,这里普遍都是这种单休,不是护理假期,时间不灵活,扣得紧,按时上下班!"(N23的描述)

"我今年66岁了,老伴因为脑脊髓炎下身不管用了,每个月100多块钱的退休金根本不够用,儿子自己家都管不了,不可能补贴我们。出去想找个兼职,但是因为年龄大了,别人都不要,只能干点儿摘辣椒的活儿挣点儿钱了。"(M29的描述)

综上所述,家庭护理者对喘息服务、知识和技能培训、信息咨询等服务支持政策的需求较为强烈,对心理干预与疏导服务支持政策的需求较低,主要原因在于一方面家庭护理者不愿意麻烦别人,绝大多数都选择自我减压;另一方面社区基础设施的不完善导致家庭护理者即便有需求也无法获得满足。家庭护理者对护理津贴经济支持政策的需求较为强烈,对税收优惠和社会保险(代缴)等经济支持政策的需求相对较低,主要原因在于绝大多数家庭护理者年龄偏大,基本处于已退休状态和全职护理状态。家庭护理者对护理假期、弹性工作安排和就业指导等工作支持政策的需求均较低,主要原因在于受访的绝大多数家庭护理者处于全职护理状态且年龄偏大,不具备参与劳动力市场的条件且再就业意愿很低。随着越来越多年轻女性护理者积极参与劳动力市场,她们对工作支持政策的需求会越来越高。整体来看,家庭护理者对支持政策的需求较为强烈。家庭护理者支持政策可以帮助家庭护理者提高护理技巧,纠正一些错误的护理方法,使其提供的护理更加专业和规范,从而提高护理效率,减轻护理压力。家庭护理者支持政策可以有效减轻家庭护理者的经济压力,减少家庭护理者陷入支出型贫困的风险。另外,家庭护理者支持政策给予了家庭护理者参与社会活动的机会,帮助其减少孤独感、社会隔离感和提供一定的宣泄负面情绪的机会。依托社区提供的喘息服务,可以让家庭护理者获得短暂的休息机会和个人自由时间,能够为家庭护理者重建社会关系网络提供机会。护理假期、弹性工作安排和就业指导等工作支持,有利于提高家庭护理者的工作积极性和主动性,增强企业的人力资本,同时也有利于家庭护理者保持工作节奏,待护理假期结束后可以迅速回归职场,不至于被社会所淘汰。这种工作支持,显然有利于增加家庭护理者的社会资本。因此,家庭护理者支持政策是对家庭护理者较为强烈的政策需求和家庭责任社会认同理念的一种合理且必要的政策回应。

二、家庭护理者政策需求的影响因素

(一)个人因素

笔者通过访谈发现,每个受访者都呈现出了不同的政策需求,即使是同一个受访者,其不同时期的需求也是不同的。总体来看,家庭护理者的某些特征如性别、年龄、受教育水平、月均收入水平等,都在很大程度上影响着家庭护理者的政策需求。

1.性别

从性别方面来看,J市受访的绝大多数家庭护理者都是女性,只有N13、N14、N15、N17、N20、N24、N28共7位男性。A市男性家庭护理者较J市多,有M2、M3、M5、M6、M11、M13、M17、M18、M20、M21、M23、M24共12位。在与家庭护理者接触的过程中,笔者发现,男性家庭护理者的身心健康状况和护理能力比绝大多数女性家庭护理者还好。

"我的身体处于亚健康状态,有一些小毛病,没有啥大毛病。我是医学专家,以前在卫健委工作,是副主任医师,她(老伴)脑溢血生活不能自理,要不是我,她早就死了! 我17岁就结婚了,她跟着我"南征北战",夫妻感情深,我得理解和迁就,不能发脾气,因为她是病人啊!"(N14的描述)

"我学过护理,相对懂一些,说个不好听的话,养老院可能还没我搞得好! 老娘不让我姐弄,都是让我弄!"(N24的描述)

"母亲主要是我在照顾,其他他们就是上门看看! 自己慢慢调整啊,这都是自己的义务啊,不可能弄到100%,做到80%~90%就可以了! 很多人包括女儿都照顾不好,老人女儿来了还是我的负担! 还不如我自己搞!"(N28的描述)

因此,笔者认为,应该出台专门政策给予女性家庭护理者必要的服务支持、经济支持和工作支持等,但同时也应该注重挖掘男性在长期护理中的潜力,以便合理分担女性家庭护理者的护理责任,从而实现长期护理领域的性别均衡,这也比较符合社会照顾理论"性别分担"的理念。

2.年龄

从年龄方面来看,绝大多数家庭护理者年龄偏大,以中老年人为主,40岁以下的家庭护理者数量较少。在与年龄较大的家庭护理者进行接触交流的过程中,笔者发现,这些家庭护理者在日复一日、年复一年的护理中身心健康每况愈下,亟需外界的支持和帮助。这从客观上反映出低龄老年人护理高龄老年人的模式愈发流行,这种模式在未来高龄化趋势下将会愈发普遍,而且这部分低龄老年人本身的高龄化问题也需要政府格外重视。

3.受教育水平

从受教育水平方面来看,家庭护理者的受教育水平普遍偏低,只有N5、N14、N15、N19、N22、M11、M13、M20、M21等少数家庭护理者具有大专以上学历。除N5、N15、M20外,这些受教育水平比较高的家庭护理者,往往表现出更强的适应能力、学习能力和自我调整能力,失能老年人的护理质量也相对较高。

"因为我是医学专家嘛,所以懂得怎么护理她,喂饭啊,翻身啊,大便便秘的处理啊,这些都是我帮她弄,我在家里面照顾得更好些。"(N14的描述)

"每天要带呼吸机,那个面罩不起作用,压紧的话,就直接对皮肤有损伤。医院那个垫片对老人实在是不好啊,简直是千疮百孔的防护,我们就自制了一个面罩,然后给老人带着,这样呼吸机效果就更好! 非常细致啊! 吃的也比较讲究! 就是每天保证她早上要吃蛋白粉,到下午要喝牛奶,然后她肺部不好,在清肺药饮食里面做上川贝母(一种非常名贵的中药成分)! 老人兴趣蛮多的,让她唱歌、读诗啊,让她跟我们一起聊天啊! 住院出院的时

候很憔悴,我就挂个气球,让她自己打,练肌肉,也有助于呼吸,要强化她的那个机体的肌肉的弹性啊!"(N19 的描述)

"我的岳母因为脑梗生活不能自理了,我上过学嘛,对护理的一些东西还是多少了解点儿的,再加上住院期间跟着医生护士学了一些,基本上我能很好地应付老人的护理问题,你看我家里都干干净净的,没有一点儿异味。"(M11 的描述)

在考虑家庭护理者受教育程度的前提下,应对家庭护理者开展分层次的个性化培训。

4. 月均收入水平

从月均收入水平方面来看,绝大多数家庭护理者月均收入水平普遍较低,只有 N3、N10、N13、N14、N19、M5、M7、M21 等少数家庭护理者月均收入水平相对较高。较高的月均收入水平意味着较高的社会经济地位,这些家庭护理者往往更容易获得社会支持,而且具有足够的资源去购买相关服务。

"7000 多元退休金,经济上没啥压力,我们是国家职工,都有退休金和保险的,护理补贴有或没有都无所谓,一个月给 1500 元,就是一天给 1500 元我都感觉不舒服! 其实并不在乎补贴,就是精神负担重。"(N3 的描述)

"我们家庭经济上没啥问题,我们都有退休工资,女儿女婿都在北京工作,外孙天天喊想去北京玩! 我们考虑去北京,北京冬天有暖气比较好点儿,而且北京的医疗条件也更好!"(N10 的描述)

(二)家庭因素

从家庭层面来看,协助护理的家庭成员数量在很大程度上影响着家庭护理者的护理压力和政策需求。一般情况下,有其他家庭成员予以分担护理压力,那么家庭护理者的护理压力自然会缓解和减轻一些。笔者在访谈中发现,绝大多数家庭护理者都可以从其他家庭成员那里获得帮助和支持,只有 N2、N5、N9、N10、N13、N18、N27、N28、N30、M1、M11、M15、M17、M18、M27、M28、M29 等少数家庭护理者没有其他家庭成员可以协助护理,这些家庭护理者面临的护理压力更大,对支持政策的需求也更强烈。

1. 没有其他家庭成员分担护理责任的情况

(1)独生子女

笔者通过访谈发现,有些家庭属于独生子女家庭,家里只有一个子女,没有其他家庭成员可以分担护理责任,家庭护理者的护理压力和负担很重。

"我这代是独生子女,年纪大了还在工作,而且还要照顾下一代,还要照顾自己的公公婆婆。家里面没人分担的话,可能真的是负担。在家里照顾

的话,没人换你的话会很累,再是亲人也会烦,人都会想喘口气!"(N5 的描述)

"我家只有一个女儿,在北京工作,没有时间管我们,他(老伴)需要全天24 小时照顾,没人可以替。我家住 5 楼没有电梯,有啥情况,我根本弄不动他。心累……"(N10 的描述)

"老太太就我一个孩子,我不照顾谁照顾呢? 别的也没个替换的,一天24 小时不能离开人,没得办法啊!"(N30 的描述)

(2)有其他家庭成员,但他们不管不问

笔者通过访谈发现,有些家庭的家庭护理者有多个兄弟姐妹,但他们对失能老年人(父母)不尽赡养义务,几乎不管不问,所有护理责任均由受访的家庭护理者承担,压力可想而知。

"我父亲因为脑梗生活不能自理了,每天吃饭、洗澡、翻身、换洗床单和纸尿裤等都是我一个人搞,我有两个姐姐和一个妹妹,妹妹很早就去世了,我两个姐姐对老人不管不问,经济上、物质上都从来没有接济过,目前我只能靠父亲每月 3000 元的退休金生活,压力是大啊,但那有什么办法呢?"(M17 的描述)

(3)有其他家庭成员,他们想管但顾不过来

笔者通过访谈发现,有些家庭的家庭护理者有多个兄弟姐妹,他们对老人很有孝心,也很愿意协助护理,但因各种原因他们无暇顾及老人,只能由受访的家庭护理者一人承担。

"我有三个姐姐和两个哥哥,大姐因为心脏问题做过搭桥手术,二姐身体也不好,三姐家在上海,也做过手术,两个哥哥都在上班,家里还要供大学生上学,他们要么身体不好还需要别人照顾呢,要么日子过得紧,还顾不了小家呢,哪有什么精力顾及老母亲啊!"(M3 的描述)

"我有一个儿子和两个女儿,儿子已经去世 12 年了,儿媳妇要上班挣钱还要照顾孙子,没有时间管我们老俩口,两个女儿都在上班,他们都没有啥钱,还要供大学生上学,根本管不了啊!"(M15 的描述)

2. 有其他家庭成员分担护理责任的情况

(1)轮流照顾,费用均摊

笔者通过访谈发现,有些家庭失能老年人是由各个兄弟姐妹轮流照顾,费用实行均摊。通过轮流照顾,家庭护理者的护理压力和负担得以减轻。

"老人有三个女儿,但就愿意在我这里。其他的女儿也会经常过来看一看,有人分担还可以。"(N19 的描述)

"普通老百姓,不像事业单位的退休工资高,有一点儿生活来源,主要靠子女来照顾。老人有2个儿子、2个女儿。我们除了上班,会轮流照顾她,另外我们还请了一个护工帮忙照顾。"(N8的描述)

"老母亲没有退休金,平时主要由我来照顾,日常开销我们姊妹7个都会出钱,差不多一个人均摊500元吧!"(M4的描述)

(2)根据经济状况合理分工

笔者通过访谈发现,有些家庭采取了一种截然不同的责任分担模式,即由经济条件好的家庭护理者出钱,由经济条件差的家庭护理者负责护理工作,或者子女负责出钱,由老人配偶负责护理工作。

"我们家主要由儿女出钱,然后我来负责照顾他(老伴)。家里田地也没了,没得收入了,也请不起护工,只能靠子女养活!"(N4的描述)

"家里3个女儿,女儿家事情较多,当奶奶了都,会隔天过来看看!女儿花钱请了一个保姆,压力没那么大了!"(N14的描述)

"老人都有退休金,我们姊妹4个一人一个月去老人家里照顾,日常开销、护理费用啥的,收入高的都会自己多承担一点儿,收入少的就多出力嘛!"(M6的描述)

从以上分析可以看出,没有其他家庭成员协助护理的家庭护理者面对的护理压力明显比有其他家庭成员协助护理或经济条件较好请了护工的家庭护理者高出许多,他们对家庭护理者支持政策的需求也更加强烈。因此,出台专门的家庭护理者支持政策,满足这些家庭护理者的日益高涨的需求,帮助他们减轻护理压力和负担,具有非常迫切的必要性。

综上所述,长期护理给家庭护理者的经济、身心健康、社交等造成较大的压力和负担,他们对经济、身心健康和社交等方面的支持政策需求较为强烈。然而,不同的家庭护理者对支持政策的需求是截然不同的,其中经济状况和家庭责任分担模式是家庭护理者政策需求的最主要最直接的影响因素。经济状况差的家庭护理者往往面临支出型贫困的压力和负担,而且会对身心健康等产生衍生性影响。有其他家庭成员分担护理责任的家庭护理者的护理压力和负担明显更小一些。本书根据经济状况和家庭责任分担模式两大因素,对家庭护理者的政策需求进行细化分层,从而对家庭护理者的不同需求进行梳理和总结。

家庭护理者的经济状况可以区分为较差和较好两个等级,其中经济状况较差主要有四种情况:第一,没有退休金和收入来源;第二,退休金和收入均较低;第三,退休金低,无收入来源;第四,没有退休金,收入较低。经济状况较好主要有三种情况:第一,退休金和收入都很高;第二,没有收入来源,但退休金较高;第三,没有退休金,但收入较高。家庭责任分担模式可以区分为有和没有两种情况,其中有其他家庭成员分担护理责任可以进一步区分为配偶是主要护理者和子女是主要护理者两种类型。第一,配偶是主要护理者的情况下,主要有子女和配偶的兄弟姐妹两种分担模式;第二,子女是主要护理者的情况下,主要有老人的配偶、子女的配偶和子女的兄弟姐妹三种分担模式。

首先,对经济状况较差且护理责任无人分担的家庭护理者,政府需要予以重点关注,尤其是没有退休金和收入来源的家庭护理者群体,政府应为这些群体提供服务支持、经济支持和工作支持等支持政策。其次,对经济状况较差,但护理责任有分担的配偶护理者,政府应提供经济支持、知识和技能培训等支持政策;对经济状况较差,但护理责任有分担的子女护理者,政府应提供经济支持、工作支持等支持政策。再次,那些经济状况较好,但护理责任无人分担的家庭护理者,对喘息服务具有更为强烈的需求,政府应提供喘息服务、心理干预与疏导等支持政策。最后,对于那些经济状况较好且护理责任有人分担的家庭护理者,如配偶是主要护理者,政府应为其提供知识和技能培训支持等政策;如子女是主要护理者,政府应为其提供工作支持等政策。家庭护理者的政策需求层次具体见表3-6。

表3-6 家庭护理者的政策需求层次

类型	经济状况		家庭责任分担模式	政策需求支持
一	较差	无退休金和收入	—	服务支持、经济支持、工作支持(全部提供)
		退休金和收入双低		经济支持、喘息服务支持、工作支持等
		退休金低、无收入		经济支持、就业指导等
		收入低,无退休金		经济支持等

续表 3-6

类型		经济状况	家庭责任分担模式	政策需求支持
二	较差	无退休金和收入	配偶(主要护理者),子女和配偶的兄弟姐妹分担	经济支持、知识和技能培训支持等
		退休金和收入双低		
		退休金低,无收入	子女(主要护理者),老人的配偶、子女的配偶和子女的兄弟姐妹分担	经济支持、工作支持等
		收入低,无退休金		
三	较好	退休金和收入双高	—	喘息服务支持、心理干预与疏导服务支持等
		退休金高,无收入		喘息服务支持等
		收入高,无退休金		喘息服务支持、工作支持等
四	较好	退休金和收入双高	配偶(主要护理者),子女和配偶的兄弟姐妹分担	知识和技能培训服务支持等
		退休金高,无收入		
		收入高,无退休金	子女(主要护理者),老人的配偶、子女的配偶和子女的兄弟姐妹分担	工作支持等

资料来源:笔者自制。

注:表中所列支持政策均为主要支持政策,其他可选择性提供。

第四章 家庭护理者支持政策现状分析

在人口老龄化和高龄化问题不断加剧、家庭护理功能不断弱化、女性就业率不断攀升以及政府财政压力不断加大的背景下,老年人失能风险逐渐成为很多国家共同面临的一种全球性社会风险。如何为越来越多体弱失能的老年人提供其生存必需的长期护理,是一项至关重要的社会政策挑战。[1] 失能老年人口长期护理问题逐渐上升为一种社会风险,亟需制度化安排有效应对。[2] 很多发达国家在制定社会政策时都非常重视长期护理相关问题,纷纷将长期护理纳入政府政策规划并通过建立长期护理保障制度来满足高速增长的老年长期护理需求。家庭护理者支持政策是有效应对日益高涨的老年长期护理需求的一种积极理性的政策选择。一项政策往往会不可避免地受到原有政策传统的影响,而正是"原有"政策难以满足现有长期护理需求,才导致政策的实质性变迁。[3] 从政策动态梳理的角度来看,我国目前还没有形成专门性且成体系的家庭护理者支持政策,尚无法将家庭护理者支持政策归入一项专门政策研究类别中,运用规范性方法追寻政策主导者、政策内容和政策过程的变迁脉络。家庭护理者支持政策是养老服务体系的一项重要内容,其发展变迁往往内嵌于养老服务政策和其他涉老政策之中。通过对家庭护理者支持政策具体实践进行分析发现,我国家庭护理者支持政策主要以间接的服务支持和经济支持为主,直接的服务支持和经济支持较少涉及,工作支持也相对较少。

---

[1] Philippa Webb. Legislating for Care: A Comparative Analysis of Long – Term Care Insurance Laws in Japan and Germany[J]. Social Science Japan Journal,2003,6(1):39-56.

[2] 海龙,尹海燕,张晓囡.中国长期护理保险政策评析与优化[J].宏观经济研究,2018(12):114-122.

[3] 房莉杰.理解我国现阶段的长期照护政策[J].北京工业大学学报(社会科学版),2015,15(5):1-15.

第一节　家庭护理者支持政策的具体实践

西方发达国家的经验表明,尽管各个国家对家庭护理者的政策支持因福利体制、文化背景等有所差异,但诸如喘息服务、工作支持等被普遍采用。从支持对象上看,对家庭护理者的政策支持可以分为直接支持和间接支持。直接支持是以家庭护理者为对象提供支持,包括喘息服务、知识和技能培训服务、心理干预与疏导服务、信息咨询服务等;间接支持是以老年人为支持对象,这种支持可以对家庭护理者产生间接影响,比如老年人领取的护理补贴可以给予提供护理服务的家庭护理者。从支持类别上看,对家庭护理者的政策支持可以分为服务支持、经济支持和工作支持三大类(具体见表4-1)。[①]

表4-1　家庭护理者政策支持的类别

类别	具体支持措施
服务支持	直接支持:喘息服务、知识和技能培训服务、心理干预与疏导服务、信息咨询服务、教育、交流经验的机会、同伴支持小组
	间接支持:住房适老化改造、上门送餐服务、技术支持、培训正式护理人员以便共同提供护理服务
经济支持	直接支持:护理津贴、税收优惠、养老保险等社会保险
	间接支持:护理补贴(由老年人领取并支付给家庭护理者)、税收优惠
工作支持	护理假期、弹性工作安排

资料来源:Judy Triantafillou,Michel Naiditch,Kvetoslava Repkova 等,2010,略有改动。

Courtin Emilie 等(2014)的研究不仅涵盖了为家庭护理者提供的所有服务,而且涵盖了提供这些服务的更广泛的政策环境。他们将对家庭护理者的支持划分为三个层次(具体见表4-2):第一个层次是对家庭护理者提供

①　Judy Triantafillou, Michel Naiditch, Kvetoslava Repkova, et al. Informal care in the long-term care system:Executive Summary[EB/OL].[2010-1-1]. http://interlinks. euro. centre. org/sites/default/files/WP5%20Informal%20care_ExecutiveSummary_FINAL_1. pdf.

的直接支持,如咨询、喘息服务、培训服务等;第二个层次是对被护理者的支持,形成对家庭护理者的间接支持,如现金津贴用于支付给家庭护理者等;第三个层次是国家政策和法律权利,这一层次并不对家庭护理者直接提供服务,但会对家庭护理者的护理能力产生潜在影响,如将护理与就业结合起来的政策措施等。这三个层次是沿着两个主要维度来组织的。第一个维度是"融入程度",即在设计支持时考虑家庭护理者的程度。它的范围是从重点支持家庭护理者,到通过被护理者获得间接支持的国家政策和法律权利。第二个维度是"方案范围",包括由志愿组织在地方层面提供的支持,将长期护理服务主流化,将全国作为一个整体(Courtin Emilie 等,2014)。

表 4-2　对家庭护理者支持的三个层次

融入程度	层次 1:直接支持 如咨询、信息、喘息服务、培训、护理津贴等	重点支持家庭护理者	方案范围
	层次 2:间接支持 如护理津贴支付给家庭护理者等	主流服务	
	层次 3:国家政策和法律权利 如国家政策、认同、需求评估过程、法律权利	服务系统的整体水平	

资料来源:Courtin Emilie,Jemiai Nadia,Mossialos Elias,2014。

因此,本书将从服务支持、经济支持和工作支持三大角度对我国现有的家庭护理者支持政策进行梳理和总结,从而为剖析家庭护理者支持政策存在的问题以及背后的原因提供现实依据。从支持对象和支持类别上看,我国目前的支持政策更多地体现为对家庭护理者的间接服务支持和经济支持,直接以家庭护理者为对象的服务支持和经济支持比较少,工作支持也较为缺乏。

一、家庭护理者服务支持政策

家庭护理者服务支持政策主要有间接服务支持政策和直接服务支持政策两大类,目前对家庭护理者的政策支持主要以间接服务支持为主,直接服务支持较少涉及。

（一）家庭护理者间接服务支持政策

1. 家庭养老床位服务

从对家庭护理者的间接服务支持来看，很多城市如上海市、广州市等依托社区，积极开展社区居家养老服务体系建设，探索为失能老年人提供上门送餐、康复护理、文化娱乐、精神慰藉等多样化服务，取得了显著效果。民政部和国家发展改革委 2021 年 6 月发布《"十四五"民政事业发展规划》，"家庭养老床位"首次被纳入其中，由此可见"家庭养老床位"将是养老服务未来发展的重点之一。

很多城市积极探索并开展了"家庭养老床位"试点工作，力求将专业化养老服务延伸至家庭。南京市于 2016 年最早开始试点建设家庭养老床位，力求让老人在居家环境下能享受专业化养老服务，目前已设置 5701 张家庭养老床位。2019 年起，杭州市先后在上城区、西湖区开展试点工作，共建成床位 350 余张，老年人家庭满意度达 100%。2021 年年初，杭州市正式出台《杭州市家庭养老照护床位试点工作方案》，将试点扩大到 8 个区，计划两年内共建成不少于 800 张床位。另外，杭州市不仅给予每人每月不超过 600 元的老年人护理补贴，而且还给予养老服务机构 3000 元的一次性建设补助。2021 年 6 月 8 日，广州市民政局、广州市财政局发布《关于全面开展家庭养老床位建设和服务工作的通知》，决定在全市全面铺开家庭养老床位建设和服务工作。政府对核实合格且为广州市户籍、照顾需求等级评估为 2 ~ 6 级的老年人连续提供服务满 12 个月的家庭养老床位给予每床 3000 元一次性建床补贴和每人每月 200 元至 500 元护理补贴。武汉市民政局、市财政局发布《武汉市家庭养老床位试点工作方案》，在全市 7 个中心城区开展试点工作。政府对连续提供 6 个月以上签约服务的家庭养老床位（评估合格），给予服务提供机构 20000 元的一次性奖励（每设置 10 张）。到 2022 年年底，全市家庭养老床位将超过 2100 张。

"家庭养老床位"有利于降低机构养老床位费用，而且让失能老年人不离开熟悉的生活环境就可以享受到专业服务，从而有利于提高失能老年人护理质量。尽管社区居家养老服务体系关注的对象是包括失能老年人在内的老年人群体，但在减轻家庭护理者压力和负担方面起到了积极作用，形成了对家庭护理者的间接服务支持。

2. 长期护理保险服务

长期护理保险在试点过程中，对家庭护理者给予了一定程度的支持。

长期护理保险 20 世纪 60 年代最早在荷兰出现①，之后很多西方发达国家建立长期护理保险制度，而其中德国立法推行长期护理保险政策的做法和多次改革举措，为其他国家提供了丰富的政策经验。长期护理保险政策于 21 世纪初引入我国，并获得政府的高度重视。国家出台的《关于开展长期护理保险制度试点的指导意见》《关于扩大长期护理保险制度试点的指导意见》等一系列政策文件对推动长期护理保险发展具有重要影响。在《关于开展长期护理保险制度试点的指导意见》出台以前，青岛市、上海市、长春市和南通市就已开始自主探索开展长期护理保险制度试点工作，这些城市的自主探索不仅有效满足了失能老年人长期护理需求，而且为全国长期护理保险制度试点工作积累了经验并发挥了示范作用。另外，越来越多的非指定试点城市也开始积极加入到开展长期护理保险制度试点的行列中来，目前共计已有四五十个。② 长期护理保险试点，是新时期健全社会保障体系的关键举措。③

长期护理保险试点中主要以提供居家护理服务、养老和医疗机构护理服务为主，长期护理保险居家护理服务有效减轻了家庭护理者的护理压力和负担。Hiroyuki Umegaki 等（2014）研究发现，共有 68.8% 的家庭护理者表示长期护理保险提供的长期护理服务减轻了其护理负担，86.8% 的家庭护理者对长期护理保险提供的长期护理服务感到满意，家庭护理者的满意度与护理负担的减轻有关。④ 调研发现，长期护理保险居家护理服务切实减轻了家庭护理者的部分负担。

"我今年 87 岁了，没有上过学，身体状况不太健康，目前与子女共同居住，子女赡养和高龄津贴是我主要收入来源，2 个儿子和 5 个女儿之间关系比较好，对我也比较孝顺，日常生活主要是由女儿们照顾，我在 2017 年参保了长期护理保险，长期护理保险居家护理服务帮助我及家人解决了部分困

①　王华磊，穆光宗.长期护理保险的政策研究：国际经验和中国探索[J].中国浦东干部学院学报，2018，12(5)：122-132.

②　郑秉文.社会保障：2019 年政府工作报告十一项改革热点解读[N].第一财经日报，2019-3-10.

③　尹海燕.可持续的公共长期护理保险筹资机制：国外经验与中国方案[J].宏观经济研究，2020(5)：166-175.

④　Hiroyuki Umegaki，Madoka Yanagawa，Zen Nonogaki，Hirotaka Nakashima，Masafumi Kuzuya，Hidetoshi Endo. Burden reduction of caregivers for users of care services provided by the public long-term care insurance system in Japan [J]. Archives of Gerontology and Geriatrics，2014，58(1)：130-133.

难,我对目前长期护理保险提供的服务非常满意。"(个案来自于杨红燕教授团队 2019 年在荆门市白龙社区所做的长期护理保险实地调研访谈。)

长期护理保险基金对服务费用进行给付,很大程度上能够减轻失能老年人及其所在家庭的护理压力和负担,是对家庭护理者的一种间接服务支持。

各个试点城市提供的护理服务形式不尽相同,有些试点城市如长春、宁波等没有提供居家护理服务,有些试点城市如石河子等没有提供医疗机构护理服务,绝大多数试点城市如承德、安庆、广州、上海等三类护理服务形式都有所涉及。如苏州市主要以社区居家护理、养老机构护理和医疗机构住院护理为主。社区居家护理是指社区养老服务机构、护理院、门诊部和社区卫生服务中心等基层医疗卫生机构,为居家参保人员提供服务。养老机构护理是由养老服务机构提供服务。医疗机构住院护理是指医院、护理院(站)和基层医疗机构,为入住的参保人员提供长期护理服务。宁波市采取了巡访式上门护理、养老机构护理("院护")和专业机构护理("专护")三种服务形式,重点为重度失能老年人提供长期护理服务。青岛市建立了全人全责的护理服务模式,专护、院护、家护和巡护失能人员服务形式,为失智人员提供长期照护、日间照护和短期照护服务,服务体系较为完善,能够满足失能失智人员多样化的护理需求。北京市海淀区失能护理互助保险制度以家庭为单位参保,为参保人员提供居家护理、社区护理、机构护理和其他护理等服务,这些服务由符合条件的专业服务机构以"实物"形式提供,基金则按照轻度失能老人每月 900 元、中度失能老人每月 1400 元、重度失能老人每月 1900 元的标准进行支付。尽管失能护理互助保险制度在实际运行过程中还存在覆盖面较窄、筹资难持续、缴费水平偏高、服务支付水平不充分等问题[①],但其家庭优先的指导思想、以家庭为单位参保的鲜明特色、亲情家庭互助服务等多样化的护理服务形式,使其制度试点具有重要借鉴意义,是对家庭护理者进行政策支持的典型范例。

(二)家庭护理者直接服务支持政策

1. 直接服务支持政策规定

从国家层面来看,出台的很多政策文件对给予家庭护理者服务支持进行了明确规定。国务院办公厅 2020 年 12 月发布的《关于促进养老托育服务

---

① 关博. 互助保险机制在长期护理保障中的应用:典型案例的政策设计及绩效[J]. 社会保障研究, 2020(2): 51-57.

健康发展的意见》指出,"要增强家庭照护能力,依托居委会、村委会等基层力量提供养老家庭指导服务,帮助家庭成员提高照护能力"。民政部等2021年6月发布的《"十四五"民政事业发展规划》提出,"推动各地建立家庭养老支持政策,推动失能失智和高龄老年人家庭成员照护培训纳入政府购买养老服务目录,支持有条件的地区探索开展失能失智老年人家庭照护者喘息服务"。中共中央、国务院2021年11月发布的《关于加强新时代老龄工作的意见》指出,"符合条件的失能老年人家庭成员参加照护知识等相关职业技能培训的,按规定给予职业培训补贴"。

从地方层面来看,目前很多城市(地区)对保障家庭护理者合法权益和给予家庭护理者直接服务支持进行了积极探索和实践,取得了显著效果。个别长期护理保险试点城市出台的政策里明确提出要对家庭护理者进行支持(具体见表4-3),如荆门市提出可以将接受定点护理服务机构培训的保障对象亲属纳入护理服务人员管理范围;上饶市规定由家属进行照顾护理,可以享受小额护理补助;成都市支持长期失能人员通过家人、亲戚、邻居等提供照护服务;石河子市规定对家属进行健康教育、康复指导和心理干预;齐齐哈尔市鼓励亲属、邻居、社会志愿者提供护理服务;青岛市鼓励对家庭照料者进行照护技能培训,提升其照护能力。深圳市于2020年10月通过的《深圳经济特区养老服务条例》明确规定,区民政部门应当通过购买服务等方式为失能老年人家庭照护者提供家庭照护服务技能培训、心理健康咨询和干预、替代老年人家庭照护者为重度失能老年人提供临时或短期照护(喘息服务)等。深圳市率先将对家庭护理者的直接服务支持纳入法律保障范畴,将家庭护理者的合法权益纳入政策考量范畴,对家庭护理者的合法权益和直接服务支持上升到国家政策考量范畴,起到了重要的先行示范作用。北京市海淀区的失能护理互助保险制度以家庭为单位进行参保,使得制度的覆盖范围有所扩大,假如家庭中有一人参保,则全家都可以跟随参保,家庭成员间的联系得到增强,而且没有职工和居民之分,理论上具有缩小城乡差距的作用。① 另外,失能护理互助保险制度还提供亲情家庭互助服务,即主要由家庭成员或邻居等提供护理和亲情服务。这种亲情护理服务无疑是对家庭护理者的重要支持。扬州市除为参保人员提供了定点机构上门护理、养老机构护理、医疗机构护理等服务外,还提供了亲情护理服务,这种服

---

① 张盈华.中国长期护理保险:试点推进与实践探索[M].北京:社会科学文献出版社,2019:131,161.

务主要由家人、亲属、邻居等提供护理服务,是对家庭护理者的重要支持。

表4-3　个别试点城市对家庭护理者支持的规定

编号	试点城市	政策文件名称	发文时间	相关内容
1	荆门市	《荆门市长期护理保险办法(试行)》	2016年11月	保障对象的亲属经过定点护理服务机构培训后,可以纳入护理服务人员管理范围
2	上饶市	《关于开展长期护理保险试点工作实施方案》	2016年12月	参保失能人员由其家属或指定人员照顾护理,可享受小额护理补助
3	上饶市（新增）	《全面开展长期护理保险制度试点实施方案》	2019年7月	失能人员由其配偶、子女、亲属等照料护理,可享受小额补助;亲情护理,即由亲属经护理服务机构培训,在机构的管理、指导、监督下,为其家里的失能人员提供照护服务
4	成都市	《成都市长期照护保险制度试点方案》	2017年2月	支持长期失能人员通过家人、亲戚、邻居等提供照护服务
5	石河子市	《八师石河子市长期护理保险实施细则(试行)》	2017年3月	对家属进行健康教育、康复指导和心理干预
6	齐齐哈尔市	《齐齐哈尔市长期护理保险实施方案(试行)》	2017年7月	鼓励护理保障对象亲属、邻居和社会志愿者提供护理服务
7	上海市	《上海市长期护理保险试点办法》	2017年12月	提供现金补助
8	青岛市	《青岛市长期护理保险暂行办法》	2018年2月	鼓励对家庭照料者进行照护技能培训,提升其照护能力

资料来源:笔者根据各试点城市发布的长期护理保险政策文件整理所得。

2.直接服务支持类型

对家庭护理者的直接服务支持主要包括喘息服务、知识和技能培训服务、心理干预与疏导服务、信息咨询服务四种类型。其中信息咨询服务较少涉及。

（1）喘息服务

"喘息服务"是一种由国家或者社会通过向老年人提供短期的护理，使家庭护理者能够获得短暂的休息、参加社会活动和拜访朋友等机会，暂时从护理角色中转换出来的一种替代性护理安排，也是老年人获得专业护理服务的一种途径。[①] 依托社区护理中心和养老机构，为老年人提供短期入住服务，一方面，可以减轻家庭护理者的护理压力和负担，给家庭护理者喘息的机会，另一方面，可以由社区护理中心和社区养老机构为老年人提供相对更专业的护理服务，从而提高护理质量，满足老年人长期护理需求。

喘息服务以上海市、杭州市和青岛市的试点最为典型。上海市在2014年将作为居家照护重要支持体系之一的"喘息服务"在全市范围内进行推广，通过利用养老机构富余床位进行老年人短期托养，从而为家庭护理者争取喘息机会。其中，上海市静安区的相关实践最为典型。上海市静安区在2014年开始开展"喘息服务"试点，主要依托建成的13个社区综合为老服务中心、10家长者照护之家、23家老年人日间照护机构提供"喘息服务"，上海市静安区"喘息服务"的服务对象主要面向居住在静安区或具有静安区户籍、生活无法自理且符合评估要求的老年人。服务项目主要有居家喘息服务和机构喘息服务两大类，其中机构喘息服务主要由长者照护之家和老年人日间照护机构来提供。符合条件的老年人及其家庭成员可以向所在社区提出"喘息服务"申请，由志愿者服务团队或第三方评估机构进行家访调查并建立健康档案，然后进行老年照护需求评估，经审批之后根据评估结果享受相应的服务。另外，上海市静安区还开展了很多"喘息服务"的相关培训项目，如2014年开展的、由上海市老年基金会资助的、针对家庭护理者的"护老助康"培训项目，通过为家庭护理者提供知识和技能培训，并积极拓展心理辅导、咨询等服务内容，提高家庭护理者的护理能力并缓解其护理压力和负担。上海市静安区开展的"喘息服务"及其相关培训项目，对提高家庭护理者的护理能力，缓解其护理压力和负担发挥了不错的效果，对于"喘息服务"在全国范围内的推广具有重要意义。

杭州市是全国率先开展喘息服务试点的城市之一，其中杭州市西湖区是最早提出开展喘息服务试点的地区。为使家庭护理者获得喘息机会，减轻失能老年人家庭内部护理压力和负担，提高失能老年人护理水平和生活质量，杭州市西湖区每年安排不少于200万元资金开展"喘息服务"试点。

---

① 张登利.国外老年人"喘息照料"研究及借鉴[J].中国社会工作,2018(26):46—49.

杭州市西湖区"喘息服务"的服务对象主要面向居住在西湖区或具有西湖区户籍、居家养老服务需求评估大于等于80分、失能老年人近3个月未入住养老机构且由家属负责护理、失能老年人家庭属于低收入家庭的失能老年人及家庭。根据服务地点和服务方式的不同,主要有居家喘息和机构喘息两种服务模式。其中,居家喘息是指由专业服务人员入户对失能老年人开展护理服务。机构喘息是指将失能老年人送至敬老院(社会福利中心、老年人公寓)和老年康复医院等养老机构接受护理服务。从服务时间长短来看,"喘息服务"主要有大、中、小三种方式,重度失能老年人可以享受一年28天的大喘息服务,中度失能老年人可以享受一年14天的中喘息服务,轻度失能老年人可以享受一年5天的小喘息服务。符合条件的失能老年人及家庭经过申请、初审、审核、审批、实施和反馈等流程,就可享受"喘息服务"。

"66岁的方克明老人家住杭州市西湖区留下街道,因为脑中风,在床上躺了一年多,身边离不开人,平时靠张阿姨一个人护理照顾。时间一长,张阿姨整天绷紧了弦,身体、精神都有点儿撑不住了。通过申请西湖区的'喘息服务'项目,老人被安排在西湖区社会福利中心暂住一个月,在这里老人不仅可以享受到高水平的护理,而且还可以做康复性治疗,每日的菜单都是由营养师专门设计,一个月3600元的护理费用则全部由街道买单,'喘息服务'让辛苦照顾他的老伴真正喘了口气。"(来自《人民日报》的报道)

杭州市西湖区"喘息服务"项目推行最初几年,"喘息服务"的需求量并没有显著提升,轻度失能老年人及其家庭护理者获取的服务时长比较有限,出于护理技能欠缺和资金压力考虑,重度失能老年人及其家庭护理者更青睐于长期的机构护理。虽然社会化养老服务队伍规模不断扩大,但现有人才队伍学历偏低、工资待遇偏低、社会地位不高,专业的服务队伍尚未形成,因此,未来需按照护理知识、心理健康知识和法律知识的高标准要求,建立一支专业化人才服务队伍,通过技能培训和心理干预与疏导减轻家庭护理者护理压力和负担。

2017年1月,青岛市将失智老年人纳入长期护理保险的保障范畴,通过在定点护理服务机构建立"失智专区",为失智老年人提供护理服务。根据失智老年人多样化的护理需求,青岛市确立了"长期照护""日间照护"和"短期照护"三种服务形式(具体见表4-4)。"长期照护"是由开设失智专区的护理服务机构提供长期照护服务,这种服务一般是全天24小时的长期照护服务,旨在帮助那些全天候没有照护时间和能力的家庭护理者。"日间照护"是由护理服务机构提供日间托管照护服务,旨在帮助那些白天因工作等原因无法提供照护的家庭护理者。"短期照护"又称"喘息服务",由护理服务机构提供几天到几十天不等(自然年度内累计不超过 60 天)的短期托管照护服务,旨在为家庭护理者提供短期喘息机会,缓解其长期护理压力。

表4-4　青岛市对家庭护理者的直接服务支持

服务形式	服务内涵	服务对象及目标	每日结算标准/元
长期照护	由开设失智专区的护理服务机构提供全天 24 小时的长期照护服务	帮助那些全天候没有照护时间和能力的家庭护理者	65
日间照护	由开设失智专区的护理服务机构提供日间托管照护服务	帮助那些白天因工作等原因无法提供照护的家庭护理者	50
短期照护(喘息服务)	由开设失智专区的护理服务机构提供几天到几十天不等的短期托管照护服务,短期托管时间原则上一个自然年度内累计不超过 60 天	为家庭护理者提供短期喘息机会,从而缓解其长期护理压力	50

资料来源:根据相关资料整理所得。

(2)知识和技能培训服务

吉登斯的社会投资理论主张应该通过教育和培训等手段加强人力资本的投资,提供积极福利。对于家庭护理者支持政策而言,其宗旨在于帮助家庭护理者提高护理能力,通过教育和培训帮助家庭护理者获取专业护理知识和提高护理技能。通过"赋权增能",帮助家庭护理者更好地承担护理责任。因此,需要对家庭护理者加强"人力资本投资",依托专业医疗机构、社区养老机构等社会组织,对家庭护理者进行诸如日常饮食搭配、卫生保健以及康复医疗工具的使用等培训,使家庭护理者的护理服务更专业,提高家庭护理者的能力和护理质量,充分挖掘家庭护理者的护理潜能。

知识和技能培训服务方面,荆门市、上饶市、成都市、石河子市和青岛市发布的政策文件中都有所提及,其中,成都市为鼓励居家护理,实施了差别化待遇支付标准并上浮 5%,护理服务可以由家属、亲戚、朋友和邻居等提供,他们需接受培训。青岛市除鼓励对家庭护理者进行照护技能培训,提升其照护能力外,还计划将家庭护理者的培训纳入长期护理保险基金的支出范围,用制度代替家庭既不可能也不可行(张盈华,2019)。

上海市杨浦区社会福利院积极探索试点了公益项目"护老者之家",为子女、老伴等护老者提供上门护理技能指导、护老者小组活动、联动咨询热线等一系列服务,这些服务使社区 15 个居委会大约 1500 名护老者获益(黄晨熹,汪静,王语薇,2019),有效减轻了护老者的护理压力和负担。

深圳市则积极探索并开展了针对家庭护理者的知识和技能培训等活动。2020 年 11 月 4 日,深圳市"家庭护老者能力提升与关爱计划"在龙岗区吉华街道、横岗街道、龙岗街道、宝龙街道,福田区园岭街道,坪山区马峦街道、碧岭街道同步开展。对参与活动的约 600 人次护老人员进行了护老知识与技能培训,培训内容涉及紧急情况处理、用药管理、饮食照护、下肢骨折照护、转移与康复、脑卒中家庭照护等诸多"居家照护"主题内容,本次培训在一定程度上减轻了家庭护理者护理压力和负担,提高了其护理能力和失能老年人生活质量,本次培训活动受到了各社区和广大居民的欢迎和认可。2020 年 12 月 22 日,深圳市"老年护理技能培训班""失智老年人护理技能培训班"同时开班。本次培训不仅有理论教学,还包括实际操作教学,培训涉及失智症基础知识、失智识别评估、失智老年人身体护理方法、老年护理职业道德、服务礼仪、生理心理护理特点、常见病护理记录、清洁照料实操等多方面内容,提高了包括家庭护理者在内的老年护理工作人员的认知和技能,同时也促使家庭护理者对老年人增加了尊重和理解。深圳市开展的"家庭护老者能力提升与关爱计划""老年护理技能培训班""失智老年人护理技能培训班"等培训活动,为家庭护理者提供了重要支持,深圳市在支持家庭护理者方面走在了全国前列,为家庭护理者支持政策提供了重要经验参考。

(3)心理干预与疏导服务

长期护理对家庭护理者的身体、精神要求非常高,家庭护理者在长期护理中面临着高度的精神压力,有可能会对家庭护理者的身心健康产生负面影响。[①] 依托专业组织为家庭护理者提供心理干预与疏导,有助于其缓解紧张情绪,获得积极的护理体验,也有助于其身心健康。在大数据发展的时代背景下,要建立网络信息平台,打破时间和空间约束,为需要护理的老年人提供及时、高效和富有针对性的护理服务,实现智慧养老、智慧护理。[②] 健康

---

① Laura Hiel,Mariëlle A Beenackers,Carry M Renders. Providing personal informal care to older European adults:Should we care about the caregivers' health? [J]. Preventive Medicine,2015,70(1):64-68.

② 王晓慧,向运华.老年智慧照护服务体系探究[J].学习与实践,2019(5):88-97.

大数据管理在解决长期护理问题方面具有巨大的潜力,在保证信息安全的前提下,可以为家庭护理者提供更广泛的支持。

杭州市西湖区于2015年试点开展了家庭长期照顾者社会支持系统项目即"大爱港湾"项目,该项目通过深入各个社区摸清了家庭长期照顾者基本信息,并建立了服务对象数据库,充分了解家庭长期照顾者的需求,在此基础上,为长期(连续180天以上)在家庭中承担失能、失智、癌症、精神病、肢体及智力残疾等患者日常护理任务的照顾者(配偶、子女等)提供喘息服务、专业培训、心理疏导等服务,通过搭建线上线下的倾诉平台,帮助他们释放压力、交流情感、改善心理健康状况。[①]

上海市为发挥家庭养老的基础性作用,增强家庭护理能力,完善社会养老服务体系,连续开展了四批"老吾老计划——家庭照护能力提升项目"试点工作,为失能老年人及其家庭护理者提供家庭照护能力提升辅导、心理减压、健康风险防范、居家照护入户指导等服务,取得了不错的效果。[②]

西方发达国家经验表明,在长期护理保险服务项目清单中,心理干预与疏导服务项目是重要组成部分。我国的心理干预与疏导服务目前只有一个精神慰藉项目,15个长期护理保险试点城市中只有荆门市、成都市、石河子市、青岛市、广州市5个试点城市提及。如荆门市发布的《荆门市长期护理保险办法(试行)》中规定护理服务内容包括心理安慰、康复照护等。成都市发布的《成都市长期照护保险服务项目和标准》中规定的护理服务内容包括精神慰藉等。石河子市发布的《八师石河子市长期护理保险实施细则(试行)》中规定的护理服务内容包括对病人及家属进行健康教育、康复指导和心理干预。青岛市亦强调要对护理对象及家属进行心理干预。广州市长期护理保险基本生活照料服务项目中包括心理慰藉项目,此项目关注心理需求,并提出了基本要求,即不可虐待、打骂、怠慢失能人员,重视失能人员的自尊和情感需求,预防失能人员自杀自残。尽管这5个试点城市的护理服务内容都涉及心理干预与疏导服务,但是荆门市、成都市和广州市主要关注护理对象,只有石河子市和青岛市不仅关注护理对象,还关注其家属即家庭护

---

① 史杭芝.西湖区启动"家庭长期照顾者"社会支持系统[EB/OL].[2015-4-9]. https://hznews.hangzhou.com.cn/shehui/content/2015-04/09/content_5721846.htm.

② 上海市民政局.关于开展2021年度"老吾老计划"工作的通知[EB/OL].[2021-6-8].https://mzj.sh.gov.cn/MZ_zhuzhan279_0-2-8-15-55-231/20210618/d828a11f556b4a75a29e4dfa69ced96d.html.

理者,强调对护理对象和家庭护理者都要进行心理干预。①

二、家庭护理者经济支持政策

家庭护理者经济支持政策主要包括间接经济支持政策和直接经济支持政策两大类。实践中经济支持主要以间接经济支持为主,直接经济支持相对较少。

(一)家庭护理者间接经济支持政策

1. 失能老年人补贴或津贴

从间接经济支持来看,以老年人领取的高龄津贴、养老服务补贴、护理补贴等为主要表现形式。据悉,截至 2018 年,我国 31 个省(区、市)已建立老年人高龄津贴制度,30 个省(区、市)建立了养老服务补贴制度,29 个省(区、市)建立了老年人护理补贴制度。② 我国已基本实现老年人高龄津贴、养老服务补贴和护理补贴制度的全国覆盖。据民政部《2019 年民政事业发展统计公报》数据显示,截至 2019 年年底,全国共有 2963.0 万人享受高龄津贴,516.3 万人享受养老服务补贴,66.3 万人享受护理补贴。③

2. 长期护理保险基金支持

长期护理保险试点中产生的护理服务费用绝大部分由长期护理保险基金给予支付,在一定程度上减轻了失能老年人及其所在家庭的经济负担,形成了对家庭护理者的间接经济支持。

青岛市在 2012 年率先开展了长期护理保险试点工作,根据参保老年人的医疗护理需求,提供了专护、院护、家护、巡护四种护理服务,长期护理保险基金分别按照每床每日 170 元、65 元、50 元以及每床每年 1600 元和 800 元(两档)的标准进行结算(具体见表 4-5)。另外,为失智人员提供长期照护、日间照护和短期照护(喘息服务)等服务,长期护理保险基金分别按照每日 65 元、50 元、50 元的标准进行结算,在一定程度上减轻了参保老年人及家

① 邵文娟. 我国长期护理保险从试点到普及的跨越[M]. 大连:东北财经大学出版社,2019:127.

② 民政部. 民政部:已基本实现老年人高龄津贴、服务补贴和护理补贴制度全国覆盖[EB/OL].［2019-1-3］. http:∥mzzt. mca. gov. cn/article/zt_2019gzhy/mtgz/201901/20190100014264. shtml.

③ 民政部. 2019 年民政事业发展统计公报[EB/OL].［2020-9-8］. http:∥images3. mca. gov. cn/www2017/file/202009/1601261242921. pdf.

庭护理者的经济负担。

表4-5 青岛市长期医疗护理保险服务及结算标准

服务类别	服务内涵	每日单张床位结算标准/元
专护	由开设医疗专护区的护理服务机构提供长期在院照护服务	170
院护	由开设医养院护区的护理服务机构提供长期在院照护服务	65
家护	由护理服务机构照护人员通过上门形式,提供长期居家照护服务	50
巡护	由护理服务机构(含一体化管理村卫生室)照护人员通过上门形式,提供巡诊照护服务	一档:1600 二档:800

资料来源:根据青岛市长期医疗护理保险相关资料整理所得。

上海市于2017年正式开展长期护理保险试点工作,其长期护理保险制度将参加职工医保人员和参加居民医保的60周岁及以上人员作为保障对象,为他们提供社区居家照护、养老机构照护和住院医疗护理三种服务(具体见表4-6)。评估等级为二至六级的参保人员,可以享受社区居家照护。试点阶段,每周上门服务的时间和频次为:评估等级为二级或三级的,每周上门服务3次;评估等级为四级的,每周上门服务5次;评估等级为五级或六级的,每周上门服务7次;每次上门服务时间为1小时(具体见表4-7)。对产生的社区居家照护服务费用由长期护理保险基金支付90%。评估等级为二至六级的参保人员,可以享受养老机构照护。二至三级、四级、五至六级的服务价格分别为每日20元、25元、30元(邵文娟,2019)。对产生的养老机构照护服务费用由长期护理保险基金支付85%。对住院医疗护理服务费用,按照本市职工医保或居民医保的相关规定执行。长期护理保险基金不仅报销了绝大部分的长期护理服务费用,而且对于个人自负部分还给予补贴,如低保家庭老年人可以享有全额补贴,低收入家庭老年人则享有50%补贴,失独家庭老年人个人自负部分全部减免(张盈华,2019)。这在一定程度上减轻了失能老年人及家庭护理者的经济负担。

表4-6　上海市长期护理保险服务形式及支付标准

服务形式	服务内涵	评估等级	支付标准	保险基金支付水平
社区居家照护	养老服务机构、护理站、门诊部、社区卫生服务中心等基层医疗卫生机构和护理院为居家参保人员提供的护理服务	二至三级	40元/小时	90%
		四级	65元/小时	
		五至六级	80元/小时	
养老机构照护	养老机构为入住其机构内的参保人员提供护理服务	二至三级	20元/日	85%
		四级	25元/日	
		五至六级	30元/日	
住院医疗护理	社区卫生服务中心等基层医疗卫生机构、护理院和部分二级及以上医疗机构,为入住在其机构内护理性床位的参保人员提供医疗护理服务	—	参保人员在住院医疗护理期间发生的符合规定的费用,其待遇按照其本人所参加的本市职工医保或居民医保的相关规定执行	—

资料来源:邵文娟,2019,略有改动。

表4-7　社区居家照护上门服务的时间和频次(每周)

评估等级	服务时间/小时	服务频次/次
二级或三级	3	≥3
四级	5	≥5
五级或六级	7	≥7

资料来源:根据文件《上海市长期护理保险社区居家和养老机构护理服务规程(试行)》整理所得。

　　北京市海淀区建立的失能护理互助保险制度为参保人员提供居家护理、社区护理、机构护理和其他护理等服务,长期护理保险基金分别按照轻度失能老人每月900元、中度失能老人每月1400元、重度失能老人每月1900元的标准进行支付。

嘉兴市为参保人员提供居家护理和机构护理等服务,长期护理保险基金对长期24小时连续护理和定期上门居家护理分别按照70%和80%的标准进行支付。

(二)家庭护理者直接经济支持政策

从对家庭护理者的直接经济支持来看,以现金给付为主,其他方式涉及较少。上海市、南京市等城市较早开展了针对家庭护理者的直接经济支持政策探索。长期护理保险试点中大多数试点城市仅有机构提供的服务给付,缺乏对家庭护理者提供护理服务的现金给付,只有上饶市、成都市、石河子市、嘉兴市、扬州市等少数试点城市对由家庭护理者提供的居家自主护理服务进行了现金给付。

1. 上海市

上海市在给予家庭护理者直接经济支持方面走在全国前列。21世纪初期,上海市普陀区长风街道推出了自助式居家养老的新型养老服务。符合失业且生活困难条件的子女照顾通过评估的失能老年人(父母),只需要与街道签署一份《居家养老协议书》,每月就可以领取街道发放的100元到250元的助老服务费。[①] 这种助老服务费实质就是一种护理津贴。

2. 南京市

南京市2013年10月出台了《南京市社区居家养老服务实施办法》,明确规定政府为低保和低保边缘老人、经济困难老人、计生特扶老人、"三无"和"五保"老人、百岁老人购买服务,提供照顾和护理的护理人员能够分别获得每月400元和300元的补贴(王莉,王冬,2019)。2014年,南京市给予为五类老人提供照顾的护工或者子女一定的护理服务补贴。但实际运行过程中发现,符合亲属照料条件的比较少。

3. 上饶市

上饶市于2017年全面开展长期护理保险试点工作,通过几年试点,基本

---

① 来建强,张乐.老人在家孤独去世 凸显社会养老缺失[N].经济参考报,2006-11-1.

建立了一方案、一办法、一规程的制度体系,取得了初步成效。[1] 上饶市将全体居民作为保障对象,实现了参保范围全覆盖。上饶市为参保失能人员提供了居家护理和机构护理两种护理服务形式。其中,居家护理又分为上门护理和自主护理,上门护理是由定点护理服务机构医护人员到家中提供护理服务,自主护理是由配偶、子女、亲属等家庭护理者提供照料护理,可享受小额护理补助,这种小额护理补助按照每人每月 450 元的标准进行支付。失能人员选择居家上门护理的,可享受亲情护理,即由亲属经护理服务机构培训,在机构的管理、指导、监督下,为其家里的失能人员照料护理。亲情护理标准为每人每月 900 元,其中 800 元由护理服务机构支付给失能家庭。这种小额护理补助和亲情护理补助对家庭护理者发挥了直接经济支持的作用,在一定程度上减轻了家庭护理者的经济负担。

4. 成都市

成都市为应对人口老龄化问题、减轻照护负担和子女长期支付负担,于 2017 年启动了长期护理保险试点工作,成都市长期护理保险制度将城镇职工医保参保人员纳入保障范围,并逐步扩大到城乡居民医保参保人员,提供了居家护理、机构上门护理和机构护理三种护理服务形式。其中居家护理是由家庭护理者提供护理服务,长期护理保险对家庭护理者提供现金给付,护理等级不同,则对家庭护理者的支付金额也不同。具体来说,护理一级、护理二级、护理三级对家庭护理者的支付金额分别为每人每月 1796 元、每人每月 1437 元、每人每月 1077 元。这三档支付金额是分别按照成都市 2015 年城镇全部单位就业人员月平均工资的 50%、40%、30% 为基数计算得到。截至 2019 年 7 月,成都市评估通过的 80% 以上家庭护理者享受到长期护理保险制度提供的这种护理津贴待遇,通过对家庭护理者提供现金给付,并辅以集中培训、上门护理指导和回访监督,成都市探索出了一种"亲情优于专业"的特色护理模式(袁笛,陈滔,2020)。

5. 石河子市

石河子市于 2017 年开始开展长期护理保险试点工作,将城镇职工医保参保人员和持有本区户籍的居民医保参保人员作为保障对象,为其提供居家自行护理、居家医疗护理和机构护理等服务。其中,居家自行护理是指由家庭护理者等非机构人员在家中提供护理服务。这种居家自行护理发生的

---

① 侯仲华,周志华,钟帅林.上饶市长护保险试点的实践和思考[J].中国医疗保险,2018(6):42-44.

护理费用,由长期护理保险基金按照每人每日 25 元的标准进行支付。石河子市长期护理保险基金将居家自行护理费用纳入支付范围,对家庭护理者发挥了直接经济支持作用,在一定程度上能够减轻家庭护理者的经济负担。

6. 嘉兴市

嘉兴市在长期护理保险制度试点初期,选择现金给付的给付政策,然而现金给付的效果并不显著,没有明显改善失能老年人的护理状况,但采用服务给付政策之后,实际运行过程中又产生了服务机构少且服务质量差等问题,因此经过综合权衡,最终采用了服务给付和现金给付相结合的给付政策。当失能老年人选择由经过培训的家庭护理者提供居家护理服务这种服务方式时,保险经办机构会将护理补助直接打入家庭护理者账户,从而缓解家庭护理者的经济压力,但在实际执行过程中,产生了家庭护理者因争钱而发生冲突的问题,不利于家庭的团结。因此,嘉兴市采用了"6+3+3"的分账户支付模式,即对定点护理机构的居家护理服务、家庭护理者购买服务、护理耗材等费用进行分别支付。这种给付模式的好处在于,一方面尊重和认可了家庭护理者创造的经济价值,另一方面也减少了现金给付的副作用,即"道德风险"。[①]

7. 扬州市

扬州市为参保人员提供了亲情护理服务,这种服务主要由家人、亲属、邻居等提供护理服务,长期护理保险基金支付的亲情护理服务补助标准为每人每日 20 元。

上饶市、成都市、石河子市、嘉兴市和扬州市对家庭护理者的直接经济支持如表4-8所示。

表4-8 上饶市等试点城市对家庭护理者的直接经济支持

试点城市	服务内涵	给付形式	单人给付标准
上饶市	居家自主护理是由配偶、子女、亲属等家庭护理者提供照料护理	现金补助	小额护理补助:450元/月 亲情护理:900 元/月

① 张文娟,李念. 现金或服务:长期照护保险的给付制度分析[J]. 中国卫生政策研究,2020,13(2):1-9.

续表 4-8

试点城市	服务内涵	给付形式	单人给付标准
成都市	居家护理是由家庭护理者为失能人员提供护理服务	现金给付(护理津贴)	护理一级:1796 元/月; 护理二级:1437 元/月; 护理三级:1077 元/月
石河子市	居家自行护理是指由家庭护理者等非机构人员在家中提供护理服务	现金给付	费用标准:25 元/日
嘉兴市	居家护理:日常照料	近亲属照料补贴	给予适当补贴
扬州市	亲情护理服务:主要由家人、亲属、邻居等提供护理服务	亲情护理服务补助	亲情护理服务补助: 20 元/日

资料来源:笔者根据相关资料整理所得。

整体上看,长期护理保险切实减轻了家庭护理者的经济负担。试点城市的基金支付比例总体上达到 80% 以上,年人均基金支付达 9200 多元。另外,各试点城市积极探索居家护理、养老机构护理、医疗机构护理等多样化服务形式,长期护理保险制度初步具备"喘息服务"功能,切实减轻了家庭护理者的经济负担。[①] 调研数据显示,对离职专门护理老年人和退休金比较低的家庭护理者来说,长期护理保险减轻其经济负担的成效显著,长期护理保险提供的护理补贴,对这些家庭护理者经济上的帮助非常大。

三、家庭护理者工作支持政策

家庭护理者往往面临工作与护理的冲突,对有就业需求的家庭护理者提供护理假期、弹性工作安排和就业指导等工作支持,被很多西方国家证明是行之有效的帮助家庭护理者缓解工作与护理的冲突、减轻家庭护理者工作压力的支持性措施。自 2016 年以来,地方政府开始重视独生子女在父母患病住院或失能生活不能自理时面临的难以兼顾工作与护理的现实问题,河南、福建、广西、海南、湖北、黑龙江等部分地区积极探索了子女护理假制度,并相继在地方立法中对子女护理假进行了明确规定(具体见表 4-9)。

---

① 陈诚诚.长期护理保险试点总结及发展建议[J].中国社会保障,2020(6):39-41.

表 4-9 各地子女护理假政策一览

地区	政策文件名称	实施时间	子女护理假具体规定	子女护理假时长
福建	《福建省老年人权益保障条例》	2017 年 3 月	独生子女的父母年满六十周岁,患病住院治疗期间,用人单位应当支持其子女进行护理照料,并给予每年累计不超过十天的护理时间,护理期间工资福利待遇不变	≤10 天/年
广西	《广西壮族自治区实施〈中华人民共和国老年人权益保障法〉办法》	2017 年 9 月	独生子女父母年满六十周岁的,患病住院期间,用人单位应当给予其子女每年累计不超过十五天的护理假。护理期间的工资、津贴、补贴和奖金,其用人单位不得扣减	≤15 天/年
海南	《海南省实施〈中华人民共和国老年人权益保障法〉若干规定》	2017 年 9 月	在国家提倡一对夫妻生育一个子女期间,自愿终身只生育一个子女家庭的老年人患病住院治疗期间,用人单位应当支持其子女进行护理照料,并给予每年累计不超过十五天的护理时间,护理期间工资福利待遇不变	≤15 天/年
湖北	《湖北省实施〈中华人民共和国老年人权益保障法〉办法》	2017 年 12 月	对赡养人、扶养人照顾失能或者患病住院老年人的,用人单位应当提供便利,并给予每年累计不少于十天的护理时间;对独生子女照顾失能或者患病住院老年人的,每年护理时间应当累计不少于十五天	独生子女:≥15 天/年 非独生子女:≥10 天/年

续表 4-9

地区	政策文件名称	实施时间	子女护理假具体规定	子女护理假时长
黑龙江	《黑龙江省老年人权益保障条例》	2018 年 1 月	老年人患病住院期间,子女所在单位应当给予其陪护假。独生子女的陪护假每年累计二十日,非独生子女的陪护假每年累计十日。陪护期间工资福利待遇不变	独生子女:20 天/年 非独生子女:10 天/年
淮安	《淮安市人口与计划生育实施办法》	2018 年 1 月	持《独生子女父母光荣证》者年满六十周岁,患病住院治疗期间,用人单位应当支持其子女护理照料,并给予每年累计不少于五天的护理时间,护理期间工资福利待遇不变	≥5 天/年
广州	《广州市人口与计划生育服务和管理规定》	2018 年 2 月	独生子女的父母年满六十周岁,患病住院治疗期间,其子女可以享受护理假,每年累计不超过十五日。看护假、护理假期间,职工所在单位应当保障职工工资照发,并且不影响职工的福利待遇和全勤评奖	≤15 天/年
重庆	《重庆市老年人权益保障条例》	2018 年 3 月	老年人是独生子女父母的,患病住院治疗且需要二级以上护理时,用人单位应当支持其子女进行护理照料,并给予每年累计不超过十天的护理时间,护理期间工资福利待遇不变	≤10 天/年

续表 4-9

地区	政策文件名称	实施时间	子女护理假具体规定	子女护理假时长
山西	《关于开展老年人照顾服务工作的实施意见》	2018 年 9 月	对于父母年满六十周岁的计划生育家庭,父母患病住院期间,用人单位应当支持子女照料陪护,并给予每年不超过十五日的照料假,期间工资福利待遇不变	≤15 天/年
四川	《四川省老年人权益保障条例》	2018 年 10 月	老年人患病住院期间不能自理的,其子女所在用人单位应当给予独生子女每年累计不超过十五日的护理照料时间,给予非独生子女每年累计不超过七日的护理照料时间。用人单位应当依法通过集体协商或者制定规章制度等形式确定护理照料时间。护理照料期间工资福利待遇不变	独生子女:≤15 天/年 非独生子女:≤7 天/年
河北	《河北省老年人权益保障条例》	2018 年 12 月	老年人患病住院期间,子女所在单位应当支持其护理照料老年人,给予适当陪护时间	未规定
河南	《河南省老年人权益保障条例》	2019 年 1 月	领取独生子女父母光荣证的老年人住院治疗期间,其子女所在单位应当给予每年累计不少于二十日的护理假,护理假期间视为出勤	≥20 天/年

续表 4-9

地区	政策文件名称	实施时间	子女护理假具体规定	子女护理假时长
宁夏	《宁夏回族自治区老年人权益保障条例》	2019 年 1 月	老年人患病住院期间，子女所在单位应当给予陪护假。独生子女的陪护假每年累计不超过十五日，非独生子女的陪护假每年累计不超过七日。陪护假期间工资福利待遇不变	独生子女：≤15 天/年非独生子女：≤7 天/年
内蒙古	《内蒙古自治区老年人权益保障条例》	2019 年 1 月	老年人患病住院及生活不能自理的，赡养人所在单位应当给予赡养人陪护时间；赡养人为独生子女的，其所在单位应当给予每年累计二十日的陪护假	20 天/年
云南	《云南省老年人权益保障条例》	2019 年 10 月	老年人患病住院治疗期间，其子女的用人单位应当支持护理照料，给予独生子女每年累计二十天、非独生子女每年累计十天的护理时间，护理期间享受与正常工作期间相同的工资待遇	独生子女：20 天/年非独生子女：10 天/年
西安	《西安市养老服务促进条例》	2020 年 5 月	老年人患病住院治疗期间，其子女的用人单位应当支持护理照料，给予独生子女每年累计二十天、非独生子女每年累计十天的护理时间，护理期间享受与正常工作期间相同的工资福利待遇	独生子女：20 天/年非独生子女：10 天/年
甘肃	《甘肃省养老服务条例》	2020 年 7 月	老年人患病住院治疗期间，子女所在单位应当给予陪护假	未规定

续表 4-9

地区	政策文件名称	实施时间	子女护理假具体规定	子女护理假时长
南京	《南京市养老服务条例》	2020 年 7 月	鼓励用人单位在老年人患病住院治疗期间,给予其子女以及其他依法负有赡养、扶养义务的人员一定时间的护理照料假,支持其进行护理照料	未规定
杭州	《杭州市居家养老服务条例》	2020 年 10 月	探索建立子女护理照料假制度。老年人患病住院治疗期间,鼓励用人单位支持其子女进行护理照料	未规定

资料来源:笔者根据各省市相关政策文件整理所得。

注:"子女护理假时长"未明确区分的,均是指独生子女。

各地方政府出台的子女护理假政策,对减轻子女的护理负担和建立国家层面护理假制度具有重要实践价值和意义。然而,除了表4-9中所列地区已出台了子女护理假政策外,其他一些地区还未出台相关政策,各地之间的不平衡和不公平问题突出。从各地子女护理假政策及其实施现状来看,亦存在较多问题,主要包括以下几方面:

第一,政策对象范围较窄,各地差异较大。绝大多数地区出台的子女护理假政策都是针对独生子女群体的,只有湖北、黑龙江、四川、宁夏、云南、西安等少数地区将子女护理假政策保障对象扩展到了非独生子女群体。另外,各地区出台的子女护理假政策保障对象范围较窄,仅局限于子女群体,其他提供护理的群体如配偶、亲属等基本没有涉及。

第二,企业执行政策的积极性不高,存在多种违法违规行为。对于追求利润的企业来说,子女护理假这一假期增加了企业的用工成本,很多企业积极性不高,而且有些企业以政策相关条款未细化为由拒绝执行,出现这种问题的主要原因在于政策对于企业违反规定的行为并没有明确的处罚规范。

第三,政策执行和落地的监管不到位。政策执行和落地的过程中,只有少数地区对不执行相关规定的行为应承担的法律责任进行了明确规定,如福建省规定"不支付独生子女护理期间享有工资福利待遇的,由人力资源和社会保障部门或者有关部门责令限期给付"。绝大多数地区对此并没有明确的规定,另外绝大多数地区对子女护理假政策的落地没有依法开展执法检查。因此,未来要实现子女护理假政策的有效落地,需要在国家层面进行立法,从而解决各地不平衡和不公平的问题。制定税收优惠或补贴政策,减轻企业因子女护理假而产生的用工成本,提高企业的积极性,减少其违规违法行为。最后,明确政策执行的法律责任,积极开展执法检查监管工作,一旦发现违规违法行为,可以进行有效惩处。

综上所述,家庭护理者支持政策在实践过程中取得了显著效果,但同时还面临着一些现实困境:

1. 政策对象精准度低

我国目前的家庭护理者支持政策仍处于自主试点探索阶段,出台的服务支持政策、经济支持政策和工作支持政策均存在政策对象精准度低的现实困境。家庭护理者服务支持政策以间接服务支持为主,如居家社区养老服务的服务对象聚焦生活能够自理老年人群体,对于失能老年人及其家庭护理者的关注度不够;家庭护理者经济支持政策同样以间接经济支持为主,政策对象聚焦于老年人群体,对家庭护理者的经济支持相当有限且水平较低;家庭护理者工作支持政策更是只有子女护理假等少数支持政策,政策对象仅聚焦于独生子女群体,对于其他家庭护理者诸如配偶、亲属等关注不够。

在长期护理保险试点实践过程中,政策对象精准度低的现象表现得尤为明显。我国出台的长期护理保险政策规定,长期护理保险以重度失能老年人等为保障对象,重点关注和满足重度失能老年人的长期护理需求。在首批开展试点的 15 个试点城市中,只有南通市、青岛市、广州市等少数试点城市将中轻度失能老年人及失智老年人纳入长期护理保险保障范畴。目前绝大多数试点城市只有重度失能老年人被长期护理保险所覆盖,其中只有极少数试点城市将家庭护理者纳入长期护理保险保障范畴,那些尚未被纳入长期护理保险保障范畴的家庭护理者与被纳入长期护理保险保障范畴的家庭护理者面临的问题有很大差别,其中最重要的差别在于护理补贴和相关服务的享受。被纳入长期护理保险保障范畴的家庭护理者可以享受长期护理保险提供的护理补贴或津贴,在一定程度上可以减轻家庭护理者的经济压力;另外,他们还可以享受长期护理保险提供的喘息服务、知识和技能培训服务、心理干预与疏导服务等多样化服务(费用由长期护理保险基金给付),在一定程度上可以提高家庭护理者的护理能力,能够缓解家庭护理者面临的身心健康压力。而尚未被纳入长期护理保险保障范畴的家庭护理者则无法享受这种护理补贴津贴和相关服务待遇,他们在长期护理的过程中面临的经济压力和身心健康压力往往更重。总之,未参保长期护理保险的失能失智老年人及其家庭护理者、参保长期护理保险的中轻度失能失智老年人及其家庭护理者往往难以获得长期护理保险政策的支持,国家层面针对这部分群体并没有专门化的政策设计,这些失能失智老年人及其家庭护理者的压力和负担往往更重,尤其是对于失智老年人及其家庭护理者来说,他们面临的问题和挑战往往更大,"一人失智,全家丧志"是对失智老年人及其家庭护理者所面临困境的一种真实写照,他们的政策需求往往更加强烈。因此,妥善解决政策对象精准度低的现实困境,保障政策对象的合法权益,对完善家庭护理者支持政策会产生重大而深远的影响。

2. 政策碎片化严重

"政策碎片化"是指统一、完整、协调的政策目标、内容或过程被分割和零散化,导致政策间相互独立、矛盾和冲突的一种状态。"政策碎片化"的一个重要表现就是地方政策之间的碎片化。[①] 由于家庭护理者支持政策目前仍是由地方自主试点为主,政策仍处于试点探索阶段,这种政策碎片化现象较为严重。这种政策碎片化现象在长期护理保险试点实践过程中表现得尤为明显:

第一,是否对家庭护理者提供支持,各试点城市(地区)差异较大。有些试点城市如上饶市、上海市、青岛市、北京海淀区等对家庭护理者较为重视,出台了相关的支持政策,而其他很多试点城市则不够关注,没有出台相关支持政策,表现为政策理念的不统一。

第二,在提供政策支持的试点城市(地区),待遇标准差异较大。有些试点城市如上饶市、成都市、南京市长期护理保险支付标准以月为单位,而有些城市如石河子市、青岛市、扬州市、深圳市长期护理保险支付则按天数来算,这是一种待遇标准的不统一。

第三,支付水平有高有低,差异较大。有些试点城市(地区)的支付水平相对较高,如成都市居家护理一至三级的月支付标准分别为1796元、1437元和1077元。北京市海淀区失能护理互助保险制度轻度、中度和重度失能的月支付标准分别为900元、1400元和1900元。深圳市规定喘息服务的支付标准最高达每日150元。而有些试点城市支付标准相对偏低,如上饶市家

---

① 张玉强.政策"碎片化":表现、原因与对策研究[J].中共贵州省委党校学报,2014(5):102-109.

庭护理者享受的小额护理补助只有每月450元。石河子市居家自行护理的支付标准只有每人每日25元。扬州市提供的亲情护理服务补助标准更低只有每人每日20元。南京市试行的护理服务补贴根据失能程度(失能、半失能)分别只有每月400元、300元。可见,各个试点城市(地区)的支付水平存在较大差异,支付水平不统一。

第二节　家庭护理者支持政策的成效

从上述家庭护理者支持政策相关实践可以看出,家庭护理者支持政策目前虽然仍处于地方试点阶段,但各地家庭护理者支持政策呈现百花齐放的良好局面,一些家庭护理者的支持性政策措施极具特色,整体来看,家庭护理者支持政策在实践中取得了显著效果。本书将以实地调研访谈为依据,从居家养老服务政策和长期护理保险政策两大方面对政策的成效进行系统梳理和总结。

一、居家养老服务政策的成效

(一)居家养老服务体系逐步完善

笔者通过与社区等机构负责人访谈发现,J市虽然在居家养老服务体系建设上不及上海、广州等一线城市,但很多社区、乡村都在积极开展居家养老服务体系建设,相较A市居家养老服务体系更加完善。

"LH社区从2014年开始以专业社会工作理念做养老服务,2015年成立了小区自管委员会,通过培育居民骨干和社会组织,积极开展居家社区养老服务。在2017年成为长期护理保险试点社区之后,社区拿出了2600平方米土地用以开展养老服务。截至2019年,能够为超过80名空巢、独居、贫困家庭的老年人提供居家养老服务,建设的养老服务驿站可以为60名老年人提供全托服务。"(H1的描述)

"PP村对失能老年人家属护理培训提供了积极帮助,村里还建立了互助照料中心,以便开展一些养老服务。"(H8的描述)

(二)居家养老服务内容日益丰富

笔者通过与社区等机构负责人访谈发现,J市很多社区提供了丰富多样的居家养老服务,居家养老服务的项目和内容相较A市更加丰富,从一般性生活照料逐步扩展到日间照料服务、心理辅导、社区活动等多种形式。

"FT社区目前正在积极开展居家养老服务,我们在疫情期间提供过上门送菜、义剪(免费剪头发)等服务,针对困难家庭,社区还提供了慰问金,针对失能老人,社区也积极提供志愿服务、社区结对关爱活动等。"(H5的描述)

"QFD社区积极开展了日间照料服务、点餐服务,社区还专门成立了心理辅导站,由退休的持证的专业人员开展心理辅导服务,另外,社区与口腔医院、康复医院有长期互助合作,推到他们的公众平台进行线上交流,与口腔科、老年科等科室都有长期合作,每年都会开展讲座、免费体检等实实在在的服务,患者去医院的话,都可以给予最大的政策支持,支持力度大,有绿色通道。"(H6的描述)

二、长期护理保险政策的成效

笔者通过实地调研发现,同等条件下,是否开展长期护理保险试点(是否有长期护理保险给付)对家庭护理者的影响存在较大差别,这种差别主要体现在经济压力和护理质量两个方面。

(一)经济压力方面

笔者通过实地调研发现,通过给予护理补贴,J市家庭护理者可以安心进行护理,而不必担心经济压力;对于没有长期护理保险给付的A市家庭护理者来说,其经济压力更重,无时无刻不在忧虑经济上的开支。

"长期护理保险提供一天80元的护理补贴对我们的帮助还是很大的,如果住院期间不取消长期护理保险待遇就更好了!没有长期护理保险之前,我照顾我妈妈已经四年了,基本上就是失业了,不能上班。有了长期护理保险政策后,有了一些收入了,对家庭就好一些了。"(N16的描述)

"我和老伴都没有退休金,儿子去世得早,两个女儿都在上班,家里也没钱,除了一个月100多元的养老保险,我就靠捡废品弄点儿钱,这点儿钱干啥都不够,现在生怕生病花钱啊!"(M15的描述)

(二)护理质量方面

笔者通过实地调研发现,J市享受长期护理保险待遇的家庭护理者都接受了护理培训,通过护理培训,家庭护理者的护理能力得到了提高,家庭护理者的护理更加专业更加规范,家庭护理者相对更加轻松了,护理质量也得到了显著提高。另外,家庭护理者有了更多的选择,如把补贴给予机构,由机构提供服务,让自己得以休息放松,护理压力和负担得以有效缓解。对于没有长期护理保险给付的A市家庭护理者来说,由于没有专业培训,他们往往都是在住院期间跟着医生、护士学习一些简单的护理知识和技巧,在此后漫长的护理过程中,主要是靠自己慢慢摸索来积累经验,其护理能力相对更低,护理质量也相对较低。另外,A市家庭护理者也缺少更多的选择权,其护理压力和负担要更重。

"我老伴73岁了,患有帕金森综合征,身体僵硬,摔跤后伤口都好不了,天天用湿润烧伤膏给他治疗,老伴失能等级属于重度二级,享受了长期护理保险待遇,一天50元的护理补贴,补贴的钱可以请一个护工,能够减轻负担。另外,培训与否有很大差别,通过培训我学会了换床单(不下床就能换)、翻身、按摩、捶背等,学了有经验了,肯定更轻松了!"(N26的描述)

"我父亲因为脑梗留下了后遗症,生活不能自理了,母亲住院的时候,我经常两头跑去照顾他们,后来没办法,把母亲送到了敬老院,你说的什么护理培训从来没有听说过,都是自己慢慢摸索,有的时候照顾得不好老人还想打我,真的很累啊!我也想让别人替我照顾啊,我也需要上门服务啊,但没得办法啊!"(M14的描述)

总之,笔者通过调研访谈发现,长期护理保险在减轻家庭护理者经济压力和提高护理质量方面发挥了积极作用。但由于长期护理保险是一种新生事物,目前仍处于试点探索阶段,长期护理保险对家庭护理者的积极作用,仍需在扩大调查数量和范围的基础上,持续加以论证。

第三节　家庭护理者支持政策的可视化分析

2020年10月,党的十九届五中全会对"十四五"规划及中长期规划养老服务体系和长期护理保险制度发展的目标做了前瞻性的指导,指出"要健全多层次社会保障体系,稳步建立长期护理保险制度。实施积极应对人口老龄化国家战略,支持家庭承担养老功能"。2021年11月,中共中央、国务院《关于加强新时代老龄工作的意见》指出"要加强失能老年人长期照护服务和保障,稳妥推进长期护理保险制度试点,给予参加照护知识等相关职业技能培训的失能老年人家庭成员职业培训补贴"。由此可以看出,扩大长期护理保险试点,积极支持家庭承担护理功能并为家庭护理者提供政策支持,将是未来长期护理相关政策发展的主旋律和主要政策目标。本书运用社会网络分析方法,对国家出台的长期护理相关政策的政策主题和热点进行量化分析,通过绘制关键词共现网络关系图并进行关键词中心性分析,探究政策的主题思想、核心内容和政策变迁规律。这种可视化的社会网络分析方法可以为完善家庭护理者支持政策提供重要参考。

一、数据来源与研究方法

(一)数据来源

如前所述,从 2006 年开始,长期护理和长期护理保险等表述开始出现在政府政策文件中,长期护理服务开始进入政府政策视野。因此,本书研究选择的政策范围为 2006—2020 年的中共中央、国务院等出台的长期护理相关政策。政策文本均来源于官方网站。政策筛选和政策文本数据库的具体标准如下:①政策文本效力层级为行政法规和部门规章,发文单位是中共中央、国务院等。②政策类型是以意见、通知、规划、建议和方案为主。③政策文本不包括领导讲话、批示等,也不包括地方性法规和规章。通过筛选共得到 32 份政策文本,这些政策文本将作为社会网络量化分析的主要数据来源。由于这些政策文本缺乏"家庭护理者"的概念表述,故本部分以"家庭成员""家庭照料者""亲属""家属""家人"等本质含义相同的概念表述替代"家庭护理者"进行社会网络量化分析。

(二)研究方法

"社会网络"是作为节点的社会能动者(social agent)及其相互间关系的集合。社会网络分析之核心价值在于从"关系"角度研究社会能动者及其社会结构。[①] 通过各个节点在呈现的网络中的位置、特征以及相互之间的关系,来分析节点在网络中的重要性以及相互之间的关联性。社会网络分析起源于 20 世纪 30 年代,并经历了 20 世纪 50 年代和 70 年代两次黄金发展时期[②],作为一种新的理论范式,社会网络分析已经在多学科研究领域获得了广泛应用,并且未来其方法论呈现出一种定性和定量整合的融合趋向。[③] 社会网络分析以关键词为节点,通过对关键词在不同文本的共现频次进行计量,建立不同关键词相互联系、两两共现的网络,进而分析关键词在这个网络中的重要性以及相互之间的关联性。这种分析方法已经广泛应用到学术文献的研究当中,通过社会网络分析可以探究该研究领域的研究现状、研究热点和未来的发展趋势。政策文本量化研究同样可以通过对政策关联网

①　刘军.整体网分析−UCINET 软件实用指南(第三版)[M].上海:格致出版社,上海人民出版社,2019:5,11.

②　张应语,封燕.社会网络分析回顾与研究进展[J].科学决策,2019(12):61−76.

③　徐迪.社会网络分析的融合视野:一种定性与定量整合的研究趋向[J].江汉论坛,2019(11):128−133.

络的分析,揭示政策的演变轨迹和嬗变模式,解释政策之间复杂的逻辑关系、价值规律和传导机制。① 政策文本分析与学术文献分析具有相似的道理,即政策文本分析也可以把那些反应政策文本核心内容、主题思想的出现频率较高的关键词提取出来进行量化研究。目前,社会网络分析方法已经广泛运用到医疗卫生政策②、创新创业政策③、智慧城市政策④、大数据治理政策⑤等研究之中,取得了丰硕的研究成果。本书将对国家出台的长期护理相关政策文本提取关键词,在此基础上运用林顿·弗里曼(Linton Freeman)教授编写的 Ucinet 软件进行可视化分析,通过绘制关键词共现网络关系图并进行关键词中心性分析,通过量化方法来把握长期护理相关政策的主题思想和核心内容。

二、政策可视化分析

(一)词频分析和共现矩阵

1. 词频分析

通过对 32 份国家出台的长期护理相关政策文本的认真研读,共提取关键词 130 个,从中选择与研究主题密切相关的、出现频次 3 次及以上的词语作为高频关键词,并对含义相同但表述不同的高频关键词进行合并,经过筛选和合并,共提取 15 个高频关键词(具体见表 4-10)作为研究对象。

① 黄萃,任弢,张剑.政策文献量化研究:公共政策研究的新方向[J].公共管理学报,2015,12(2):129-137.

② 王家合,赵喆,和经纬.中国医疗卫生政策变迁的过程、逻辑与走向:基于1949—2019年政策文本的分析[J].经济社会体制比较,2020(5):110-120.

③ 张超,官建成.基于政策文本内容分析的政策体系演进研究:以中国创新创业政策体系为例[J].管理评论,2020,32(5):138-150.

④ 孟凡坤.我国智慧城市政策演进特征及规律研究:基于政策文献的量化考察[J].情报杂志,2020,39(5):104-111.

⑤ 王长征,彭小兵,彭洋.地方政府大数据治理政策的注意力变迁:基于政策文本的扎根理论与社会网络分析[J/OL].情报杂志,https://kns.cnki.net/kcms/detail/61.1167.G3.20201110.1727.010.html.

表 4-10 高频关键词统计结果

序号	关键词	词频/次
1	长期护理保险	17
2	居家养老为基础	15
3	政府购买服务	13
4	康复护理	12
5	养老护理员	9
6	护理补贴	8
7	家庭成员照护培训	7
8	邻里互助	6
9	养老服务补贴	6
10	志愿服务	6
11	失能老年人	5
12	医养结合	5
13	医疗护理	5
14	家庭养老支持政策	4
15	高龄津贴	3

资料来源:笔者自制。

关键词出现的频次越高,其与其他关键词的联系就越紧密,其作用也越大,是政策关注的重点。从表 4-10 可以看出,"长期护理保险""居家养老为基础""政府购买服务""康复护理"等关键词出现频次比较高,分别达到 17 次、15 次、13 次、12 次,以上这些关键词都是长期护理相关政策关注的重点所在。值得一提的是,"家庭成员照护培训"在政策文本中共出现了 7 次,说明给予家庭成员培训等服务支持开始受到政府关注。

2. 共现矩阵

社会网络分析中常常采用矩阵的概念来表达关系网络。矩阵(matrix)是由多个复数或实数要素按照长方阵列有规律排列的一个集合(刘军,2019)。矩阵的规模常常用行和列的数目来表示。矩阵中每个元素都拥有自己的标签和位置,通过矩阵可以清晰地看到各个元素之间的关系。因此,上述 15 个关键词可以生成一个 15×15 的共现矩阵(具体见表 4-11)。

表4-11　高频关键词共现矩阵(部分)

关键词	长期护理保险	居家养老为基础	政府购买服务	康复护理	养老护理员	护理补贴
长期护理保险	0	9	7	3	4	7
居家养老为基础	9	0	5	7	5	6
政府购买服务	7	5	0	8	6	4
康复护理	3	7	8	0	7	2
养老护理员	4	5	6	7	0	1
护理补贴	7	6	4	2	1	0

资料来源:笔者自制。

(二)社会网络分析

将已生成的高频关键词共现矩阵导入 Ucinet 6.1 软件中,生成 Ucinet 6.1软件可以识别的矩阵格式,据此绘制关键词共现网络关系图并进行关键词中心性分析。绘制的关键词共现网络关系图如图4-1所示。

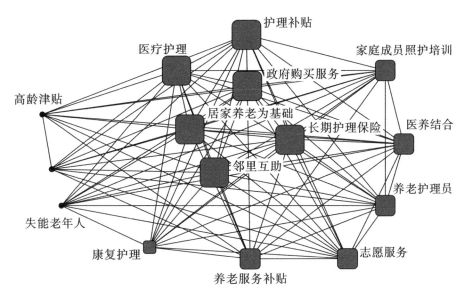

图4-1　关键词共现网络关系图

通过进行小团体聚类分析,可以得到关键词共现网络关系图。从图4-1可以看出,该网络关系图中共有15个节点(高频关键词),节点之间的连线代表节点关联紧密程度,越密集代表联系越紧密。每个节点的大小并不相同,节点越大,代表这个节点处于整个网络的核心位置,也是政策关注的重点。图中"长期护理保险""居家养老为基础""政府购买服务""护理补贴""医疗护理""邻里互助"等关键词节点很大,这些关键词之间的连线也较为密集,表明这些关键词在整个网络中处于核心位置,是长期护理相关政策的热点和主题。"家庭成员照护培训""养老服务补贴""志愿服务"和"医养结合"等关键词节点相对较小,这些关键词是政策的次重点。从聚类情况可以看出,"长期护理保险"与"居家养老为基础""护理补贴"和"政府购买服务"等关键词归为一类,说明在制定政策的过程中,长期护理保险是以社区为依托利用社会资源提供居家养老(护理)服务,而政府购买服务则是经常使用的一种政策工具。从图中可以看出,"家庭成员照护培训""家庭养老支持政策"与"长期护理保险"的联系相对较少,他们之间的关联性并不强。

通过关键词中心性分析可以探究长期护理相关政策的热点、重点。中心性代表个人或组织在其社会网络中拥有的权力和地位,中心性分析是社会网络分析重点之一(刘军,2019)。中心性分析主要有点中心度分析、中间中心度分析和接近中心度分析三种类型。运用 Ucinet 6.1 软件可以进行点中心度、中间中心度和接近中心度的分析。

1.点中心度分析

中心度常用来表述网络图中的节点在整个网络中的核心性,如果节点的点中心度数值较高,那么说明该节点在整个网络中处于核心位置,即拥有权力。点中心度指标常常用来衡量各节点网络中的地位。[①]

表4-12　关键词点中心度数据

序号	关键词	1	2	3
		Degree	NrmDegree	Share
1	长期护理保险	64.000	50.794	0.119
2	居家养老为基础	64.000	50.794	0.119
3	政府购买服务	48.000	38.095	0.090
6	护理补贴	43.000	34.127	0.080

① 吉亚力,田文静,董颖.基于关键词共现和社会网络分析法的我国智库热点主题研究[J].情报科学,2015,33(3):108-111.

续表4-12

序号	关键词	1	2	3
		Degree	NrmDegree	Share
4	康复护理	41.000	32.540	0.076
5	养老护理员	37.000	29.365	0.069
9	养老服务补贴	35.000	27.778	0.065
8	邻里互助	34.000	26.984	0.063
7	家庭成员照护培训	29.000	23.016	0.054
10	志愿服务	27.000	21.429	0.050
13	医疗护理	27.000	21.429	0.050
11	失能老年人	25.000	19.841	0.047
14	家庭养老支持政策	23.000	18.254	0.043
12	医养结合	22.000	17.460	0.041
15	高龄津贴	17.000	13.492	0.032

资料来源:笔者自制。

从表4-12中可以看出,"长期护理保险"和"居家养老为基础"的点中心度为64.000,高于其他关键词的点中心度,说明该关键词处于整个网络的核心位置。平均点中心度约为35.733,另外,"政府购买服务""护理补贴""康复护理""养老护理员"4个关键词的点中心度大于平均点中心度,这些关键词在网络中地位较高(核心或次核心),也是政策关注的热点。而"家庭成员照护培训"和"家庭养老支持政策"等关键词点中心度相对较低,分别为29.000和23.000,在整个网络中处于非核心地位,并不是政策的重点。

2. 中间中心度分析

中间中心度是一种以经过某个节点的最短路径数目来表示节点重要性的指标。如果一个节点处于最短路径上,代表该节点中间中心度较高。具有较高中间中心度的节点,往往起到重要的"中介"作用,具有较强的控制其他节点的能力,因而处于整个网络的核心位置。

表4-13 关键词中间中心度数据

序号	关键词	1	2
		Betweenness	nBetweenness
1	长期护理保险	0.772	0.848
2	居家养老为基础	0.772	0.848
3	政府购买服务	0.772	0.848
13	医疗护理	0.772	0.848
8	邻里互助	0.772	0.848
6	护理补贴	0.772	0.848
7	家庭成员照护培训	0.695	0.764
10	志愿服务	0.695	0.764
5	养老护理员	0.470	0.516
12	医养结合	0.470	0.516
9	养老服务补贴	0.459	0.504
4	康复护理	0.168	0.184
15	高龄津贴	0.168	0.184
14	家庭养老支持政策	0.168	0.184
11	失能老年人	0.077	0.085

资料来源:笔者自制。

从表4-13可以看出,"长期护理保险"和"居家养老为基础"等关键词的中间中心度均为0.772,高于其他关键词的中间中心度,说明"长期护理保险"和"居家养老为基础"等关键词在整个网络中处于核心位置,具有较强的控制其他节点的能力,其他很多节点都与其产生联系,都需通过"长期护理保险"和"居家养老为基础"等实现关键词共现。而"家庭养老支持政策"等关键词的中间中心度相对较低,甚至完全不具有控制其他节点的能力,处于整个网络的边缘地位。

3.接近中心度分析

接近中心度是一种衡量某一节点在整个网络中不受其他节点控制能力的指标。点的接近中心度是该点与图中所有其他节点的捷径距离之和。值越小,代表该点越是网络的核心。①

表4-14　关键词接近中心度数据

序号	关键词	1	2
		Farness	nCloseness
1	长期护理保险	14.000	100.000
2	居家养老为基础	14.000	100.000
3	政府购买服务	14.000	100.000
13	医疗护理	14.000	100.000
8	邻里互助	14.000	100.000
6	护理补贴	14.000	100.000
7	家庭成员照护培训	15.000	93.333
5	养老护理员	15.000	93.333
10	志愿服务	15.000	93.333
9	养老服务补贴	15.000	93.333
12	医养结合	15.000	93.333
4	康复护理	16.000	87.500
11	失能老年人	17.000	82.353
14	家庭养老支持政策	17.000	82.353
15	高龄津贴	17.000	82.353

资料来源:笔者自制。

从表4-14中可以看出,"长期护理保险"和"居家养老为基础"等6个关键词的接近中心度为14.000,比其他关键词的接近中心度都要低,该关键词居于核心地位。另外,"家庭成员照护培训""养老护理员""志愿服务""养老服务补贴""医养结合"等关键词的接近中心度也低于平均接近中心度,在整个网络中可能处于核心或次核心位置。"家庭养老支持政策""高龄津贴"等关键词的接近中心度相对较高,表明这些关键词处于网络边缘地位,不是

---

① 刘甲学,冯畅.基于共词分析的国内信息资源管理研究热点可视化分析[J].情报科学,2016,34(11):173-176.

政策关注的重点。

(三)研究结论

本部分以 2006—2020 年中共中央、国务院等出台的长期护理相关政策为样本,运用社会网络分析方法研究发现,"居家养老为基础"是长期护理相关政策发展始终坚持的重要目标,同时也是居家社区机构相协调、医养康养相结合养老服务体系的重要基础。另外,稳步建立长期护理保险制度,将是"十四五"乃至更长时期政府政策的重点。但通过网络关系图和中心性分析可以发现,政府政策对家庭成员及所在家庭的支持和关注度有所提升,但仍然不高,家庭成员等家庭护理最主要供给主体仍然游离于政府政策支持视野之外。从家庭成员与长期护理保险的关联性上看,两者在网络关系图中只有一根连线连接,关联性并不强。家庭成员与长期护理保险之间的关联性之所以不强,原因在于长期护理保险的相关政策是以重度失能老年人为政策对象予以重点关注的,家庭成员并不是长期护理保险的重点关注政策对象。为家庭护理者提供政策支持有利于践行长期护理保险核心理念、降低长期护理保险成本、完善长期护理保险服务体系和优化护理资源配置效率与效益。因此,在稳步建立长期护理保险制度的过程中,加强对家庭护理者的政策支持,对完善长期护理保险制度和家庭护理者支持政策具有重要意义。

第五章 家庭护理者支持政策的问题与原因分析

　　家庭护理者在提供长期护理的过程中创造了巨大的经济价值和社会价值,但同时也面临着"经济成本""健康成本""机会成本""知识成本"和"社交成本"等一系列成本问题和挑战,其护理压力和负担非常重,家庭护理者的服务支持、经济支持和工作支持等需求日益高涨。目前,有些地方已意识到了家庭护理者日益高涨的政策需求,并出台了一些家庭护理者支持政策,试图减轻家庭护理者护理压力和负担、提高家庭护理者护理能力。特别是在长期护理保险试点的实践过程中,采取了积极探索的态度对家庭护理者提供政策支持,从而迈出了减轻家庭护理者压力和负担的第一步,积累了一定的经验。然而受"家庭化"观念导致忽视其价值贡献、以血缘关系为纽带的社会资本衰退、社区基础设施和服务政策内容不健全等原因影响,家庭护理者支持政策存在缺乏顶层设计和强有力的制度保障,家庭护理者价值贡献缺乏社会认同,可获得的家庭支持性资源不断萎缩,社区服务支持依托作用发挥有限,服务支持、经济支持和工作支持等支持政策均不足等问题。通过对家庭护理者支持政策存在的问题和背后的原因进行系统分析,能够为完善家庭护理者支持政策提供经验参考。

第一节　家庭护理者支持政策存在的问题

　　保障失能老年人的生活质量既是"老有所养"的基本内容,又是全面推进健康中国建设的客观要求。[1] 为失能老年人提供长期护理服务和经济支持,对化解失能老年人失能风险、减轻失能老年人及其家庭负担、满足其多

---

① 姚虹.老龄危机背景下我国长期护理保险制度试点方案的比较与思考[J].社会保障研究,2020(1):48-56.

样化个性化长期护理需求、优化医疗资源、实现服务主体多元化、带动养老服务产业发展具有重要作用。一些地方政府自主开展了支持家庭护理者的探索,针对家庭护理者提供了直接的服务支持和经济支持,这些直接支持对减轻家庭护理者的护理负担、经济负担,增加家庭护理者的社会资本发挥了重要作用。然而,尽管这些试点探索迈出了减轻家庭护理者压力和负担的第一步,但仍然存在缺乏顶层设计和强有力的制度保障,家庭护理者价值贡献缺乏社会认同,可获得的家庭支持性资源不断萎缩,社区服务支持依托作用发挥有限,服务支持、经济支持和工作支持等支持政策均不足等诸多问题。

一、缺乏顶层设计和强有力的制度保障

我国现有法律法规和相关政策往往站在老年人的立场上看待问题,只是强调家庭护理者为老年人提供长期护理是一种应尽的责任和义务,如1996年8月发布的《中华人民共和国老年人权益保障法》规定:"老年人养老主要依靠家庭,家庭成员应当关心和照料老年人。赡养人应当履行对老年人经济上供养、生活上照料和精神上慰藉的义务,照顾老年人的特殊需要。"对家庭护理者往往缺乏关注,对于如何保障家庭护理者的合法权益,帮助他们解决面临的一系列成本问题和挑战以更好地履行护理责任,并没有明确的规定。尽管《中华人民共和国老年人权益保障法》《中国老龄事业发展"十五"计划纲要(2001—2005年)》《关于印发中国老龄事业发展"十二五"规划的通知》《关于推动物业服务企业发展居家社区养老服务的意见》等法律法规均规定应对家庭养老进行支持,积极探索支持家庭成员照料老年人的有效办法,为家庭成员照料老年人提供帮助和照护培训。然而,这些法律法规的规定只是一种原则性规定,并没有具体支持措施,不具有可操作性。

尽管家庭护理能力不断弱化与老年长期护理需求之间矛盾和冲突的问题逐渐引起政府的高度重视,然而遗憾的是,我国目前并没有建立明确的、独立的家庭护理者支持政策,家庭护理者支持政策往往是内嵌于老龄事业发展规划、养老服务政策和各部门的涉老政策之中①,并随这些政策的发展不断变迁。从目前我国出台的一系列老年长期护理相关政策来看,这些政策对家庭护理者的支持表现为一定程度上的间接支持。

计划经济时期,政府在城市和农村分别通过单位制和人民公社制度,大

---

① 伍小兰.中国长期照护体系的发展与思考[J].老龄科学研究,2017,5(5):3-14.

力发展公共服务和福利事业,在一定程度上减轻了家庭护理者的护理负担。[①] 改革开放之后,尤其是 20 世纪 80 年代以来,我国人口老龄化进程不断加快,人口老龄化问题愈发严峻,而且随着市场经济体制改革的大力推进、计划生育政策的实施,城市单位制逐步瓦解,农村人民公社制度取消,家庭规模结构趋于小型化和核心化,在这些因素的共同作用下,家庭养老(护理)能力不断弱化。这一时期政府开始意识到人口老龄化问题的严峻性和家庭养老(护理)能力不断弱化的事实,开始积极探索养老服务社会化的可能性,并出台了一系列的养老服务政策来推动养老服务的发展。1983 年 4 月印发并实施的《关于老龄工作情况与今后活动计划要点》中提及开设老年人医院、老年人门诊、老年人家庭病床和老年人日间公寓,解决日间无人照顾老年人的困难。1994 年 12 月民政部等部门联合发布的《中国老龄工作七年发展纲要(1994—2000 年)》提出要坚持家庭养老与社会养老相结合原则,扩大老年人社会化服务范围,对高龄老人给予生活照顾和医疗帮助。1996 年 8 月发布的《中华人民共和国老年人权益保障法》规定:"老年人养老主要依靠家庭,家庭成员除要履行经济供养、生活照料和精神慰藉义务外,还要照顾老年人的特殊需要。"《中华人民共和国老年人权益保障法》将家庭成员(子女)赡养老人的责任在法律层面进行了固化。2000 年 2 月民政部、财政部等部门联合发布的《关于加快实现社会福利社会化的意见》提及要大力推进社会福利社会化,并且首次明确提出"以居家为基础、以社区为依托、以社会福利机构为补充"的养老机制。在此基础上,2000 年 8 月国务院发布了《关于加强老龄工作的决定》,继续明确提出要坚持家庭养老和社会养老相结合的原则,充分发挥家庭养老的积极作用,建立和完善老年社会服务体系。

2001 年 7 月国务院发布的《中国老龄事业发展"十五"计划纲要(2001—2005 年)》提及要继续坚持家庭养老与社会养老相结合原则,继续鼓励和支持家庭养老,充分利用家庭照料资源,积极探索支持家庭成员照料老年人的有效办法。这一文件首次提出积极探索支持家庭成员照料老年人的有效办法,为出台家庭护理者支持政策提供了重要依据。从 2001 年起,政府连续三年实施"星光计划",积极建设社区老年福利服务设施,目的在于提供

---

① 刘伯红,张永英,李亚妮.从工作与家庭的平衡看公共政策的改革与完善[J].中华女子学院学报,2010(6):12—28.

生活照料、家政服务、紧急救援和其他无偿、低偿服务项目。① 2006 年 2 月国务院办公厅发布的《关于加快发展养老服务业的意见》提出,逐步建立和完善以居家养老为基础、社区服务为依托、机构养老为补充的服务体系。引导和支持社会力量开展老年护理服务,鼓励医疗机构开展老年护理、临终关怀服务。2006 年 12 月国务院办公厅出台的《人口发展"十一五"和 2020 年规划》提出,建立健全养老保障体系和老年社会服务体系,积极应对人口老龄化,要探索建立老年长期护理保险等社会化服务制度。"长期护理保险"首次出现在政府政策文件中,从语意上看,此政策可以视为是对建立老年人长期护理保险制度的初步探索,为我国长期护理保险政策的发展奠定了基础。

2008 年,政府养老服务工作的重心开始偏向居家养老服务。《关于全面推进居家养老服务工作的意见》指出,要充分调动社会各方力量参与居家养老服务,建立和完善社区居家养老服务网络,满足生活不能自理的老人生活照料、医疗护理、文化娱乐、心理慰藉等多样化需求。该文件有力地推动了居家养老服务的快速发展。2010 年政府工作报告中提出"加强应对人口老龄化战略研究,加快建立健全养老社会服务体系"。这是"养老服务体系"首次出现在政府工作报告中,推动了社会化养老服务体系的加速发展。2010 年 8 月发布的《国务院办公厅关于发展家庭服务业的指导意见》中提出要大力发展家庭服务业,向家庭提供各类劳务,重点发展家政服务、养老服务、社区照料服务和病患陪护服务等业态,满足家庭的基本需求。2011 年 9 月国务院出台的《关于印发中国老龄事业发展"十二五"规划的通知》中提出"充分发挥家庭和社区功能,着力巩固家庭养老地位,建立以居家为基础、社区为依托、机构为支撑的养老服务体系;重点发展居家养老服务,优先发展护理康复服务,研究探索老年人长期护理制度;完善家庭养老支持政策,健全家庭养老保障和照料服务扶持政策"。该文件为家庭护理者支持政策提供了依据。

2011 年 12 月国务院办公厅发布的《关于印发社会养老服务体系建设规划(2011—2015 年)的通知》中提及"加强社会养老服务体系建设,是解决失能、半失能老年群体养老问题的当务之急。应建设以居家为基础、社区为依托、机构为支撑的社会养老服务体系"。该规划是我国第一部有关社会养老服务体系建设的专项规划,该规划明确提出优先保障高龄、独居、失能等困难老年人的服务需求,对社会养老服务体系的建设具有重要战略意义。

---

① 中华人民共和国国务院新闻办公室. 中国老龄事业的发展[EB/OL]. [2006-12-12]. http://www.gov.cn/zhengce/2006-12/12/content_2618568.htm.

2012年12月修订的《中华人民共和国老年人权益保障法》,将老年人养老"主要依靠家庭"修改为"以居家为基础";提出"国家建立健全家庭养老支持政策,为家庭成员照料老年人提供帮助;国家逐步开展长期护理保障工作,保障老年人的护理需求"。这为家庭护理者支持政策提供了法律依据。这一时期长期护理服务、长期护理保险等表述进入政府政策视野并开始出现在政府政策文件中,老年人长期护理需求也逐渐受到关注。

2013年9月国务院出台的《关于加快发展养老服务业的若干意见》将关注的重点放在"三无"老人、低收入老人、经济困难的失能半失能老人护理服务的供给上,鼓励老年人投保长期护理保险,政策对象更加精准。2016年6月民政部等部门联合发布的《民政事业发展第十三个五年规划》中提出"促进医养结合,鼓励医疗机构将护理服务延伸至家庭、城乡社区和养老机构;探索建立长期照护保障体系,推动普遍建立经济困难老年人养老服务补贴、高龄津贴和护理补贴制度"。2016年6月,人社部办公厅发布了《关于开展长期护理保险制度试点的指导意见》,这是国家层面第一个对长期护理保险发展具有明确指导作用的专项政策,为各地方出台长期护理保险政策文件奠定了基础,为我国长期护理保险制度的快速发展提供了坚实的保障,长期护理保险政策自此发生了质的变化。

国务院2017年2月发布的《"十三五"国家老龄事业发展和养老体系建设规划》中提出"逐步建立支持家庭养老的政策体系,支持成年子女与老年父母共同生活,履行赡养义务和承担照料责任"。在总结前期试点经验的基础上,国家医保局和财政部于2020年9月发布了《关于扩大长期护理保险制度试点的指导意见》,这是国家层面第二个对长期护理保险发展具有明确指导作用的专项独立性政策,政策文件首次提出扩大长期护理保险试点范围,为长期护理保险制度全面开展迈出了实质性一步。2020年10月党的十九届五中全会指出"实施积极应对人口老龄化国家战略,健全基本养老服务体系,支持家庭承担养老功能,构建居家社区机构相协调、医养康养相结合的养老服务体系;健全多层次社会保障体系,稳步建立长期护理保险制度"。

以上这些政策均以老年人需求为出发点,一定程度上为承担主要护理责任的家庭护理者提供了间接支持。但是这些间接支持究竟能在多大程度上缓解家庭护理者的护理压力和负担,帮助他们更好地履行护理责任,还需要接受实践检验。

以往政府发布的法律和各种政策都强调居家养老为基础,但大都是一种原则性规定,缺少对家庭护理者的政策关注和具体政策支持。民政部等2021年6月发布的《"十四五"民政事业发展规划》提出"推动各地建立家庭养老支持政策,推动失能失智和高龄老年人家庭成员照护培训纳入政府购买养老服务目录,支持有条件的地区探索开展失能失智老年人家庭照护者喘息服务"。从民政部最新发布的政策文件可以看出,政府开始将家庭护理者纳入政策考量范畴,并对家庭护理者应享有的护理培训、喘息服务等合法权益进行了明确规定,这不仅一定程度上体现了支持家庭护理者政策环境的不断改善,也为专门性家庭护理者支持政策的出台奠定了坚实的基础。总体上看,我国目前还没有制定专门针对家庭护理者的支持政策,还没有独立性的针对性的制度安排,对家庭护理者的直接政策支持尚未形成。从不同支持层次看,国家政策和法律权利方面虽然在不断完善但还不够全面。各地方的试点仍处于自主探索阶段,缺乏顶层设计和强有力的制度保障,支持家庭护理者更广泛的政策环境仍未能体现,对家庭护理者进行政策支持的广度和深度仍显不足。

二、家庭护理者价值贡献缺乏社会认同

社会照顾理论试图将照顾者权利纳入公民权利范畴,承认其提供照顾的权利。而且社会照顾理论还从政治、经济、社会三个角度对照顾的合法性和价值进行了认可。家庭护理是主要由家庭护理者提供的护理活动,这种活动无论在家庭和家庭护理者生存发展的微观层面,还是在社会进步和经济发展等宏观层面都具有重大的价值和功能。家庭护理者的这种价值贡献尤其是经济价值逐渐进入照料经济学的视野。很多学者尝试使用条件价值评估法、联合测量法、机会成本法、替代商品法和福祉价值评估法等方法对家庭护理者的经济价值进行测算,结果发现,家庭护理者在为老年人提供长期护理的过程中,创造出了巨大的经济价值,这种价值贡献往往体现在家庭护理者为老年人提供长期护理的无酬劳动中。近些年,西方发达国家开始慢慢关注家庭护理者创造的巨大经济价值和社会价值,遵循社会照顾理论的指导对这种经济价值和社会价值从政策上给予了尊重和认可,并出台一系列政策来保障家庭护理者的合法权益,从政策和法律层面将家庭护理者的护理行为视为一种具有生产性的社会行为[1],家庭护理者的价值贡献在世界范围内已基本达成共识。

公共政策本质上是为了有效应对社会公共需求,是政府执政理念和社

---

① 宋靓珺,周显伟,黄剑焜,彭希哲."老有所为"理论视阈下的老年配偶照顾者之价值重构[J].中国卫生政策研究,2018,11(1):21-27.

会主流价值的一种体现。① 从我国现有公共政策来看，表现出一种强烈的重责任、轻权利的倾向。随着人口老龄化和高龄化问题的不断加剧，家庭趋于小型化、核心化、高龄化和空巢化，家庭护理面临着巨大的挑战。无论是在日常生活还是受突发公共卫生事件影响，家庭护理都是最主要、最稳定的护理方式。我国现有法律法规和相关政策往往站在老年人的立场上看待问题，只是强调家庭护理者为老年人提供长期护理是一种应尽的责任和义务，将家庭护理者视为理所应当的责任主体，其权利往往被忽视。由于对家庭护理者价值贡献的研究相对较少，使得整个社会包括民众容易忽视和低估家庭护理者的价值贡献。

三、可获得的家庭支持性资源不断萎缩

在农业文明时期，中国社会具有鲜明的"家族取向"，在扩大式或联合式的大家庭中，家庭护理者作为其中的一员，能够感受到相互帮助和相互依存的安全感。以血缘关系为纽带形成的家庭关系和家族关系是养老的重要资源。在"孝文化"理念的影响下，家庭承担了全部的养老责任，即使家庭出现变故，家庭护理者无法履行照顾责任，仍然可以从家族关系中获取养老支持。对于家庭护理者来说，家庭不仅仅是一个生活空间，而且也是精神慰藉的重要场所，家庭不仅可以为其提供物质资源的帮助，而且可以为其提供缓解心理压力的倾诉渠道。然而，到了现代社会，传统"孝道"伦理和"家族取向"观念受到了追求个性、自由、独立等个性化观念和现代化的侵蚀，传统的大家庭结构受到了前所未有的冲击。20 世纪 80 年代实行计划生育政策以来，生育率不断下降且持续低迷，我国总和生育率由 1980 年的 2.63 下降到了 2019 年的 1.50，自 2000 年以来这一数值一直保持在 1.5 左右②，且常年居于警戒线之下，极有可能掉入"低生育率陷阱"。随着生育率不断下降且持续低迷，三代及以上的扩展户家庭比例不断下降，家庭规模结构呈现不断小型化、核心化的发展趋势，而且受人口老龄化高龄化问题不断加剧的影响，家庭高龄化和空巢化问题也日益凸显。这些问题导致家庭护理者从传统大家庭获得的支持性资源不断萎缩，而且家庭成员的减少也直接导致老年人可获得的家庭资源不断减少。这种情况在独生子女家庭表现得尤为突

---

① 彭希哲,胡湛. 公共政策视角下的中国人口老龄化[J]. 中国社会科学,2011(3): 121-138.

② 刘卓,王学义. 生育变迁:1949—2019 年中国生育影响因素研究[J/OL]. 西北人口. https://kns.cnki.net/kcms/detail/62.1019.C.20201106.0909.002.html.

出,随着我国第一代独生子女家庭老年人逐渐步入老年期,以往由多个子女分担的老年长期护理责任逐渐演变为由独生子女独自承担,由于没有其他家庭成员的帮助,独生子女面临着极其沉重的长期护理压力和负担。除了可获得的物质资源不断萎缩外,来自其他家庭成员的精神慰藉也逐渐变得相当稀缺。为老年人提供长期护理,是一项非常漫长、强度较大、需要耗费大量精力的工作,家庭护理者往往表现出非常紧张的情绪和较大的心理压力。以往这种紧张情绪和心理压力可以向其他家庭成员倾诉得到缓解,然而随着家庭规模结构向小型化、核心化方向发展,家庭护理者面临要么没有其他家庭成员可以倾诉,要么其他家庭成员忙于工作,无暇顾及家庭护理者的精神慰藉需求的困境,家庭护理者的护理压力不断增大。

四、社区服务支持依托作用发挥有限

失能老年人口规模大、失能率较高,对日常生活照料、医疗护理、康复服务等的需求高速增长,需要大量的社会化护理资源和服务来缓解失能带来的生理机能退化和痛苦。然而我国的社会化护理资源非常有限,供给严重不足,与老年人日益高涨的长期护理需求矛盾突出,形成了供需失衡的尴尬局面。以养老机构发展为例,据统计,截至2019年年底,我国共建有20.4万个养老机构设施和775.0万张养老床位,每千名老年人拥有的养老床位为30.5张(民政部民政事业发展统计公报,2019)。虽然养老机构获得了快速发展,但供给仍显不足,如每千名老年人拥有养老床位数就远远低于发达国家50~70张的平均水平。另有数据显示,我国各类老年福利机构收纳的失能半失能老年人数量分别为16.8万人和35.0万人,收纳的失能老年人数量仅占有长期护理需求的老年人数量总数的1.6%[①],可以看出,我国社会化护理资源供给缺口非常巨大。另外,专业护理人员的短缺和养老机构入住率低等问题也是社会化护理资源供给不足的重要表现。据推算,我国目前超过4000万失能老年人的护理服务需要1300多万专业护理人员来供给,然而我国各类养老机构中护理从业人员不足100万人,缺口高达1000多万人[②],远不能满足失能老年人的长期护理需求。养老床位虽然获得快速增加,但

①　景跃军,李元.中国失能老年人构成及长期护理需求分析[J].人口学刊,2014,36(2):55-63.

②　盛见.社会养老服务有效需求不足的根源分析与破解路径[J].中州学刊,2019(12):28-34.

养老机构对高质量护理需求重视程度不足,入住率相对较低,资源配置效率很低①,并不能有效满足失能老年人长期护理需求。

社区是若干社会群体或社会组织聚集在某一个领域里所形成的一个生活上相互关联的大集体,是社会有机体最基本的内容,是宏观社会的缩影。生活在同一个社区,具有共同的生活空间,人们之间的社会交往较为密切,容易形成熟人社会。社区是老年人最重要的活动场所,是与家庭联系最为紧密的生活共同体。社区一直以来都是我国养老服务体系建设的重点,在养老服务体系建设过程中,社区发挥着重要的依托作用,政府将很多资源投入社区,大力推进社区建设。1993 年 8 月,民政部等部门联合发布的《关于加快发展社区服务业的意见》提出,要依靠社会各方面力量兴办社区服务业,通过建设社区服务中心,开展养老服务等服务项目。2000 年 2 月民政部、财政部等部门联合发布的《关于加快实现社会福利社会化的意见》中首次明确提出"居家为基础、社区为依托、社会福利机构为补充"养老机制。2006 年 2 月国务院办公厅发布的《关于加快发展养老服务业的意见》提出,建立和完善以居家养老为基础、社区服务为依托、机构养老为补充的服务体系。2012 年 7 月民政部发布的《关于鼓励和引导民间资本进入养老服务领域的实施意见》中提及要鼓励民间资本参与居家和社区养老服务,提供生活照料、康复护理、居家无障碍设施改造、紧急呼叫、安全援助和社会参与等多方面服务。2012 年 12 月国务院印发的《服务业发展"十二五"规划》,强调要大力发展社区照料服务,推进日间照料中心、托老所、老年之家、互助式养老服务中心等社区养老设施建设。2016 年 6 月民政部等部门联合发布的《民政事业发展第十三个五年规划》中提出"要不断完善以居家为基础、社区为依托、机构为补充、医养相结合的多层次养老服务体系";鼓励医疗机构将护理服务延伸至家庭、城乡社区和养老机构。2017 年 2 月国务院发布的《"十三五"国家老龄事业发展和养老体系建设规划》提出:"大力发展居家社区养老服务,加强社区养老服务设施建设,夯实居家社区养老服务基础。"2020 年 11 月住房和城乡建设部等六部门联合发布的《关于推动物业服务企业发展居家社区养老服务的意见》提出,推行"物业服务+养老服务"居家社区养老模式,积极推进智慧居家社区养老服务。社区具有政府组织、营利性组织、非营利性组织等多种组织形态,这些组织是社区内重要的资源,社区积累了相当可观的正式和非正式资源,而且社区兼具政府职能特性和自治

---

① 盛见.当前我国养老服务业的发展困境及突破路径[J].科学发展,2020(10):106−113.

特性,这种双重角色对于获取资源和信任具有重要作用。对于家庭护理者来说,社区不仅仅是一个生活空间场所,更应该是一个获得支持的平台。充分发挥社区的依托作用,通过整合各种资源,为家庭护理者提供喘息服务、知识和技能培训、心理干预与疏导、信息咨询等服务支持。

然而,在为老年人提供长期护理服务的实践过程中,社区的依托作用并没有得到很好的发挥,主要体现在以下方面:

（一）社区服务利用率低

由于信息不对称和信息获取渠道不畅通,很多家庭护理者对于社区服务相关政策知之甚少,对社区服务项目和内容缺乏了解,导致社区服务的利用率偏低,不能有效减轻家庭护理者的护理压力和负担。另外,家庭护理者对社区服务的接受度不高,也是导致社区服务利用率低的重要原因。

"我经常不出门,对社区目前的政策不太了解,不知道有什么政策。"（N1的描述）

"社区尝试发行过服务券,但群众对服务券的接受程度不高。"（H1的描述）

"社区会提供洗头、理发、洗澡、打扫卫生、洗衣服、陪老人散步、按摩、量血压、测血糖等上门服务,一个月大概上门4次,每次2个小时,每月共8小时,我觉得服务人员并不能像子女一样很好地了解老人的想法,服务效果不好,所以我不需要这种上门服务!"（M24的描述）

（二）服务对象不具有针对性

尽管很多社区积极开展了居家养老服务建设,这些服务给予了家庭护理者一定程度上的间接支持,但通过与社区等机构负责人访谈发现,很多情况下,社区居家养老服务的对象要么是生活可以自理的老年人,要么是空巢、独居、贫困家庭的老年人,居家养老服务并未特别针对家庭护理者开展。

"我们社区的居家养老服务主要针对空巢老人、独居老人、贫困家庭老年人等群体,至于你所说的家庭护理者,还不是我们考虑的范畴,我们也没有开展家庭护理者信息登记摸排工作,暂时不清楚他们的服务需求。"（H1的描述）

"说实话,现在很多社区建设的养老服务驿站,大都成为生活能够自理老年人打发时间的去处了,这与养老服务驿站的初衷相离甚远,不是针对失能老年人的,更别提家庭护理者了!"（H6的描述）

（三）社区服务项目和内容不健全，服务供给项目和内容精准度有待加强①

目前仅有个别地方依托社区开展喘息服务，为家庭护理者提供暂代性服务，给予家庭护理者一定的休息机会，缓解家庭护理者的护理压力和负担。但喘息服务的服务形式和功能比较单一，而且还存在严重的"道德风险"问题。另外，针对家庭护理者的其他服务支持如知识和技能培训服务、心理干预与疏导服务、信息咨询服务等基本很少涉及。对于老年人最迫切最需要的心理慰藉、失能老年人家庭护理等专业性强的服务项目较少涉及。②

"从去年开始，社区都要搞养老服务驿站，养老服务驿站针对的对象都是生活可以自理的老人，比如康复娱乐、吃饭、睡午觉、吹拉弹唱活动等，慢慢老人身体状况不好，最终的归宿就是养老院！目前的护理培训只是行动上的，管老人吃喝拉撒、喂饭、洗澡等最简单的，心理疏导方面没有涉及，社区里有心理疏导室，但来的人很少，因为来进行心理咨询的，可能大家都觉得这人精神有问题！"（H2 的描述）

"社区有养老服务驿站，但养老机构没有开展居家上门服务，主要原因在于护工的费用低了护工的工资发不了，成本收不回来，但是高了家属不愿意或负担不起！"（H10 的描述）

（四）社区服务质量较低

由于专业护理人才的缺口较大，而且现有护理人员整体素质不高，再加上社区基础服务设施发展还不完善，这些问题导致社区服务的质量较低，对家庭护理者的实质性帮助较为有限。

"社区会聊一下啊，但不是专业的！没有那种专业的社会工作者，或者说专业的心理辅导师来。"（N11 的描述）

"前年社区组织了服务活动，一月 180 元补助，上门服务的人员由家属签字，然后领取补助。可以做卫生，剪指甲什么的，但擦窗户不在服务范围内，那要你们干什么呢？技术不到位，指甲不敢剪，推老人出去晒晒太阳吧，结果这也不属于服务范围！居家养老服务的政策效果其实并不太好，他们

①　贺薇.居家养老服务供给结构的现状与优化[J].湖北大学学报(哲学社会科学版),2020,47(6):155-165.

②　曲绍旭.府际关系视角下城市居家养老服务资源配置的类型分析及转化策略[J].内蒙古社会科学(汉文版),2019,40(5):170-177.

提供的服务也非常简单。没有专业化服务,按摩穴位啊、调整呼吸啊等服务都没有!"(N19 的描述)

"我市的居家养老服务等都还处于起步阶段,社区建设以前并未考虑养老或护理问题,社区基础设施还很不健全,比如助餐、助浴、助洁、代购、助行等服务发展还不充分,政府高层制定的政策出发点是好的,但社区往往没有能力兑现!"(G1 的描述)

(五)社区服务资源浪费严重

笔者通过访谈发现,社区兴建的很多养老服务设施比如养老服务驿站、社区日间照料中心等并没有发挥应有作用,造成了资源浪费。

"养老驿站,做不成养老!除少数社区外,很多老年人都是去打发时间!点餐服务没做成,很多居民是农村来的,老人吃饭简单,哪怕几块钱的饭都觉得服务贵不划算!都搞养老服务驿站,第一浪费资源,第二做不起来,又怕老人被骗钱!养老服务中心,老人住进去费用很高,一个月高达 3500 元!退休金一个月 1000 多元,勉强生活,但去养老院负担不了,长护险减免的是护理服务费,但房位费、生活费等其他费用都由家属自己掏!主要是收入与开销不成正比,如果成正比,什么问题都解决了!四线城市工资低,子女教育成本高,生活成本高,工资没怎么涨!社区的定位导致社区工作人员的工作量劳动强度大,属地管理政策,说实话,没有把社区当回事,社区工作比较难!"(H6 的描述)

"社区建的日间照料中心,现在都是老人打发时间的去处了,基本没有失能老人和家人来这里接受服务,日间照料中心现在逐渐成为一个'话吧'!"(G3 的描述)

五、服务支持、经济支持和工作支持等支持政策均不足

(一)服务支持政策明显不足

西方发达国家经验表明,为家庭护理者提供的直接服务支持主要包括喘息服务、知识和技能培训服务、心理干预与疏导服务、信息咨询服务等。我国对家庭护理者的直接服务支持主要涉及喘息服务、知识和技能培训服务、心理干预与疏导服务,信息咨询服务基本没有涉及。在为家庭护理者提供服务的过程中还存在诸多亟待解决的问题。

1. 喘息服务存在诸多问题

从喘息服务来看,只有青岛市和上海市等少数城市出台了具体政策并进行了积极探索实践。2017 年 1 月,青岛市将失智老年人纳入长期护理保

险的保障范畴,通过在定点护理服务机构建立"失智专区",为失智老年人提供护理服务。根据失智老年人多样化的护理需求,青岛市提供"长期照护""日间照护"和"短期照护"等服务。"短期照护"是一种"喘息服务",是由服务机构提供几天到几十天不等(累计不超过60天)的短期托管照护服务,目的在于为家庭护理者提供短期休息调整的机会,从而有效减轻其护理压力和负担。上海市静安区在2014年开始开展"喘息服务"试点,主要依托建成的13个社区综合为老服务中心、10家长者照护之家、23家老年人日间照护机构提供"喘息服务",还开展了很多"喘息服务"的相关培训项目,如2014年开展的"护老助康"培训项目,通过为家庭护理者提供知识和技能培训,并积极拓展心理辅导、咨询等服务内容,提高家庭护理者的护理能力并缓解其护理压力和负担。但"喘息服务"在实际推行过程中产生了诸多问题,主要体现在以下方面:

(1)专业化程度不足

"喘息服务"的专业化程度不足主要体现在服务机构的专业化不足、服务人员的专业化不足和家庭护理者的专业化不足等方面。提供"喘息服务"的服务机构与其他护理机构之间的区别没有清晰的区分,不利于发挥"喘息服务"的效用。另外,由于信息不对称,对服务机构提供的居家喘息服务难以实时监督。由于没有形成专业化的"喘息服务"人员队伍,"喘息服务"提供人员的整体素质不高,缺乏专业性知识和培训,在很大程度上影响了"喘息服务"质量。最后,由于"喘息服务"目前仍处于试点阶段,家庭护理者对服务机构和服务人员提供的服务质量难以准确判断,再加上家庭护理者缺乏专业护理知识,难以发现服务推行过程中出现的问题,家庭护理者对于服务机构和人员的认知等专业化程度不足也在很大程度上影响了"喘息服务"质量。

(2)"道德风险"问题

"喘息服务"在实际推行过程中,还存在严重的"道德风险"问题,即很多家庭在利用"喘息服务"过程中,将失能老年人交由"喘息服务"机构短期托养之后,便置之不理,长时间不来接走入住机构的老年人,存在主观上"甩包袱""推卸责任"等倾向。另外,由于失能老年人长期占据床位,导致护理资源的过度浪费,如上海市静安区提供的"喘息服务"因为失能老年人长期占据床位而在试点仅一年后就暂停服务了。

2.知识和技能培训服务存在诸多问题

如前所述,荆门市、上饶市、成都市、石河子市、青岛市和深圳市等少数城市在家庭护理者知识和技能培训方面进行了积极探索和实践。比如成都市规定护理服务可以由家属、亲戚、朋友和邻居等提供，他们需接受培训。青岛市除鼓励对家庭护理者进行照护技能培训，提升其照护能力外，还计划将家庭护理者的培训作为长期护理保险基金的重要支出方向之一。深圳市开展了"家庭护老者能力提升与关爱计划""老年护理技能培训班""失智老年人护理技能培训班"等培训活动，为家庭护理者提供护理知识和技能培训，取得了不错的效果。笔者通过与 J 市家庭护理者、社区等机构负责人访谈发现，目前开展的护理培训还存在培训定位不清、继续教育、内容不全面和不专业、年龄限制缺乏弹性等诸多问题。

（1）培训定位不清

笔者通过访谈发现，针对家庭护理者的护理培训由人社部门负责开展，护理培训的性质属于一种岗位技能培训，与老年长期护理或长期护理保险的联系不够紧密。

"目前护理培训就是技能培训，不属于长护险范畴。应该把护理培训纳入长护险范畴。这样更合理，给一个或两个指标，你去学，然后拿到护理补贴。性质不一样啊！"（H4 的描述）

（2）培训的继续教育问题

笔者通过访谈发现，针对家庭护理者的护理培训还存在继续教育的问题，即如何保持培训的可持续性的问题。

"现在针对家庭护理者的护理培训在继续教育上面还存在较大问题，我认为要保持培训的可持续性，需要家庭护理者到机构中去，与机构签约，通过案例分享等形式接受机构的监管，由机构考核发工资才可以！"（H1 的描述）

（3）培训内容不全面和不专业

笔者通过访谈发现，护理培训的内容都是一些简单和基础的护理知识和技巧，培训的技术含量不高，培训内容不全面且专业性不强。

"我觉得护理培训对我的帮助还是挺大的，如果说哪里需要改进的话，就是理论知识需要加强。"（N1 的描述）

"参加过培训，自己出钱，怎么照顾老人、怎么护理，都是最简单的最基础的，专业的没有！"（N25 的描述）

"比如骨折的老人，洗澡翻身走路需要注意的事项，有心肌梗死的、心脏搭桥的老人，护理人员都需要有专业素养和专业知识，然而目前的培训就是最简单的，比如老人吃饭、喝水、洗澡和换衣服等，稍微有技术含量的没有！现在家属搞培训拿护理资格证，目的不在于提高护理质量和能力，而大多是为那个护理补贴！所以对有个性化需求的家属，可以进行专业培训，可以加

强个性化培训！"(H2 的描述)

（4）年龄限制缺乏弹性

笔者通过访谈发现，政府对参加护理培训的男性和女性年龄进行了一定限制，超出规定年龄，则不能参加护理培训，对年龄的限制相对较死，使得很多身体健康具备护理能力的家庭护理者无法获得护理培训，不能满足这些家庭护理者的护理培训需求。

"我儿子培训过，自己年龄大了搞不了了！但儿子没有时间，还要上班！他晚上就过来看看，他自己的孩子他不在也不行，确实压力很大！想参加护理培训啊，但有年龄限制，没得办法啊！"(N15 的描述)

"就是年龄上要适当地有一点儿弹性！现在就是培训的，年龄限制就是必须 65 岁以下，如果超过 65 岁就不能再接受培训。这样就可以把这个年龄再放宽一点儿，就是说现在有些 60 多岁的人，他可能身体比较健康，也有能力照顾的！"(H7 的描述)

3. 心理干预与疏导服务欠缺

从心理干预与疏导服务来看，我国的心理干预与疏导服务目前只有一个精神慰藉项目，只有荆门市、成都市、石河子市、青岛市、广州市等少数城市发布的政策有所涉及。其中，只有石河子市和青岛市不仅关注护理对象，还关注其家属即家庭护理者，强调对护理对象和家庭护理者都要进行心理干预。可以看出，试点开展心理干预与疏导服务的城市亦是少之又少，即便如石河子市和青岛市心理干预与疏导服务的对象扩展到了家庭护理者，但也仅仅是一种原则性规定，并没有制定具体配套政策予以落地实施，可见目前试点过程中针对家庭护理者的心理干预与疏导服务整体上仍较为欠缺。

（二）经济支持政策明显不足

从对家庭护理者的直接经济支持来看，以现金给付为主，其他方式涉及较少。对家庭护理者的现金给付主要以护理津贴的方式呈现。在为家庭护理者提供护理津贴式的经济支持时还存在资金支出压力大、"骗保"和居家护理质量难以监管等诸多问题。

1. 资金支出压力大

笔者通过访谈发现，长期护理保险政策在护理补贴方面不断进行调整，由原来的一天 80 元逐步调整为按照失能等级分别给予一天 80 元、50 元和 40 元三个等级，这从侧面反映出长期护理保险基金支出压力比较大。对于家庭护理者而言，更是缺乏专项资金给予支持。

"护理补贴现在分等级了，就是在原来基础上降低了，因为商业保险公

司承担不了了！"（H7 的描述）

"还没有专项资金政府购买，助餐、助浴等没有专项资金！"（H4 的描述）

"很多社区搞护理中心，真正需要照顾的失能老年人大部分都在农村，很多失能老年人都不习惯，都留在村里，都是最基本的照顾，但资金不足、人力不足，导致没有专业的护理服务。像这种社区老年护理中心比较专业的政策是比较好的，但是现在农村的话就很少涉及了，农村的老年人又多，但是政策又顾及不到！"（H8 的描述）

2."骗保"问题

笔者通过访谈发现，很多地方都存在"骗保"问题，很多家庭护理者为获得长期护理保险待遇，会与老人合谋，通过假装失能骗取信任并获取长期护理保险待遇。

"有骗保的，家里老人生病了，每次社区去初审的时候躺床上，但我们走了之后就起来了！因为这个还受到了批评，有一家初审过了，结果专家评定来了后正在做饭！有的时候真正需要的，却申报不了！"（H3 的描述）

"因为这个政策已经实行了好多年了，他们那些家属对这个政策了解得透透的，确实有的时候都是装的，为了骗保啊，我们保险公司还追回了不少钱！家属也经常无理取闹，没得办法啊！"（H9 的描述）

3.居家护理质量难以监管

"道德风险"是指由于信息不对称，代理人往往拥有信息方面的优势，委托人无法有效监督代理人的行为，出现代理人为获利导致委托人利益受损的结果。给予家庭护理者护理津贴等经济支持，实质上是一种委托代理关系，即政府（委托人）通过购买服务方式委托家庭护理者（代理人）为失能老年人提供护理服务。因信息不对称政府对家庭护理者是否认真履行护理责任难以有效监督，所以"代理人寻租"问题频频发生，难以保证护理服务质量。

笔者通过访谈发现，很多家庭护理者拿了护理补贴，失能老人享受了长期护理保险待遇，但实际护理质量是否真正提高仍缺乏监管。

"家庭护理者居家护理的质量存在难以监管的问题，我们社区通过网格员看、闻、问、访等上门巡查的方式，来提高监管效率，护理质量有所提高。"（H1 的描述）

"护理质量如饮食、洗澡、翻身等没有接受过专业培训，难以监管，儿子给老妈洗澡、儿媳给公公洗澡都不合适（不好意思），我们社区倡导入住养老院，对于养老院来说，你就是我的护理对象，能够享受专业化服务，同时也能

更好地监管。"（H2 的描述）

"子女孝顺的话,有没有这个政策护理效果都是一样,但能在经济负担上有一点儿减轻。不孝顺的话,不孝顺的子女真的就是这个钱就在他手里了,但是照顾的效果还是一样的,白拿钱。其实还是一个监管的问题,如何监管。钱要到位,制定一个政策,直接成立一个专门监管的机构,专门上门来核实这个情况的话,效果就会好一点儿!"（H9 的描述）

(三)缺少护理假期等工作支持政策

家庭护理者的护理责任往往被视为与企业无关的个人私事。企业家庭责任缺失,促使政府扮演为家庭护理者谋取福利的政策制定者角色,政府应鼓励企业推行有利于家庭护理者承担护理责任的工作制度和请、休假制度,把帮助职工尤其是女职工平衡工作与护理的责任当成企业应当履行的社会责任。企业虽然并不直接参与护理服务的提供,但也是帮助职工(家庭护理者)平衡工作与护理的重要责任主体。为提高家庭护理者的工作效率,同时激励更多女性护理者加入劳动力市场,很多发达国家都纷纷支持企业承担相应的社会责任,出台一系列工作支持政策帮助家庭护理者减少工作与护理的冲突。其中护理假期和弹性的工作安排尤其是护理假期被普遍采用。荷兰、法国、奥地利和比利时等国家都鼓励护理人员减少不是退出参与劳动力市场,并为就业关系的变化提供政策性支持。法国为在职的家庭护理者提供 3 个月的"护理休假"时间,家庭护理者可以利用这一假期为失能老年人提供护理服务,"护理休假"并不影响家庭护理者的退休待遇。[①] 2002 年,奥地利政府制定政策,家庭护理者享有 6 个月的时间休假、换工作或改变工作时间。[②] 比利时为家庭护理者提供的带薪休假时间相比其他国家要更长,最长可以达 12 个月。[③] 总体上看,很多西方发达国家都建立了比较完备的针对家庭护理者的工作支持政策,帮助减轻了家庭护理者工作与护理冲突的压力,增加了家庭护理者的社会资本,积累了丰富的经验。

与西方发达国家已建立成熟完备的工作支持政策相比,我国针对家庭护理者的工作支持政策相对比较欠缺。目前仅有子女护理假等少数支持政

① 刘德浩.长期照护制度中的家庭团结与国家责任——基于欧洲部分国家的比较分析[J].人口学刊,2016,38(4):36-47.

② Paul Hanly,Corina Sheerin. Valuing Informal Care in Ireland:Beyond the Traditional Production Boundary[J]. The Economic and Social Review,2017,48(3):337-364.

③ 朱浩.西方发达国家老年人家庭照顾者政策支持的经验及对中国的启示[J].社会保障研究,2014(4):106-112.

策,这些政策的覆盖范围较窄,且由于缺乏监督,实际执行效果不尽如人意。由于家庭护理者面临的工作与护理冲突的问题愈发严峻,需要出台针对家庭护理者的工作支持政策,帮助其缓解工作与护理冲突的压力,激发家庭护理者的积极性和主动性,从而保障其工作效率。出台工作支持政策是对家庭护理者工作与护理平衡政策需求的最直接、最积极的政策回应。我国在经济发展、人口状况、女性就业率等方面与很多西方发达国家存在很大差异,但家庭规模小型化和人口老龄化高龄化的发展态势大体上是一致的,因此西方发达国家已成熟完备的工作支持政策对于我国具有重要的借鉴价值。护理假期、弹性工作安排和就业指导等工作支持政策的重要性和紧迫性正日益凸显。

第二节　家庭护理者支持政策问题的原因分析

一、政府重视不够且存在认知偏差

家庭护理者支持政策缺乏顶层制度设计和强有力的制度保障,而且出现"政策碎片化"问题,既有客观原因又有主观原因。客观原因在于支持家庭护理者的政策环境尚未形成。在我国,家庭仍然是照料护理老人的核心,国内绝大多数长期护理是以家庭护理形式而存在,家庭护理者支持政策往往内嵌于养老服务政策和其他涉老政策中发展,专业性独立性较差,相关政策仍是以"被护理者"为基础进行构建,家庭护理者提供的护理仍被视为理所应当的护理资源,国内仍然缺乏支持家庭护理者、完善家庭护理功能的政策环境,现实需求与政策定位之间存在偏差。而"政策碎片化"等问题主要与各地区经济发展水平、护理服务发展水平和基础设施建设等有关。东部地区经济发展水平较高,护理服务市场较为发达,可以通过服务给付的方式提供居家上门护理服务,而中西部地区经济发展水平较低,护理服务市场不发达,正式护理服务供给不足,因此这些地区往往会选择现金给付支持居家自行护理,如上饶市、成都市等都较为典型。主观原因在于政策制定者存在认知偏差。这种偏差主要体现在以下两个方面:第一,政府对自身应该承担的长期护理责任认知模糊。政府制定公共政策的主导思想在于对长期护理责任的认知。如果政府认为长期护理责任应该由家庭来承担,那么其公共政策的制定往往会忽视家庭及其家庭护理者的权益,政策缺少对家庭及其家庭护理者的支持。如果政府认为长期护理责任应该由政府来承担,那么其公共政策制定往往会倾向于支持家庭及其家庭护理者,通过提供服务、经济、工作等方面的政策支持,从而缓解家庭护理者的护理压力和负担,帮助家庭护理者更好地履行护理责任。然而遗憾的是,受传统儒家文化思想的影响,家庭护理往往被视为私领域的事务,强调家庭是老年人长期护理最重要的资源,政府政策具有强调家庭重要性的同时减少对家庭及其家庭护理者支持的倾向。第二,政府政策具有向社会化养老(护理)过度倾斜的倾向。为有效应对人口老龄化高龄化问题的不断加剧,家庭护理功能的不断弱化等问题,政府将大量资源投入社会化养老服务体系建设,并期望采用政府购买服务的方式,以社区为依托,为老年人提供长期护理服务,因此,政府出台了《关于加快发展社区服务业的意见》《关于加快实现社会福利社会化的意见》《关于加快发展养老服务业的意见》《关于鼓励和引导民间资本进入养老服务领域的实施意见》《服务业发展“十二五”规划》《关于推进养老服务发展的意见》等一系列政策来推动社会化养老服务。虽然这些政策在一定程度上减轻了家庭的护理负担,但情感支持是社会化养老服务最大的弊端,由于缺乏对家庭及其家庭护理者的直接政策支持,使得家庭的情感支持作用没有得到有效发挥,难以实现老年人“老有所依”的需求。① 政策制定者对于人口老龄化高龄化问题带来的失能老年人口数量激增的现实具有清醒的认识,出台了相关政策来化解老年人失能风险,然而政策制定者往往容易忽视失能风险与家庭护理者面临的挑战之间的内在关联,认识缺失导致了对家庭护理者支持政策的缺位。因此,需要对这种认识缺失进行及时调整,提高政府尤其是政策制定者对支持家庭护理者的重视程度,把家庭护理者与失能老年人一样作为重要利益相关者看待,才能促使家庭护理者支持政策的顺利出台。

二、“家庭化”观念导致忽视其价值贡献

由于长期以来受“养儿防老”“孝文化”“家本位”等传统儒家思想的影响,家庭养老受到人们普遍的推崇和认同,家庭养老是老年人最期望、最钟爱的养老方式,也是老年人养老的首要选择。在老年长期护理需求产生以后,家庭护理仍然被视为老年人的首要选择。“养儿防老”“孝文化”“家本位”等“家庭化”观念不仅对家庭护理者的认识和选择产生影响,而且也会影

---

① 汪泳,刘桂华.政策网络治理视域下我国政府养老服务政策内容分析及优化[J].理论探讨,2019(4):171-176.

响政府对自身责任的认识和定位。

从家庭护理者的角度来看,家庭护理主要是由配偶和子女提供,以女性为主,而且具有强烈的女性化趋势,这与"男主外,女主内"的传统性别角色分工和根深蒂固的"女性持家"观念具有非常密切的关联。社会性别理论认为,社会对男女两性在社会制度文化建构过程中的角色期待和社会性别规范逐渐形成固化思维。男性往往被认为应该承担供养家庭的责任,而女性由于其具备细心、体贴和有耐心等品质,往往被理所当然地认为是承担护理责任的最佳人选。"养儿防老""孝文化""家本位"等"家庭化"观念,"男主外,女主内"的传统性别角色分工和"女性持家"观念,对人们关于长期护理责任的认识和选择产生了根深蒂固的影响。受这些观念的影响,很多家庭护理者尤其是女性家庭护理者,往往将承担老年长期护理责任内化为自己的一种应尽职责和义务,主动且甘愿地承担起相应责任。家庭护理者尤其是女性家庭护理者面临着"经济成本""健康成本""机会成本""知识成本"和"社交成本"等一系列成本问题和挑战,他们具有更为强烈的政策需求。然而受"家庭化"观念、传统性别角色分工和"女性持家"观念的影响,他们缺乏主动表达政策诉求、寻求政府政策支持的积极性和主动性,这使得他们的无酬劳动所创造的巨大的经济价值和社会价值被忽视,也使得他们的合法权益得不到有效保障。

从政府角度来看,"家庭化"观念会影响家庭护理者支持政策的制定。如果政府认为老年长期护理责任应该由政府来承担,而且能够清醒地认识到家庭护理者的价值贡献,那么其制定的政策往往会倾向于"支持家庭",为家庭护理者提供服务、经济、工作等多方面支持,分担家庭护理者一部分护理压力;如果政府认为老年长期护理责任应该由家庭来承担,那么其制定的政策往往会选择性忽视家庭护理者的价值贡献,缺少对家庭护理者的帮助和支持。遗憾的是,"家庭化"观念导致政府将家庭养老视为一种私领域事务,而且政府在干预家庭的过程中进行了工具化操作,使得家庭的发展难以获得有效的政策支持。再加上受"家庭化"观念的影响,国家福利制度改革有减轻国家负担、增加家庭责任的倾向,使得本应由国家(政府)承担的老年护理责任逐步转移给家庭,在不断强调家庭护理重要性的同时却减少了对家庭护理者的支持。

三、以血缘关系为纽带的社会资本衰退

法国社会学家皮埃尔·布迪厄最早把社会资本概念引入社会学领域,首先提出"场域"和"资本"概念,把"场域"作为社会学研究的分析单位。他

认为,"场域"是不同社会要素连接而成的社会关系网络,不同社会要素占有位置不同,发挥的作用也不同。"场域"中的位置是社会关系的前提所在,社会成员位置的不同决定了其获得的社会资源、权利和拥有的社会资本都有所不同。"场域"是一个动态变化的过程,变化的动力就是社会资本。皮埃尔·布迪厄之后的研究,学者们分别从社会结构层面和文化规范层面对社会资本进行了深入研究。社会结构层面的研究,强调社会结构与社会网络的功能,认为社会资本可以通过基于信任、规范而形成的社会网络发挥作用。其代表人物是帕特南。帕特南认为社会资本产生于社会结构和网络之中,基于信任、规范而形成的社会资本,能够通过社会协调的行动降低行动成本,提高效率。文化规范层面的研究以福山为代表。福山对低信任社会和高信任社会的社会文化内涵分别进行了挖掘。他认为,以中国为代表的国家因受儒家伦理道德的影响,家庭成为社会关系的完美化身,每一个家庭成员都对其负责,从而形成了以血亲关系为基础的家庭结构文化倾向,这种倾向表现为对外界的不信任和家庭主义的特征。福山认为社会资本是由信任、互惠和合作等态度和价值观构成,这种价值观促使人们相互理解、相互信任和相互合作。[①] 社会资本的基于信任、规范、互惠合作的支持模式,与家庭护理的老年人、家庭护理者之间的互动模式高度契合。[②]

家庭具有丰富的社会资本是维持家庭养老的重要基础,然而家庭所拥有的社会资本随着老年人退出工作岗位和家庭护理者因承担老年长期护理责任退出工作岗位并减少社会参与而不断萎缩。以血缘关系为纽带的社会资本衰退则是家庭社会资本萎缩的主要表现之一。在农业文明时期,以血缘关系为纽带形成的家庭关系和家族关系是养老的重要资源。然而,到了现代社会,传统"孝道"伦理和"家族取向"观念受到了追求个性、自由、独立等个性化观念和现代化的侵蚀,传统的大家庭结构受到了前所未有的冲击。家庭规模结构呈现不断小型化、核心化的发展趋势,而且受人口老龄化和高龄化问题不断加剧的影响,家庭高龄化和空巢化问题也日益凸显。这些问题导致家庭护理者从传统大家庭获得的支持性资源不断萎缩,而且家庭成员的减少也直接导致老年人可获得的家庭资源不断减少。

---

① 贾鼎.关于社会资本研究视角的若干思考[J].河北学刊,2014,34(1):104-106.

② 汪泳.社会资本视域下支持家庭养老的政府行动逻辑及策略[J].理论探讨,2020(4):63-68.

四、社区基础设施和服务政策内容不健全

自 20 世纪 80 年代民政部倡导社区服务以来,社区服务不断向社会生活更广泛领域扩展和延伸,对经济发展、社会稳定和人民生活质量提高发挥了重要作用。政府出台了《关于加快发展社区服务业的意见》《关于加快实现社会福利社会化的意见》《关于加快发展养老服务业的意见》《关于鼓励和引导民间资本进入养老服务领域的实施意见》《关于推进养老服务发展的意见》等一系列政策文件,大力推动了社区养老服务的快速发展,我国的社区服务发展取得了显著的成就。民政部发布的《2019 年民政事业发展统计公报》数据显示,截至 2019 年年底,我国共有各类社区服务机构和设施 52.8 万个,其中,建成社区服务中心 2.7 万个,社区服务站 22.5 万个,社区养老照料机构和设施 6.4 万个,社区互助型养老设施 10.1 万个,城市和农村社区综合服务设施覆盖率分别达到 92.9% 和 59.3%。另外,社区服务范围和内容也得到扩展,初步形成了集家政服务、心理咨询、健康保健等内容于一体的综合服务体系。然而,在老年长期护理领域,社区服务的依托作用并不明显,主要原因在于社区基础设施和服务政策内容很不健全。

(一)社区基础设施建设投入不足

社区基础设施建设难以满足老年人尤其是失能老年人日益高涨的长期护理需求。我国目前有超过 4000 万的失能老年人,这些失能老年人的需求呈现多样化、个性化的特点,而现有社区日间照料中心、社区服务中心等基础设施难以满足老年人需求。

"由于护理人员比较缺乏和地理位置不太便利,社区日间照料中心并没有投入使用,整体上看以社区为依托提供服务在人力物力财力上都存在问题,可谓是困难重重,而且现在处在创文明城市的关键时期,社区没有精力关注失能老年人长期护理这一块!"(G6 的描述)

由于很多失能老年人家庭经济条件并不宽裕,他们往往对于收费项目采取抵制态度,只享受免费服务,这使得社区养老照料机构等入住率较低,设施利用率比较低。另外,社区在适老化改造等基础设施建设方面投入不足,无法满足多数家庭护理者的需求。笔者通过与家庭护理者访谈交流发现,家庭护理者对提供护理床、辅助器具、加装电梯、小区改造等方面的住房适老化改造需求比较迫切。

"希望政府在中风老人的辅助器具上提供有效支持!比如针对老人的入户的电话呼叫,电话已经打不了接不了了,我在福寿居工作过,会为老人

提供一个呼叫器,上面的按钮很简单,只有红色和绿色,里面只存有他们特别需要紧急联系的人,比方说我出去给他们买药买日常用品,到时候出现什么摔跤的问题,在第一时间可以呼叫到我的电话上面来,就是关联一个电话！老人在上厕所时坐便器或者床头有个警铃等紧急呼叫装置就好了！"(N7 的描述)

"加装电梯改造,当时基本上已经快完成了,只要有一户不同意就不装了。一楼有一家不愿意(开始同意了后来反悔了)就取消了。有了电梯,可以推他下去晒太阳、透气啊！没有电梯,5 楼就太麻烦！"(N10 的描述)

"政府没有提供,对护理床和加装电梯都非常需要！有电梯就方便一些,没有电梯,就会非常费力,每次上医院都是儿子背着下去！如果有,能够减轻负担！"(N15 的描述)

(二)社区服务政策内容不健全

出于成本考虑,社区往往只提供生活照料等较易开展的服务项目,而专业性较强的医疗护理、康复护理和精神文化服务则较少涉及。[1] 在长期护理保险试点实践过程中,对家庭护理者的政策支持之所以不足,主要原因在于社会化护理服务供给无法跟上日益高涨的长期护理需求。主要体现在服务供给不足、服务内容与需求脱节等方面。

第一,护理服务供给不足主要体现在居家护理服务供给不足和机构护理服务供给不足两个方面。从居家护理服务方面来看,大多数试点城市都提供了居家护理服务形式,但大都限定护理人员必须来自定点护理服务机构或协议护理服务机构,有的试点城市却没有将居家护理服务纳入制度保障和支付范围,如长春市规定长期护理保险制度只有定点养老或护理医疗照护机构提供的长期日常照料和医疗护理服务,定点医院医疗照护机构提供的短期医疗照护服务。宁波市长期护理保险制度只提供专业机构护理("专护")和养老机构护理("院护")两种服务形式。这种单一的服务形式明显与党的十九届五中全会提出的"构建居家社区机构相协调、医养康养相结合的养老服务体系"的发展目标不相符。从机构护理服务方面来看,绝大部分试点城市都提供机构护理服务,其中青岛、承德、上海等多个试点城市还提供医疗机构护理服务或医养结合机构护理服务。但机构护理服务的质量往往难以满足护理需求,如上海市规定护理机构提供居家上门服务时,每

---

[1] 李燕,郭树合.加快社区居家养老服务体系建设[N].检察日报,2020-11-9(007).

位护理人员每天最多为 10 位老年人提供护理服务,每次上门服务的时间为 1 小时。每次上门只提供 1 小时的护理服务,服务时间太短难以满足失能老年人的长期护理需求。

第二,由于护理服务市场发展不完善,再加上试点阶段大部分试点城市都选择"以供定需"的方式提供护理服务,没有以需求为导向提供护理服务,导致护理服务内容与需求产生严重脱节,难以有效满足日益增长的长期护理需求。由于社会化护理服务供给跟不上需求增长,难以满足失能老年人长期护理需求,更无暇顾及家庭护理者的政策需求,难以帮助减轻家庭护理者的护理压力和负担。

五、政府监管政策不完善

家庭护理者支持政策在试点探索过程中,对家庭护理者提供的直接服务支持如"喘息服务"等,出现了严重的"道德风险"问题,即很多家庭在利用"喘息服务"过程中,将失能老年人交由"喘息服务"机构短期托养之后,便置之不理,长时间不来接走入住机构的老年人,存在主观上"甩包袱""推卸责任"等倾向,并且出现失能老年人长期占据床位导致护理资源过度浪费的问题。为家庭护理者提供护理补贴,同样出现了"代理人寻租"问题,而且还产生了因"骗保"、分钱不均而产生冲突(嘉兴市)的问题。这些问题的出现与政府监管政策不完善不无关系。由于政府缺乏有效的监管惩戒措施,对于老年长期护理过程中的监管难度缺乏前瞻性政策预期,使得"代理人寻租"和"道德风险"问题频发,难以有效保证护理服务质量和减轻家庭护理者护理压力和负担。由于缺乏明确的政策指引和行之有效的问题纠纷解决办法,使得"喘息服务""现金给付"等难以发挥应有效果。因此,政府加强监管力度,建立明确的政策指引和有效的问题纠纷解决办法,对家庭护理者"推卸责任"等问题制定具体惩戒和监管措施,防止"道德风险"问题频繁发生。另外,针对"代理人寻租"问题,也需要政府加强监管,通过建立定期回访、失能老年人反馈、护理效果评价和相应的惩戒机制来达到约束代理人即家庭护理者行为的目的,避免各种不利影响,从而保证护理质量。

第六章 国外家庭护理者支持政策实践与经验借鉴

在人口老龄化和高龄化问题不断加剧、家庭护理功能不断弱化、女性就业率不断攀升以及政府财政压力不断加大的背景下,老年人失能风险逐渐成为很多国家共同面临的一种全球性社会风险。如何为越来越多体弱失能的老年人提供其生存必需的长期护理,是一项至关重要的社会政策挑战(Philippa Webb,2003)。"二战"后,随着经济的逐渐恢复和重建,西方发达国家迎来了福利发展的黄金时期,很多西方发达国家纷纷建立了福利国家,为老年人提供"从摇篮到坟墓"的一揽子福利计划,特别是机构照顾的发展为老年人提供了重要保障,然而由于机构照顾存在成本较高、"非人性化"等种种弊端,20世纪六七十年代出现了"去机构化"的浪潮,此时更贴近需求也更经济的"社区照顾"逐渐替代机构照顾得到迅速发展,此后"社区照顾"又逐渐向家庭照顾回归,很多西方国家的养老政策取向重心逐渐回归家庭,家庭护理成为老年人长期护理的普遍趋势。家庭护理是长期护理的重要资源,家庭护理者是家庭护理的主力军和中坚力量,他们为老年人长期护理做出的贡献甚至超过了机构等正式护理[1],随着老年人长期护理需求的日益高涨,家庭护理者往往承受了身心健康、经济、工作等多方面压力,面临着工作与护理之间的冲突、护理与社会参与之间的冲突、护理老年人与照顾其他家庭成员之间的冲突等一系列问题。西方国家在福利国家结构调整的过程中重新认识了正式护理和家庭护理之间的关系,家庭护理服务被认为是一种受欢迎、便宜且有前途的护理模式,家庭护理者的状况决定了失能老年人的服务获得状况[2],因此西方国家不但强调家庭护理者的护理责任和义务,而

---

① Kai Leichsenring, Jenny Billings, Henk Nies. Long–Term Care in Europe Improving Policy and Practice[M]. London:Palgrave Macmillan,2013:57–58.

② 李薇,丁启.西方国家非正式老年照护服务的支持性政策实践[J].社会保障研究,2021(3):107–111.

且更加关注家庭护理者承受的压力和面临的问题,政策重心也逐渐由关注老年人自身扩展到对家庭护理者提供政策支持方面。很多西方国家开始意识到为家庭护理者提供政策支持的重要性和必要性,家庭护理者支持政策获得快速发展。老年长期护理制度的改革与完善实际上涉及政府和家庭护理责任的分工,即不断调整政府和家庭责任边界的过程。不同福利体制下家庭护理者支持政策具有不同的政策表现,但某些政策工具或者内容如喘息服务、工作支持等被普遍采用,对家庭护理者提供政策支持,成为不同福利体制国家的一种普遍选择。通过对不同福利体制国家家庭护理者支持政策进行梳理和总结,能够从总体上把握不同福利体制下家庭护理的政策规律、政府和家庭责任边界的流动等,能够为完善我国家庭护理者支持政策提供经验借鉴。

第一节　不同福利体制下的家庭护理者支持政策

人口老龄化是西方国家福利体制变迁的重要背景,与之相伴生的长期护理制度是对各国政治、经济、人口等的结构性结晶体,其改革与完善实际上是政府和家庭的福利供给责任的重新定位和分工。① 丹麦学者考斯塔·艾斯平-安德森根据国家、市场和家庭的关系,将欧洲福利国家划分为社会民主主义福利体制、保守主义福利体制和自由主义福利体制三种类型②。安德森三种福利国家体制的划分成为进行福利国家比较研究的基础分类方法,对学术界产生了深远的影响。但是这种划分方法也受到很多女性主义学者的批评,认为这种划分方法忽视了女性在家庭中扮演的重要角色,并且对女性提供的老年护理服务缺乏关注。由于老年护理服务并不是安德森研究的重点,很多学者基于老龄化的普遍事实,在安德森分类的基础上,开始探讨老年护理服务在不同福利体制下的特征。划分依据不同,学者们对于老年护理服务的体制划分也不尽相同,其中最具典型性和代表性的

---

① 王莉.政府还是家庭:长期照护服务供给责任反思[J].学术论坛,2018(5):117-124.

② 考斯塔·艾斯平-安德森.福利资本主义的三个世界[M].郑秉文,译.北京:法律出版社,2003:29-32.

是 Anneli Anttonen 和 Jorma Sipilä 对于老年护理服务体制的划分。① Anneli Anttonen 和 Jorma Sipilä 对欧洲 14 个国家儿童照料服务和老年护理服务以及与女性劳动参与率关系进行了研究,基于国家与家庭在欧洲社会护理服务中的责任划分,将欧洲社会护理服务体制划分为四种模式:斯堪的纳维亚模式(以芬兰、瑞典、挪威、丹麦为代表)、欧洲大陆模式(以荷兰、德国、比利时、法国为代表)、盎格鲁-撒克逊收入调查模式(以英国、爱尔兰为代表)和家庭护理模式(以葡萄牙、西班牙、希腊、意大利为代表)。② 本节将根据 Anneli Anttonen 和 Jorma Sipilä 对于老年护理服务体制的分类,分别选取瑞典、德国、英国和西班牙四个典型国家对以上四种老年护理服务模式进行分析。通过对四种不同模式下典型国家家庭护理者支持政策进行梳理和总结,分析各个国家家庭护理者支持政策实践效果,从而为完善我国家庭护理者支持政策提供经验借鉴。

一、斯堪的纳维亚模式的家庭护理者支持政策

(一)斯堪的纳维亚模式的基本内涵

斯堪的纳维亚模式与安德森提出的社会民主主义福利体制颇为相似。在这种模式下,国家是社会福利最主要的供给主体,通过预先将家庭成本社会化,从而最大限度地增强个人独立性而不是增加对家庭的依赖性。在老年护理服务领域,提供长期护理服务等社会护理服务被看作是国家的责任,国家会主动承担起老年护理的责任,制度坚持普遍性原则,能否获得护理服务与个人的现实需求、阶级状况、是否就业等情况无关,而与公民资格有关,即享受老年护理服务是一项公民权利。只要取得公民资格并顺利通过评估,就可以获取由地方政府融资支持的公共护理服务。老年护理服务的供给虽然也涉及家庭和志愿性组织,但以国家供给为主,即由国家提供的正式护理服务所占比重最高。另外,在此模式下,鼓励妇女参加工作而不是操持家务,妇女的劳动市场参与率相比其他模式的国家都要高。总体上看,斯堪的纳维亚模式的特点可以概括为:普遍主义、高福利、去商品化程度高。

(二)典型国家的政策实践——以瑞典为例

斯堪的纳维亚模式又称北欧模式,主要以芬兰、瑞典、挪威、丹麦等北欧

---

① 杨红燕.去商品化与去家庭化:老年照护服务体制的国际比较:以欧洲 14 个典型国家为例[J].江淮论坛,2019(2):143-150,181.

② Anneli Anttonen, Jorma Sipilä. European Social Care Services: Is It Possible To Identify Models? [J]. Journal of European Social Policy,1996,6(2):87-100.

国家为代表。此处选取瑞典作为斯堪的纳维亚模式的典型国家,并对其家庭护理者支持政策相关实践进行分析。

　　瑞典是北欧福利国家的典型代表,通过建立正式的长期护理制度,国家承担了老年护理的主要责任。瑞典的法律中并没有规定子女对父母的法定照料责任,而是强调由国家来履行老年护理责任。瑞典包括老年人家庭帮助服务和机构护理服务在内的社会服务责任主要是由地方政府来承担。通过在地方设立各种家政服务区,为居家老人提供全天候服务,始终贯彻"在家养老"的理念。瑞典全国近 30 万人参与社区服务,50 多万老年人能够享受细致周到的照料服务。① 瑞典为家庭护理者提供了多样化的政策支持,主要包括服务支持、经济支持、工作支持等。从服务支持上看,在瑞典,对家庭护理者的服务主要有两大类:一类是专门的家庭护理者支持,即直接提供给家庭护理者的服务,包括支持群体、培训、个人咨询以及信息材料的提供等;另一类是对家庭护理者的间接支持,包括喘息服务、日间照料中心、现金补贴、陪伴服务、访问者服务、安全呼叫等。瑞典对家庭护理者的政策支持有效减轻了其护理压力和负担,同时使得老年人的社会接触不断增多,对两者的身心健康具有积极作用。② 从经济支持来看,在瑞典,如果在职的家庭护理者因需为患有疾病的老人提供护理服务而放弃工作,则可以申请护理津贴,这种津贴对家庭护理者的资格条件会有一定限制,限于正式护理服务不可及的区域。另外,瑞典政策规定,家庭护理者提供的护理时间每周不少于 20 小时,护理服务由地方政府提供报酬。从工作支持来看,瑞典为家庭护理者提供了 30 天左右的带薪护理假期,并且会为家庭护理者转换就业类型时给予一定的劳动力市场训练。另外,瑞典还为家庭护理者提供了交流经验的论坛,医疗部门、家庭护理者、失能老年人等可以通过该论坛建立对话并进行沟通交流,这种对话和交流有利于缓解家庭护理者的身心压力。瑞典还建立了"家庭护理员"制度,即由地方政府雇用家庭护理员为老年人提供家庭帮助,另外还提供家庭护理、足部护理、上门送餐、住房改造、辅助技术和交通服务等服务。③ 瑞典为家庭护理者提供了内容丰富的政策支持,在缓解家庭护理者压力和负担方面效果显著,但机构护理的减少和公共服务的

---

　　① 王彬彬.瑞典:全球最慷慨的养老保险制度[N].学习时报,2014-3-10.

　　② 李俊.支持非正式照料者:发达国家老年福利制度新动向及其对中国的启示[J].学海,2018(4):80-86.

　　③ Lennarth Johansson,et al. Informal Caregiving for Elders in Sweden:An Analysis of Current Policy Developments[J]. Journal of Aging & Social Policy,2011,23(4):335-353.

削减对家庭护理者的负面影响值得警惕。

二、欧洲大陆模式的家庭护理者支持政策

(一)欧洲大陆模式的基本内涵

欧洲大陆模式又称中欧补助模式,与安德森所提的保守主义福利体制比较相似。在这种模式下,十分重视保护传统的家庭关系,家庭被视为最主要的福利供给主体,强调辅助性原则,即只有当家庭服务其成员满足其需要的能力耗尽时,国家才会进行干预。在老年护理服务领域,提供长期护理服务的责任主要由家庭来承担,政府主要承担筹资责任,如德国、荷兰等国家通过建立长期护理保险制度来提供融资支持,政府一般提供中等水平的长期护理服务。另外,宗教组织和政治组织也是重要的护理服务供给者。这种模式下的国家关注有阶级分化的保护,权利往往依阶级归属和社会地位而定。能否获得长期护理服务以个体参加社会保险并进行缴费为前提,就业是获取服务的资格条件和基础。没有实现充分就业的群体要获得维持生活必需的社会福利只能依靠政府提供的水平较低且具有严格"家计调查"性质的社会救助。长期护理服务的提供是具有选择性的,覆盖范围往往限定于劳动者,强调建立国家、单位和个人责任分担机制。在这种模式下,社会保险往往将没有参加工作的妇女们排除在外,鼓励其留在家中操持家务,妇女的劳动市场参与率相对较低。总体上看,欧洲大陆模式的特点可以概括为:辅助性原则、家庭主义、去商品化程度相对较低。

(二)典型国家的政策实践——以德国为例

德国是欧洲大陆模式的典型代表。随着长期护理风险从家庭逐渐溢出成为一种社会风险,为有效应对这种新型社会风险和满足日益增长的长期护理需求,在"社会团结"原则和强大的国家主义传统的影响和推动下,德国通过立法建立了长期护理保险制度。德国长期护理保险政策经历了漫长的发展演化,由于时间跨度较长,这一发展和演变过程分为以下三个阶段。第一阶段:1974年之前,护理服务仍是家庭的责任。这一阶段,德国并没有完善的社会保障体系覆盖长期护理,护理服务被认为是家庭的责任,德国社会政策坚持"辅助性原则",只有家庭无力应对护理服务时,政府才会进行干预。① 根据德国1961年颁布的《联邦社会救助法案》,家庭或护理院的护理

---

① 刘芳.德国社会长期护理保险制度的运行理念及启示[J].德国研究,2018,33(1):61-76,135.

支出由社会救助体系支付,但申请长期护理救助资金必须经过严格的"家计调查",覆盖范围非常有限。第二阶段:1974—1989 年,意识到长期护理问题并开始进入政治议程。德国老年救助管理委员会于 1974 年发布了一份智库报告,引发了关于长期护理问题的广泛讨论。老年救助委员会建议从社会政策角度解决长期护理问题,而地方政府和慈善机构则以财务为由游说联邦议会进行长期护理。经过广泛讨论,最终于 1980 年形成了三个竞争性的解决方案:①将长期护理服务纳入医疗保险范畴;②建立长期护理社会保险,由疾病基金管理;③实施由联邦政府和州政府资助的《长期护理保险法案》。① 联邦政府虽已意识到长期护理问题的重要性,但仍没有将长期护理问题纳入政治议程。虽然 1984 年之后长期护理问题逐渐被纳入政治议程,但仍没有就如何解决长期护理问题达成共识,直到 1987 年《健康改革法案》获得议会通过,政府将长期护理服务纳入医疗保险范畴,有关长期护理问题才达成了一定共识。第三阶段:1990—1994 年,最终达成共识,出台《长期护理保险法案》。1990 年以来,全面解决长期护理问题进入社会政策议程,1992 年 1 月,大联合政府经过谈判,最终达成共识,同意建立长期护理保险制度。经过近 20 年的思考和辩论,德国在 1994 年颁布了《长期护理保险法案》,决定实施强制性的长期护理社会保险,对各年龄段人口进行全覆盖,1995 年 4 月和 1996 年 7 月先后覆盖了家庭护理和护理院护理。长期护理保险成为德国医疗保险、意外保险、养老保险和失业保险之外社会保障体系的第五大险种。②

　　在传统社会救助难以满足日益增长的老年长期护理需求的背景下,长期护理保险制度的建立是对"号召家庭责任回归"的政治诉求的有效回应。德国长期护理保险制度具有浓浓的"家庭化"取向。德国以长期护理保险制度为基础,为家庭护理者提供了法律、服务、经济、工作等多样化支持,形成了完备的支持政策体系。德国对家庭护理者的政策支持始终贯穿于《长期护理保险法》等法律之中,家庭护理者被视为重要的利益相关者,被纳入政策考量范畴。在德国,家庭护理非常常见,100 多万官方护理接受者(约占总数的 46%)完全由家庭成员照顾,从而使家庭护理成为德国长期护理系统中

　　① Ralf Gotze,Heinz Rothgang. Fiscal and Social Policy:Financing Long-Term Care in Germany[J]. 苏健,译. 江海学刊,2015(5):42-47.
　　② 郝君富,李心愉.德国长期护理保险:制度设计、经济影响与启示[J].人口学刊,2014,36(2):104-112.

最重要部分。① 德国对家庭护理从法律层面予以认可并给予政策支持，《社会法典》第1章第3条规定，长期护理保险的给付优先考虑能够长期在家庭环境下进行的居家护理。②《社会法典》第5编规定，承担家庭护理责任的妇女等群体无须额外缴纳长期护理保险费用，有权享受参保人员同等待遇，且有权向保险机构提出给付申请。德国长期护理保险制度规定，如果家庭成员一周至少提供14小时的护理服务，长期护理保险将为其安排休假，缴纳社会保险。③ 2015年1月出台的《家庭与职业协调法》规定，在职者每年可以享受10天短期紧急护理假，这个假期主要用于照顾突患急病的父母或其他家庭成员，假期期间工资水平相当于正常工资水平的67%，由护理保险公司支付。④ 另外，在职者有权利享受长期护理假（半年以上），使其可以有更多时间为亲属提供护理服务。护理假期期间，在职者享有解雇保护权，雇主不能以任何理由予以解雇。2015年1月、2016年1月，《护理加强法案》第一部、第二部先后生效。这两部法案进一步加强了对家庭护理者的支持，更好地保障了家庭护理者享受养老保险、失业保险和促进就业政策的权利，实现了工作与护理之间的协调，此外，法律规定，长期护理保险有义务向亲属等家庭护理者提供免费培训，使其提供的护理服务更加专业。⑤ 服务支持方面，德国政府于2008年长期护理保险改革行动中专项成立了照料小站，为家庭护理者提供咨询和培训服务，家庭护理者的护理技能得到提升，护理服务更专业规范。⑥ 另外，德国长期护理保险建立了监管和审核机制，长期护理保险基金从2011年开始对家庭护理服务进行监管和审核，这种机制极大地保证了家庭护理的质量和稳定性，也有利于提高家庭护理的服务效率。经济支持方面，德国长期护理保险提供现金给付选项，受益对象可以自由选择实物给付或现金给付，德国政府通过使用现金给付来鼓励使用私人服务而非专业服务，通过提供现金津贴鼓励家庭护理。在德国，72%住家的受益人

① Hendrik Schmitz, Matthias Westphal. Short-and medium-term effects of informal care provision on female caregivers' health[J]. Journal of Health Economics,2015,42(7):174-185.

② 陶建国.德国老人家庭护理休假法制及其对我国的启示[J].德国研究,2013,28(4):52-61.

③ Campbell J C, Ikegami N, Gibson M J. Lessons from Public Long-term Care Insurance in Germany and Japan [J]. Health Affairs,2010,29(1):87-95.

④ 柴野.德国依法保障职工一年享10天紧急护理假[N].光明日报,2014-11-18.

⑤ 华颖.德国长期护理保险最新改革动态及启示[J].中国医疗保险,2016(7):67-70.

⑥ 仲利娟.长期护理保险家庭化:来自德国的证据[J].学海,2018(4):73-79.

选择现金给付的形式获取长期护理服务。① 现金给付通过将经济价值引入家庭护理服务,强化了家庭护理服务供给热情,有利于社会资源与家庭护理资源的进一步融合,从而更好地满足老年人长期护理需求。工作支持方面,德国于 2008 年颁布的《护理假期法》规定,家庭护理者因医疗原因突然离开工作岗位,给予其无薪护理假期(不超过 10 天),用于护理安排;家庭护理者享有减少工作时间的权利(在超过 15 人以上的公司工作),每年最多 6 个月。② 由于家庭护理者对没有工作收入的护理假期和事业中断的不利影响存有疑虑,《护理假期法》的实施效果不太理想。③ 为解决这些问题,实现工作与护理关系的进一步平衡,德国 2011 年出台的《家庭护理假期法》规定雇员可以享受长期护理假期,但工作时间不能少于每周 15 小时(为期 24 个月),另外雇主和雇员都可以享受免息贷款。尽管该法律延长了护理假期时间,使得家庭护理者继续工作的可能性大大增加了,但对该法律的质疑也一直没有停止。2014 年德国出台的《家庭、护理与职业协调改善法》扩大了"近亲属"的范围,增加了护理假期的新情形即当近亲属疾病恶化至晚期,仅剩几周或几月生存预期时,家庭护理者可以享受最高不超过 3 个月的护理假期,家庭护理者可以申请护理补助费和无息贷款来保障基本生活。这次修改对德国家庭护理制度基本结构产生了显著影响,家庭护理者获得了减少工作时间的法定请求权。④

虽然我国与德国在人口结构、家庭责任分工、就业结构等方面存在根本性差异,但在人口老龄化和家庭小型化等方面表现出了一致的发展趋势,而且德国鼓励家庭护理的制度特色与我国传统"孝文化"的养老伦理不谋而合。德国是世界上少数几个通过立法推行长期护理保险政策的国家之一,建立的长期护理社会保险制度,因其制度设计精良和实际运转的良好可持续,为其他国家提供了重要参考。尽管德国在给予家庭护理者政策支持的实践过程中(包括立法)既有成功经验又有缺陷和质疑,但整体来看,作为社会保险制度的发源地,德国对家庭护理者的政策支持实践对尚处于试点探索阶段的我国家庭护理者支持政策而言,仍具有较大的借鉴价值。

---

① 黄枫,傅伟.政府购买还是家庭照料?——基于家庭照料替代效应的实证分析[J].南开经济研究,2017(1):136-152.

② Johannes Geyer, Thorben Korfhage. Long-term Care Insurance and Carers' Labor Supply-A Structural Model[J]. Health Economics,2015,24(9):1178-1191.

③ 刘冬梅.德国老年福利制度研究[J].社会政策研究,2018(2):31-47.

④ 刘冬梅,戴蓓蕊.德国社会法中的家庭福利政策[J].德国研究,2017,32(3):81-97.

三、盎格鲁–撒克逊收入调查模式的家庭护理者支持政策

(一)盎格鲁–撒克逊收入调查模式的基本内涵

盎格鲁–撒克逊收入调查模式与安德森所提的自由主义福利体制比较相似。在这种模式下,占据支配地位的是经济调查式的社会救助、少量的普遍性转移支付或作用有限的社会保险计划。市场是最主要的福利供给主体,坚持"市场优化"原则和"市场竞争机制",政府遵循补缺性原则,政府提供的公共服务往往是给予那些低收入的、依靠国家救助的困难群体,这种给付以经济调查为基础,资格条件十分苛刻,给付数额也相对有限。国家往往通过运用积极和消极两种手段来促使市场机制发挥作用,即积极手段是对私人部门福利计划予以补贴,消极手段就是只提供最低限度的给付。在老年护理服务领域,市场是长期护理服务的主要责任承担者,对于经济充裕的群体来说,他们希望社会组织能够为其提供单独的服务,商业化护理服务扮演着非常重要的角色。政府提供的长期护理服务仅仅给予收入有限、生活困难的群体,且给付水平非常有限,只能维持目标群体的基本生存生活需求。补缺性原则限制了公共权利的扩张,社会分层化倾向较为明显。总体上看,盎格鲁–撒克逊收入调查模式的特点可以概括为:市场化原则、补缺性原则、去商品化程度最低。

(二)典型国家的政策实践——以英国为例

英国是盎格鲁–撒克逊收入调查模式的典型代表。为有效应对人口老龄化高龄化问题和老年长期护理需求的增长,英国出台了一系列法律法案来支持家庭护理者,并对家庭护理者提供服务支持、经济支持、工作支持和其他支持等,形成了完备的支持政策体系。英国早在 1995 年就出台了《照料者(认可和服务)法案》,此后又陆续出台了《照料者(平等机会)法案》、《工作与家庭法案》等,对家庭护理者给予经济(护理者津贴、税收减免等)、社会服务(托管护理、家务帮助、心理辅导、护理者互助等)、就业和社会参与(特别课程、远程教育等)等政策支持。[①] 英国于 1999 年提出了护理者国家战略,该战略对护理者的价值被社会普遍认可和家庭护理者支持政策的发展起到了至关重要的作用。服务支持方面,2000 年,英国政府建立了一个全国性的护理服务体系,通过专项拨款,督促地方自治体提供喘息服务,并且

---

① 李小健.家庭养老支持政策的国外镜鉴[J].中国人大,2012(14):30.

建立家庭护理者支持网络。① 2014年颁布《照护法》,对家庭护理者如何获取支持性服务的程序进行了规定,该法案规定地方政府需要按照需求评估(获取政策支持的起点)、支持计划(具体支持方案和编制预算等)、服务供给(政府购买、服务市场等)的程序为家庭护理者提供政策支持,即使家庭护理者没有通过需求评估和资产评估,地方政府都需承担起提供信息和建议的责任,确保他们获取满足自身需要的服务。经济支持方面,对家庭护理者的支持主要有护理津贴、税费减免和社会保险等方式。英国政府会给予护理老年人达到一定时间的家庭护理者一定的经济补贴即护理津贴。家庭护理者申请护理津贴需满足以下条件:第一,年龄需达到16周岁以上;第二,每周税后收入需低于120英镑;第三,现阶段没有接受全日制教育;第四,每周护理时长不少于35小时;第五,过去三年需有至少两年在英国居住。家庭护理者申请的护理津贴和其他收入加总如果超出个人所得税免征额,那么这种护理津贴还需缴纳税款,而且当家庭护理者申请了国民年金、失业津贴、生育津贴等福利后,如这些福利额度高于护理津贴,则不再发放护理津贴,如果低于护理津贴,则发放高出的部分。英国政府通过建立家庭责任保障制度,为因护理老年人而无法工作或收入较低的家庭护理者提供补充养老金,从而保证其退休后的生活质量。另外,英国还设立了个人预算制度,可以用以购买主流服务,也可以以现金支付给家庭护理者。英国政府还为家庭护理者提供了税收减免政策,当家庭护理者提供高强度护理不得不与被护理者长期居住在一起而空出自己的住所时,家庭护理者的房屋可以免征地方税,当家庭护理者的家中都是精神障碍者时,因无力支付税费可以免征地方税,另外政府还会为经过"家计调查"符合条件的低收入家庭提供地方税减免优惠政策。只要满足失能老年人申请到护理津贴(针对失能老年人的津贴)、每周护理时长超过20小时的条件,家庭护理者就可以申请社会保险保障,这种社会保险权益可以视同国民保险缴费,可以确保国民保险缴费记录不中断,从而可以降低因长期护理需减少或放弃工作对未来养老金权益的影响程度。工作支持方面,英国政府鼓励企业为家庭护理者提供休假制度和弹性工作安排等支持,以方便家庭护理者为失能老年人提供护理服务,减轻其护理压力和负担。另外,英国法案规定,在职的家庭护理者有权要求企业(雇主)提供紧急特许事假,以方便家庭护理者请假照顾失能老年人。其他支持方面,英国建立了个案管理制度,通过个案管理人评估个人的社区照

---

① 王晶,张立龙.老年长期照护体制比较:关于家庭、市场和政府责任的反思[J].浙江社会科学,2015(8):60-68.

顾需求,通过与客户沟通设计社区照顾服务包,将各方资源进行整合,个案管理人不仅可以帮助认定家庭护理者的需求,而且能够起到协调各方作用,不仅有利于减轻家庭护理者压力和负担,而且能够提高服务利用率(朱浩,2014)。另外,英国政府还为家庭护理者提供了照料者互助、远程教育等多样化支持。

从实施效果来看,自2014年以来,家庭护理者支持性服务的受益人数呈现不断减少的发展趋势,信息和咨询服务是地方政府最重要的一种服务,其他服务由于财政投入紧缩不得已进行了压缩,所占比重相对较小。另外,面对快速猛增的申请评估的家庭护理者数量,地方政府没有做好充足的准备加以应对,导致出现通过了评估却无后续服务响应的尴尬现象。调查显示,获得服务的家庭护理者对服务的满意度呈现不断下降的趋势。尽管英国的家庭护理者支持政策仍然没有脱离自由主义"补缺性"的特征。如为家庭护理者提供的护理津贴,并不是所有具有护理需求的群体都可以获得,具有护理需求的群体要面临严格的经济调查和审核,而且这种护理津贴难以替代工作收入,对减少家庭护理者的贫困作用微乎其微,家庭护理者支持政策在实际执行过程中还出现了种种问题。但英国政府的家庭护理者支持政策仍然具有很多亮点值得我国借鉴:第一,护理者国家战略为家庭护理者支持政策描绘了美好蓝图,为政策实施制定了长短期规划,对政策的发展起到了至关重要的作用。第二,财政支持对家庭护理者支持政策的发展具有关键作用。在2008年金融危机爆发之前,充裕的财政投入保障了家庭护理者支持政策的稳定运行,受益人数不断增加。然而2009年之后,由于受社会福利支出不断紧缩的影响,家庭护理者能够享受的服务内容越来越少,服务质量不断下滑,只评估而无后续服务响应的问题逐渐暴露,出现家庭护理者福利水平不断下降的局面。可见,充裕的财政投入是保障家庭护理者支持政策实施效果的重要手段和物质基础。第三,意见征集和调查研究对于完善家庭护理者支持政策必不可少。英国政府在家庭护理者支持政策实施过程中,在全国范围内先后进行了三次大规模的意见征集活动,通过向家庭护理者、政府机构、研究机构、志愿组织等收集关于政策实施效果、政策改进方面的信息和建议,为家庭护理者支持政策的完善提供了重要依据。另外,英国将家庭护理者政策支持的相关问题纳入人口普查的做法独具特色,通过对家庭护理者状况和政策实施状况进行深入调查研究,可以为完善家庭护理者支持政策提供重要理论支撑。

四、家庭护理模式的家庭护理者支持政策

(一)家庭护理模式的基本内涵

家庭护理模式又称南欧模式或者地中海国家模式,在这种模式下,家庭被视为最主要的福利供给主体,政府等公共部门在福利供给中扮演着相当不重要的角色,政府提供的社会福利十分有限。在老年护理服务领域,家庭是长期护理服务的主要责任主体,主要由家庭护理者来满足失能老年人长期护理需求,当然经济富裕群体往往会寻求购买私人护理服务(商业服务)来满足长期护理需求。家庭护理模式的国家长期护理服务往往在非正式领域进行生产,即非正式护理服务所占比重非常高,政府等公共部门在长期护理服务供给中作用相当有限,由政府等公共部门提供的长期护理服务十分有限,正式护理服务比较缺乏。由于家庭在老年长期护理服务中承担着主要责任,因而妇女的劳动力市场参与率比较低。总体来看,家庭护理模式的特点可以概括为:补缺性特征、家庭主义、正式服务缺乏。

(二)典型国家的政策实践——以西班牙为例

西班牙是家庭护理模式的典型代表,具有家庭护理模式的一般特征,即一方面受"家庭主义"理念的影响,家庭被视为提供长期护理服务的主要责任主体,另一方面政府的作用十分有限,仅以税收收入为老年人及其家庭提供有限的津贴。西班牙具有浓厚的家庭护理传统,家庭护理非常普遍,有超过一半的家庭护理者为老年人提供每周超过 20 小时的长期护理服务,西班牙 70% 的长期护理服务是以非正式护理服务的形式存在,家庭护理在老年长期护理服务领域发挥了重要作用。随着人口老龄化高龄化问题的不断加剧和家庭结构的变迁,家庭护理者面临着前所未有的巨大压力和挑战,家庭护理面临着难持续的困境。因此,为了保证家庭护理的可持续发展,西班牙进行了一系列制度改革,加强了对家庭护理者的政策支持。从立法支持上看,西班牙于 2006 年出台了《推动失能者照护与自立法案》,在该法案中明确规定西班牙建立老年长期护理制度,从法律上保障失能老年人及家庭护理者的合法权益,保障其基本生活质量和满足其长期护理需求。从服务支持来看,西班牙老年长期护理制度提供了日间(或夜间)护理服务、护理院服务等多种服务形式,为家庭护理者提供支持。日间(或夜间)护理服务为家庭护理者提供可以短暂休息的喘息服务和专业咨询服务,护理院服务则是利用周末或节假日提供临时性护理服务,家庭护理者可以进行短暂的休息调整。从经济支持来看,西班牙为鼓励家庭护理,向失能老年人发放护理津

贴,失能老年人可以以此对家庭护理者提供的护理服务进行支付,这种津贴标准为每月 300~519 欧元。另外,对于高度失能二级的老年人家庭护理者来说,西班牙老年长期护理现金待遇为其提供了补助,这种补助不仅包含每月 520.69 欧元的现金补助,而且还包含每月 164.54 欧元的社保和职业培训补助。[①]

我国与西班牙一样面临着家庭护理功能不断弱化、女性劳动市场参与率不断提高(就业率不断攀升)等问题,而西班牙为保证家庭护理的可持续发展,一方面对家庭护理者加强政策支持,另一方面是积极协调促进正式护理服务的供给,这种做法是对传统"家庭主义"理念的一种修正,能够对我国家庭护理责任的传承和政策设计提供有益借鉴。

第二节　国外家庭护理者支持政策实践经验与启示

从不同福利体制下典型国家的家庭护理者支持政策实践可以看出,无论是以瑞典为代表的斯堪的纳维亚模式、以德国为代表的欧洲大陆模式、以英国为代表的盎格鲁–撒克逊收入调查模式,还是以西班牙为代表的家庭护理模式,各个国家政策决策者不但重视失能老年人的长期护理需求,而且也非常重视家庭护理者的政策需求。各典型国家都将家庭护理者作为重要的利益相关者,给予整体性制度安排,不仅从立法上保障家庭护理者的合法权益,而且还积极为家庭护理者提供喘息服务、知识和技能培训服务、心理干预与疏导服务、信息咨询服务等多样化服务支持,护理津贴、税收优惠和社会保险(代缴)等经济支持,护理假期、弹性工作安排和就业指导等工作支持,另外有些国家还提供个案管理、远程教育等其他支持。从各典型国家采取的政策支持措施可以看出,西方国家已经建立了完备的家庭护理者支持政策体系,在减轻家庭护理者护理压力和负担、帮助家庭护理者提升护理能力、增进家庭护理者福利方面,取得了显著成效,这些好的实践和相对成熟的经验,对于同样面临人口老龄化高龄化、家庭护理功能不断弱化问题的我国来说,具有重要的参考和借鉴价值。

---

① 罗丽娅,郭林."家庭主义福利"的审视与再修正:来自西班牙老年长期照护服务发展的经验[J].国外社会科学,2019(4):112–121.

一、政策实践经验

不同福利体制国家因福利制度、社会文化、价值偏好等的差异,对家庭护理者支持性措施也不尽相同,但长期护理制度改革过程中仍然具有某些共性的东西,欧洲国家长期护理制度模式和改革的实践经验,对我国家庭护理者政策模式选择具有重要参考价值。

第一,政府与家庭合理责任分工。随着人口老龄化高龄化问题不断加剧、老年人长期护理需求不断高涨、家庭护理功能不断弱化且可获得性资源不断萎缩,不同福利体制国家开始重新审视不同主体在长期护理中的角色和责任分担,力图达到政府、市场和家庭等新的平衡。家庭护理者支持政策的出台和调整实际上是政府和家庭等主体责任重新界定和合理分担的过程。斯堪的纳维亚模式各典型国家政府和家庭责任边界调整主要体现在一方面对政府提供的公共长期护理服务普遍性进行调整,另一方面加强家庭及家庭护理者的责任。欧洲大陆模式国家一方面加强了长期护理服务的普遍性,另一方面引入市场竞争机制,减少政府干预,更加强调家庭和市场的长期护理责任。盎格鲁-撒克逊收入调查模式国家,在推动社区照顾和居家照顾的过程中,逐渐增加了家庭责任。而家庭护理模式与斯堪的纳维亚模式正好相反,在强调家庭护理可持续发展的基础上,增加了政府服务供给责任。如在西班牙,2006 年出台了《赡养法》之后,扩大了现有的家庭护理计划,增加了公共护理服务的覆盖范围。[①] 政府与家庭的合理责任分工,形成了正式护理与家庭护理之间的合作,国家负责提供专业化、强度大的护理服务,家庭负责提供非专业化、强度小的护理服务,这种合作一方面可以优化护理资源配置,另一方面可以减轻家庭护理者护理压力和负担。

第二,通过政策支持来消化家庭护理成本。随着人口老龄化高龄化问题的不断加剧,家庭护理功能的不断弱化,妇女就业率不断攀升导致家庭可获得性资源不断萎缩,为失能老年人提供家庭护理的成本不断增加,且家庭逐渐难以承受这种成本增加的压力。同样随着失能老年人长期护理需求日益高涨,对护理资源的需求日益增加,政府亦难以通过机构护理方式来化解老年人失能风险。政府、市场和家庭长期护理责任的重新调整和界定,使得

---

① Margarita León, Emmanuele Pavolini. 'Social Investment' or Back to 'Familism': The Impact of the Economic Crisis on Family and Care Policies in Italy and Spain[J]. South European Society and Politics, 2014, 19(3): 353-369.

老年长期护理责任更多向家庭倾斜,长期护理服务表现出逐渐回归家庭的发展趋势。在此背景下,为增强家庭责任,让家庭护理者更多地介入老年长期护理服务供给中,就必须通过政策支持来消化家庭护理的成本,通过服务支持、经济支持、工作支持等政策设计来减轻家庭护理者的护理压力和负担。不同福利体制下各典型国家建立的家庭护理者支持政策体系,正是通过政策支持消化家庭护理成本的一种积极探索和重要表现,这种政策支持在一定程度上增强了家庭的护理能力,并且加强了家庭重要福利供给主体的地位。

第三,多样化政策工具组合使用。政策工具研究于 20 世纪 80 年代兴起,迅速成为学术界关注的焦点[1],并逐渐形成了一个新学科领域[2]。政策工具作为政策目标的一种实现手段,将政策目标与结果紧紧联系起来,发挥着重要中介桥梁作用,选择的政策工具是否合适,对政策结果而言关系重大。通过对不同福利体制下各典型国家家庭护理者支持政策实践经验进行梳理和总结可以发现,这些国家都是采取多样化政策工具组合使用的方法给予家庭护理者政策支持,这与"社会照顾理论"强调的服务支持、经济支持和时间支持等政策工具理念较为契合,家庭护理者支持政策所涉及的政策工具主要有服务支持、经济支持和工作支持等。服务支持主要包括喘息服务、知识和技能培训服务、心理干预与疏导服务、信息咨询服务等,经济支持主要包括护理津贴、税收优惠和社会保险等,工作支持主要包括护理假期、弹性工作安排和就业指导等。要完善我国家庭护理者支持政策,需要把多样化政策工具进行组合使用。

二、政策启示

由于正式长期护理服务体系并不健全,机构护理和社区护理等并不完善,家庭仍然是长期护理服务的主要供给主体和责任主体,家庭护理仍然是最主要且是老年人首选的护理服务供给形式。不同福利体制国家对家庭护理者的支持因福利制度、社会文化和价值偏好等存在差异而不尽相同,中外国情不同,因而无法照搬任何一种模式。但欧洲不同模式下各典型国家积极探索对家庭护理者进行政策支持,已建立相对成熟完备的家庭护理者支

---

① 葛蕾蕾,方诗禹,杨帆.政策工具视角下的高校毕业生就业政策文本量化分析[J].国家行政学院学报,2018(6):165–170,193.

② 陈振明.政府工具导论[M].北京:北京大学出版社,2009:2.

持政策体系,其中好的实践经验对于我国完善家庭护理者支持政策能够提供有益启示。

第一,重塑和发扬"孝道伦理"文化传统。由于长期以来受"养儿防老""孝文化""家本位"等传统儒家思想的影响,家庭养老受到人们普遍的推崇和认同,家庭养老是老年人最期望最钟爱的养老方式,也是老年人养老的首要选择。在老年长期护理需求产生以后,家庭护理仍然被视为老年人的首要选择。随着工业化、城市化进程的不断加快,家庭结构的变迁和居住方式的分离,传统"孝道伦理"影响下的养老理念受到较大冲击,家庭护理功能不断弱化。从政策上看,不仅缺乏支持家庭的政策设计,甚至拥有完整的家庭反而成为获取政策支持一种障碍。西方国家实践经验表明,回归家庭、支持家庭发展成为老年长期护理服务发展的普遍趋势,也是很多西方国家社会政策的一个新支点。西方国家的实践经验表明,家庭仍然是老年长期护理服务的主要供给主体和责任主体,德国长期护理保险政策设计具有鲜明的"家庭化"取向,以西班牙为代表的家庭护理模式表现的尤为明显,甚至在斯堪的纳维亚模式以国家为主要责任主体的国家,家庭仍然承担了重要的护理责任。因此,借鉴西方国家的实践经验,在构建家庭护理者支持政策的过程中,需要重塑和发扬"孝道伦理"的文化传统,支持家庭自身的发展,提高家庭护理能力,完善家庭护理功能,充分尊重和巩固家庭内"代际团结"传统(刘德浩,2016)。

第二,加强顶层制度设计,提供立法保障。不同福利体制国家政策决策者在进行政策设计时都非常重视家庭护理者的需求,将家庭护理者作为重要的利益相关者,纳入政策考量范畴。很多欧洲国家纷纷通过立法保障家庭护理者的合法权益,并推动家庭护理者支持政策的落地实施。如德国出台了《社会法典》《长期护理保险法》《家庭与职业协调法》以及《护理加强法案》第一部和第二部等一系列法律,对家庭护理者合法权益提供法律保障。英国陆续出台了《照料者(认可和服务)法案》《照料者(平等机会)法案》《工作与家庭法案》等一系列法案,给予家庭护理者经济、社会服务、就业和社会参与等支持。西班牙于2006年出台了《推动失能者照护与自立法案》,对失能老年人及家庭护理者提供支持。我国目前尚未将家庭护理者作为重要利益相关者纳入政策考量范畴,缺乏顶层制度设计和立法保障,缺乏支持家庭护理者的更广泛的政策环境。因此,借鉴西方国家的立法实践经验,加强顶层制度设计和提供立法保障,对于完善家庭护理者支持政策具有重要意义。

第三,制定平衡工作与护理角色的政策。从西方国家的实践经验来看,家庭护理者支持政策与就业政策结合更加紧密,家庭护理者支持政策的出台大部分原因在于对就业市场提供支持,减少家庭护理者工作与护理之间的冲突。家庭护理者积极参与劳动力市场,可以增加其社会资本,使其不与社会脱节,也能一定程度上降低其社交成本。越来越多的家庭护理者尤其是女性家庭护理者在提供长期护理的同时又非常渴望能够参与劳动力市场,实现自身价值。因此家庭护理者支持政策将关注的焦点放在如何有效减轻家庭护理者经济、身心健康压力,以及提供什么条件可以实现工作与护理角色的适宜转换等问题上。为此,政府不仅给予家庭护理者服务支持政策和经济支持政策,还倡导企业积极履行社会责任,给予家庭护理者护理假期、弹性工作安排、就业指导等工作支持。在渐进性延迟退休年龄的大背景下,我国家庭护理者将面临工作与护理的双重压力。然而受社会保险缴费不堪重负和市场竞争日趋激烈等原因影响,企业缺乏履行社会责任的动力和热情,对家庭护理者的工作支持政策迟迟无法落实。因此,亟需政府出台平衡工作与护理角色的政策,从政策层面为家庭护理者提供支持,从而减少工作与护理角色的冲突。

第七章 我国家庭护理者支持政策完善与实施机制创新

随着人口老龄化和高龄化问题的不断加剧,失能老年人数量和规模加速扩张,随之而来的是失能老年人长期护理需求的不断高涨,长期护理风险逐渐从家庭溢出到社会,成为一种新的社会风险。传统"养儿防老"的观念受到较大冲击,而且社会保障制度和计划生育制度在长期护理领域存在固有局限,再加上家庭趋于小型化、核心化、高龄化和空巢化,失能家庭不断增多,在这些因素的共同作用下,家庭面临的护理风险不断上升,家庭护理能力不断弱化。家庭在提供长期护理和化解长期护理风险方面已倍感无力。然而受"孝道伦理"等"孝文化"传统的影响,我国有着悠久的家庭养老传统,家庭仍然是长期护理服务的主要供给主体和责任主体,政策设计仍然倾向于强化家庭护理责任,并且在法律上对家庭(成员)的责任和义务进行了明确规定。家庭护理能力不断弱化的现实与强化家庭护理责任的政策定位之间产生了难以调和的冲突。家庭护理者在创造巨大经济价值和社会价值的同时,面临着"经济成本""健康成本""机会成本""知识成本"和"社交成本"等一系列成本问题和挑战。家庭护理者支持政策有利于减轻家庭护理者的护理负担和经济负担,增加家庭护理者的社会资本,为家庭护理者提供政策支持是一种理性必要的政策选择。伴随着生育率的持续低迷,人口老龄化高龄化问题的不断加剧,家庭趋于小型化、核心化、高龄化和空巢化,女性就业率的不断攀升和人口流动性的不断加快,家庭照料能力不断下降,家庭同市场一样也出现了失灵现象,因此需要政府采用照料津贴、照料服务、照料假期和就业支持等一系列政策工具来完善家庭照料功能。① 目前我国的家庭护理者支持政策仍处于试点探索阶段,绝大多数地区对家庭护理者仍然缺乏关注,政策设计较少顾及家庭护理者的合法权益。借鉴西方国家好的

---

① Francesca Bettio, Janneke Plantenga. Comparing Care Regimes in Europe [J]. Feminist Economics, 2004, 10(1):85-113.

实践经验和成熟做法,在不断强化家庭护理责任的基础上,应将家庭护理者作为重要的利益相关者,与失能老年人等群体放在同等重要地位上,将其纳入政策考量范畴。在坚持老年人与家庭护理者权益并重、权利和责任共生、"家庭友好"等理念和遵循多元主体协同共治、政府主导、因地制宜、可持续发展、工作与家庭平衡等原则的基础上,对家庭护理者进行整体性系统性政策设计,通过服务支持、经济支持和工作支持等主体性支持政策,并辅之以文化引领、法律保障、调查评估和住房保障等配套性支持政策,为家庭护理者提供政策支持,通过筹资、部门协同、评估等机制保证家庭护理者支持政策的落地实施,完善我国家庭护理者支持政策体系。

第一节　家庭护理者支持政策的价值理念与原则

一、家庭护理者支持政策的价值理念

(一)老年人与家庭护理者权益并重

完善家庭护理者支持政策体系,首先需要厘清政策视角是老年人还是家庭护理者的问题。我国养老服务等政策均以老年人为基础进行构建,这些政策往往重点关注老年人的合法权益,以老年人视角进行政策设计,对家庭护理者缺乏关注,缺乏从家庭护理者视角出发的政策设计。无论是国家层面出台的政策,还是地方层面开展试点推行的政策,均是以失能老年人为基础进行政策构建,力图解决失能老年人尤其是重度失能老年人的长期护理难题。绝大多数长期护理保险试点城市和地区都缺乏对家庭护理者的关注,即使在荆门市、上饶市、成都市和青岛市等少数为家庭护理者提供支持的试点城市,其长期护理保险政策仍然是以失能老年人为政策对象,对家庭护理者提供支持也是为了实现满足失能老年人长期护理需求的政策目标。家庭护理者在提供长期护理服务过程中面临着"经济成本""健康成本""机会成本""知识成本"和"社交成本"等一系列成本问题和挑战,有学者对北京市、安徽省、山东省等地区的一些女性家庭护理者访谈发现,受访者对提供长期护理的感受频繁提及"力不从心""紧张焦虑""精力不济"等词汇(马焱,2013),家庭护理者尤其是女性家庭护理者具有强烈的政策需求。

对家庭护理者提供政策支持,并不意味着要放弃现有的"老年人视角",因为家庭护理者支持政策最终目的是要满足失能老年人长期护理需求,为失能老年人提供高质量护理服务,提高失能老年人生活质量。因此,家庭护理者支持政策非但不能舍弃"老年人视角",反而还需要强化"老年人视角"。现实中子女虐待老人的情况时有发生,因此需要保留失能老年人的追责权利,帮助失能老年人捍卫自身权益和尊严。家庭护理者支持政策需要在强化现有"老年人视角"的基础上,增加"家庭护理者视角",Alexis J. Walker,Clara C. Pratt,Linda Eddy(1995)研究发现,在性别理论和社会文化规范的共同作用下,女性往往被视为家庭护理的主要承担者,女性对赋予的"护理者"角色往往比较认同,在提供长期护理的过程中压力体验要更强。① 家庭护理以女性为主,具有较为明显的女性化趋势②③④⑤⑥⑦。因此考虑到家庭护理者女性化的发展趋势和现实,还需要增加"社会性别视角",这也与社会照顾理论"性别共担"的理念相契合。家庭护理者支持政策需要兼顾"老年人视角""家庭护理者视角"和"社会性别视角",不能有所偏废。

(二)权利和责任共生

完善家庭护理者支持政策体系,还需要厘清政策取向是责任取向还是权利取向的问题。无论是养老服务政策还是长期护理保险政策,都表现出重责任而轻权利的政策取向。我国目前出台的法律和相关公共政策,在家庭养老方面,均强调家庭护理者为老年人提供长期护理是一种义不容辞的责任和义务,家庭护理者被视为一种理所当然的护理资源,家庭护理者往往被看作是提供长期护理的一种"责任主体"。然而家庭护理者在提供长期护理服务的过程中付出了大量时间、精力、身心健康、经济等"隐性成本",他们贡献了大量的无酬劳动,但他们创造的经济价值、社会价值和应该享有的合

---

① Alexis J Walker, Clara C Pratt, Linda Eddy. Informal Caregiving to Aging Family Members:A Critical Review[J]. Family Relations,1995,44(4):402-411.

② 刘柏惠.我国家庭中子女照料老人的机会成本:基于家庭动态调查数据的分析[J].人口学刊,2014,36(5):48-60.

③ 陈蓉,胡琪.社会化养老趋势下家庭照料的作用及支持体系研究[J].城市观察,2015(3):126-131.

④ 陈蓉.老年家庭照顾者的照料负担及支持体系研究[J].城市观察,2017(1):127-134.

⑤ 石人炳,罗艳.中国"老年照料三棱锥体"供给体系建设构想[J].华中科技大学学报(社会科学版),2017,31(4):103-109.

⑥ 江苏芬.人口老龄化背景下女性家庭照料者的社会支持体系构建[J].重庆工商大学学报(社会科学版),2018,35(2):67-71.

⑦ 谢琼.重视家庭作用 健全社会福利服务体系[J].中国社会保障,2018(5):64-65.

法权益却尚未被纳入法律和相关公共政策的考量范畴,对于如何保障家庭护理者的合法权益,提高其提供护理服务的能力,帮助其履行长期护理责任、义务,增进其福利并促进其全面发展,缺乏整体性系统性政策设计。家庭护理者仅仅是一种"责任主体",还远不是一种"权利主体"。权利与义务不对等,造成家庭护理者合法权益难以获得政策保障。因此,家庭护理者支持政策既要把家庭护理者看作是一种"责任主体",又要视其为一种"权利主体",在强调家庭护理者为老年人提供长期护理服务责任和义务的同时,也要将家庭护理者应享有的合法权益纳入政策设计考量范畴。只有权利与义务实现对等,才能满足家庭护理者的政策需求,并调动其积极性和主动性,从而更好地实现老年长期护理的政策目标。

（三）"家庭友好"发展型理念

家庭是最基本的社会单位和福利单元,是老年人最主要的活动场所,老年人不仅可以从家庭获取最基本的日常生活保障,而且还可以获得大量的情感支持。家庭曾经是中国社会最有价值的资产,家庭的养老责任与功能并不能被任何养老政策所取代,家庭在供给精神慰藉、情感支持等方面发挥着至关重要的作用。然而受到生育水平持续走低和人口大规模流动等因素的影响,我国家庭结构正在经历从传统到现代的转变,改革开放40多年来,我国家庭户的变动呈现出家庭规模持续缩小、家庭核心化主导、家庭结构多样化、家庭高龄化以及空巢化问题日益严峻等新特征。其一,从1990年开始,我国家庭户规模变动呈现出1人户、2人户和3人户占家庭总户数的比重持续上升,而4人户、5人户、6人及以上户占家庭总户数的比重却持续下降,总体来看,家庭户规模呈现持续缩小的发展态势。其二,核心家庭户仍然是占据主导地位的家庭结构,单人户、夫妇核心家庭户、隔代家庭户占比不断上升,与现代化进程中人们生活观念发生转变、生育观念变化、离婚率不断升高和老年丧偶比例增加等因素密切相关,由此形成了单身家庭、丁克家庭、隔代家庭和空巢家庭等多种家庭形态,这些新型的家庭形态无疑对夫妇与子女组成的传统家庭形态产生了冲击和挑战,家庭结构多样化的趋势日益凸显,未来传统家庭形态与这些新型家庭形态的相互碰撞相互转化将是我国家庭结构变迁的一种常态。其三,我国家庭老龄化尤其是高龄化的现象日益加剧,有老年人的家庭比重和家庭中老年人口比重不断增加。第六次人口普查数据资料显示,2010年我国有65岁及以上老年人的家庭户数量超过8803.6万户,占家庭户总户数的21.9%。① 2010年我国老年空巢家庭的比重超过了30%②,与2000年相比,无论是老年夫妇自己独立居住还是老年人独居(单人户)都具有明显的增加,我国老年家庭空巢化的问题日益凸显。家庭正在经历剧烈转变的动荡,家庭规模和结构的变化使得家庭的护理能力不断下降,家庭的功能难以得到全面发挥。

为家庭护理者提供政策支持,是国家分担家庭护理责任的一种表现,可以提高家庭的护理能力、修复和完善家庭的护理功能、增进家庭福祉,实现家庭的可持续发展。完善家庭护理者支持政策体系,需要坚持"家庭友好"发展型理念:其一,正确认识家庭护理功能和价值。充分尊重家庭私领域的自主性,实现自主性和社会干预的有机结合,明确将家庭整体作为基本福利对象,以家庭整体需求为出发点,真正支持和强化家庭在长期护理中的责任和功能,实现"家庭主义""去家庭化"和"再家庭化"的平衡。其二,加强家庭能力建设。通过改善家庭护理行为和策略,增强家庭护理者的预防和抗风险能力,提高家庭的人力资本含量,进而促进家庭能力发展。其三,注重家庭的自我发展。综合运用救助型和发展型政策工具,将老年人长期护理问题与家庭能力提升、社区功能完善、个体人力资本扩展等相融合,使家庭发展成真正的福利供给主体,以真正诠释"发展"的内涵。③

二、家庭护理者支持政策遵循的原则

(一)多元主体协同共治原则

西方国家实践经验表明,家庭护理者支持政策的出台和调整实际上是政府、市场和家庭等多元主体责任重新界定和合理分担的过程。福利多元主义理论认为,国家、市场、营利性组织、非营利性组织、家庭及个人是现代社会最主要的福利供给主体,其中市场和家庭是社会成员获得社会福利的首要选择,当出现"市场失灵"和"家庭失效"问题,社会成员的福利需求无法获得满足时,国家就必须承担起相应的福利供给责任。老年人长期护理这一福利资源也不例外。当家庭护理者及所在家庭在老年人长期护理福利供

① 国家统计局.第六次全国人口普查汇总数据[EB/OL].[2012-7-23].http://www.stats.gov.cn/tjsj/pcsj/rkpc/6rp/indexch.htm.

② 张翼.中国老年人口的家庭居住、健康与照料安排——第六次人口普查数据分析[J].江苏社会科学,2013(1):57-65.

③ 徐倩.发展型社会政策与社会养老服务之逻辑契合性辨析[J].江苏社会科学,2017(4):48-56.

给中面临前所未有的压力和挑战时,政府除直接提供长期护理服务、支持和培育长期护理服务市场、鼓励非营利性组织积极参与提供老年人长期护理服务等方式外,还可以通过家庭护理者支持政策帮助家庭护理者及所在家庭提高长期护理能力,从而更好地承担长期护理责任,更好地供给长期护理福利资源。

《国家积极应对人口老龄化中长期规划》中明确提出要建立"以居家为基础、社区为依托、机构充分发展、医养有机结合的多层次养老服务体系",强调要加强政府、社区、家庭及社会等责任主体的相互协调和合作,这为老年长期护理服务领域设定了情境基调。在此情境基调设定下,家庭护理者支持政策体系构建需要以福利多元主义理论为原则,即需要政府、社区、市场、社会、家庭及家庭护理者等多元主体共同参与。其中,政府是对家庭护理者提供支持的主导力量,政府的主要责任是制定规则和制度约束各主体行为,要充分发挥政府的制度性优势,通过立法保障家庭护理者的合法权益,通过合理政策设计保证整个体系的有效运转。社区要充分发挥依托作用,为家庭护理者提供喘息服务、知识和技能培训服务、心理干预与疏导服务、信息咨询服务等具体多样化服务支持,社区不仅仅是一个居住空间,更是一个支持平台,在该平台下可以增加家庭及家庭护理者的社会资本。市场是政府或个人购买服务的最大来源,营利性组织、非营利性组织等要发挥资源整合优势,为家庭护理者提供专业化、高质量的服务支持。充分发挥媒体、自媒体等社会力量的宣传引导作用,推动全社会重视家庭护理者,并对家庭护理者的经济价值和社会价值给予尊重和认可,积极推动政策支持家庭护理者的普遍社会认同。最后,家庭和家庭护理者也要以积极的姿态主动参与并充分利用各种资源,努力提高护理能力和护理质量。在积极推进国家治理体系与治理能力现代化背景下,家庭护理者支持政策亟需引入共建共享等理念,通过多元主体责任边界的合理确定,最大化发挥各方主体组合作用,在各方主体协调合作的框架下,形成一种政府主导、社区依托、社会组织专业化支持、社会力量宣传呼吁、家庭及家庭护理者积极参与的多元主体协同共治治理体系。

（二）政府主导原则

福利多元主义理论认为,福利供给的主体应该是多元的,政府并不是唯一的福利供给主体,营利性组织、非营利性组织、家庭及个人亦是现代社会主要的福利供给主体。福利供给主体多元化并不意味着政府不再承担福利供给责任,相反政府仍然是最重要的福利供给主体,在福利供给体系中仍然占据主导地位。当出现"市场失灵"和"家庭失效"问题,社会成员的福利需求无法获得满足时,政府就必须承担起相应的福利供给责任。老年人长期护理领域也不例外。完善家庭护理者支持政策体系,需要建立一个多元主体协同共治的治理体系,而这个体系要想持续高效运转,离不开政府的主导作用。因此,政府应该积极承担起制度建设重责,通过合理的政策设计给予家庭护理者政策支持,维护家庭护理者作为重要利益相关者的合法权益。

（三）因地制宜原则

我国家庭护理者支持政策目前仍处于自主试点探索阶段,未来这种试点探索仍将持续较长时间。因此,完善家庭护理者支持政策体系,需要遵循因地制宜原则。各地方政府需要根据本地区经济发展状况、失能老年人数量和规模、家庭护理者规模、家庭护理者自身家庭状况、家庭护理者护理状况等因素进行综合性政策设计,为家庭护理者提供服务支持、经济支持、工作支持等政策支持,通过积累经验并加以推广,待时机成熟,再构建全国统一的家庭护理者支持政策体系。在政策具体实施过程中,需要对政策实施效果加强评估和监督,并做好政策衔接,防止"政策碎片化"问题。

（四）可持续发展原则

如前所述,基于传统"孝文化"的家庭护理历史悠久,作为家庭护理的主力军和中坚力量,家庭护理者在为失能老年人提供长期护理服务的大量无酬劳动中,创造了巨大的经济价值和社会价值,考虑到我国面临着社会化养老服务发展滞后和家庭护理能力不断弱化的动力不足的问题,家庭护理者创造的这种经济价值和社会价值对于积极应对人口老龄化挑战仍具有不可估量的作用。随着家庭护理者价值贡献的社会认同度越来越高,人们对家庭护理者的合法权益如何保障越来越关注,对家庭护理者支持政策的出台预期也越来越高。因此,政府在制定家庭护理者支持政策时,必须充分考虑并遵循可持续发展原则:既要对眼前收益和未来收益做出合理安排,又要处理好经济发展与政策可持续的辩证关系;既要结合我国现实政策环境,充分考虑政府未来财政压力,又要避免福利依赖等问题的出现。

（五）工作与家庭平衡原则

完善家庭护理者支持政策体系,需要遵循工作与家庭平衡原则。如前所述,随着社会经济的高速发展和男女平等观念的不断深入,家庭护理者尤其是女性家庭护理者参与社会生产活动的需求异常强烈,越来越多的女性家庭护理者倾向于外出参加工作从而追求经济独立和社会价值认同。然而,受限于"男主外,女主内"的传统性别角色分工和"女性持家"的社会观念,并没有因为女性家庭护理者参加工作而降低对其家庭护理主要承担者角色的期望,这显然增加了女性家庭护理者工作与护理之间的冲突。工作与家庭平衡计划就是帮助在职或有就业需求的家庭护理者正确认识工作与护理之间的关系,调和工作与护理之间的矛盾,缓解因工作与护理之间冲突给家庭护理者带来的压力的一种计划。实现工作与家庭的平衡,是给予家庭护理者工作支持的重要政策目标之一。因此,为减少家庭护理者的机会成本损失,缓解家庭护理者因工作与护理双重角色冲突带来的压力,应通过护理假期、弹性工作安排和就业指导等政策设计,帮助家庭护理者实现工作与家庭的平衡。

第二节 家庭护理者支持政策的具体内容

家庭护理者在创造巨大经济价值和社会价值的同时,也面临着"经济成本""健康成本""机会成本""知识成本"和"社交成本"等一系列成本问题和挑战,具有强烈的政策需求,如何为家庭护理者提供整体性、系统性政策支持,是考验政策决策者决策能力和智慧的重要议题。2019 年 11 月中共中央、国务院印发的《国家积极应对人口老龄化中长期规划》明确提出要建立"以居家为基础、社区为依托、机构充分发展、医养有机结合的多层次养老服务体系",强调要加强政府、社区、家庭及社会等责任主体的相互协调和合作,这为老年长期护理服务领域设定了情境基调。从政府层面来说,政府是对家庭护理者提供支持的主导力量,要充分发挥政府的制度性优势,通过立法保障家庭护理者的合法权益,通过整体性、系统性政策设计为家庭护理者提供支持。从社区层面来说,要充分发挥社区的依托作用,为家庭护理者提供喘息服务、知识和技能培训服务、心理干预与疏导服务、信息咨询服务等具体多样化服务支持。另外,需要发动媒体、社会组织等力量,推动对家庭护理者创造的经济价值和社会价值的尊重和认可。在借鉴西方国家好的实践经验和成熟做法的基础上,通过多层次合理的政策设计,直面在支持家庭护理者方面的政策盲区,通过服务支持政策、经济支持政策、工作支持政策等主体性政策和文化引领、法律保障、调查评估、住房保障等配套性支持政策相互配合,完善家庭护理者支持政策体系。

一、家庭护理者主体性支持政策

西方国家实践经验表明,为家庭护理者提供服务支持、经济支持和工作支持等,可以帮助家庭护理者减轻护理压力和经济压力,可以帮助家庭护理者缓解工作与护理的冲突,同时可以帮助家庭护理者提高护理能力。其中,服务支持主要包括喘息服务、知识和技能培训服务、心理干预与疏导服务、信息咨询服务等,经济支持主要包括护理津贴、税收优惠和社会保险(代缴)等,工作支持主要包括护理假期、弹性工作安排和就业指导等。尽管有些地方政府在喘息服务、知识和技能培训服务、心理干预与疏导服务、护理津贴、税收优惠、子女护理假等方面进行了积极探索和实践,但整体来看,对家庭护理者的支持政策仍比较匮乏,难以满足家庭护理者的需求,促进家庭成员之间交流、增加家庭凝聚力的政策意图仍未有效实现。因此,完善家庭护理者支持政策体系的重要性和紧迫性日益凸显。家庭护理者主体性支持政策主要包括服务支持政策、经济支持政策和工作支持政策等。

(一)服务支持政策

充分发挥社区依托作用和支持平台作用,整合各方资源,为家庭护理者提供喘息服务、知识和技能培训服务、心理干预与疏导服务、信息咨询服务等支持。吉登斯认为,要实现被动恩惠式福利转向主动进取式福利、事后补偿性福利转向事前预防性福利的福利供给目标,就必须通过教育和培训,加强对人力资本的投资,增强人们抵御风险尤其是新型风险的能力。家庭护理者支持政策旨在帮助家庭护理者提高护理能力,通过喘息服务帮助家庭护理者实现人力资本再生产,通过教育和培训帮助家庭护理者获取专业护理知识和提高护理技能。通过"赋权增能",帮助家庭护理者更好地承担护理责任。

1. 喘息服务

上海市、杭州市和青岛市在喘息服务方面进行了积极探索和实践,积累了丰富的经验,可以在总结试点经验的基础上,在全国范围内进行大力推广。利用社区护理中心、为老服务中心、社区日间或夜间照料中心等机构,为家庭护理者提供全天候喘息服务、夜间喘息服务、短期暂托服务、支援服务等多样化喘息服务,不仅可以使失能老年人获得专业性的替代护理服务,而且可以让家庭护理者获得短暂的休息机会,利用这种机会进行自我调整、参与社会交往,缓解家庭护理者的护理压力和负担。在推进喘息服务的过程中,需要充分发挥政府、社会和家庭护理者的作用。首先,充分发挥政府主导者、政策制定者和监督者的角色作用,政府不仅要及时出台针对性政策和法律法规对喘息服务要求进行明确细化,而且也要防止"道德风险"所产生的各种纠纷问题。政府要加强对服务机构的监管力度,确保喘息服务的服务质量。其次,充分发挥社会力量的支持作用。一是加强专业性服务机构和服务人才队伍的建设,提高服务人员的护理技能和沟通技巧,从而提升喘息服务质量;二是引入市场竞争机制,鼓励多元化服务机构积极参与喘息服务的供给,从而形成一种良性竞争的局面,积极推动服务效果的优化。最后,充分发挥家庭护理者的作用。服务机构及其服务人员要为家庭护理者传授有关的护理知识和技能,提高家庭护理者的护理能力,从而确保居家护理的服务质量。

2. 知识和技能培训服务

深圳市开展"家庭护老者能力提升与关爱计划""老年护理技能培训班""失智老年人护理技能培训班"等培训活动,取得了不错的效果,可以在全国范围内进行推广。另外,社区可以发挥自身整合资源的优势,积极联系社区内的医院、护理服务机构,由医院派遣医生或护士,护理服务机构派遣护理师或康复训练师等,定期为家庭护理者举办护理讲座和开展护理培训活动,为家庭护理者提供诸如口腔护理、床上擦浴、床上移动翻身、压疮护理、噎食急救、烫伤护理、伤口止血包扎、药物指导、心肺复苏等培训,从而提高家庭护理者护理能力,增加家庭护理者对老年人的尊重和理解。为解决家庭护理者护理知识和技能不足的问题,2021年3月18日,由彭阳县人力资源和社会保障局主办、固原市原州区闽宁之星职业技能培训学校承办的"老年人照料培训班"正式开班,在友谊街社区开展了老年人家庭护理者培训。本次培训以理论教学为基础,以实际操作演练为重点,在日常生活护理、常见病护理、紧急情况处置等方面为家庭护理者提供全面专业指导。通过本次培训,家庭护理者不仅增长了知识,开阔了眼界,而且也改变了传统的护理观念。这些培训经验值得大力推广。笔者通过实地调研访谈发现,目前开展的护理培训还存在培训定位不清、继续教育、内容不全面和不专业、年龄限制缺乏弹性等方面问题。因此,笔者建议将针对家庭护理者的知识和技能培训的费用纳入长期护理保险基金支出范围,将知识和技能培训从人力资源技能岗位培训转变为长期护理保险常规支出项目,实现培训性质的转变;针对家庭护理者继续教育的问题,笔者认为可以让家庭护理者与服务机构签约,通过案例分享等方式接受机构的监管,由机构考核"发工资";针对培训内容不全面和不专业的问题,笔者认为应该设置常规培训项目和个性化培训项目两大类,其中常规培训项目主要包括喂饭、换洗衣服、洗澡、翻身、压疮预防和处理、药物管理、康复训练等,个性化培训项目则是面向有个性化需求的家庭护理者,为其提供诸如心肌梗死、慢阻肺、帕金森综合征等方面的专业培训。针对年龄限制缺乏弹性的问题,笔者认为渐进式延迟退休年龄是大势所趋,在此背景下,对于参加培训的家庭护理者年龄方面应进行弹性化调整,即主要根据家庭护理者的身心健康状况来确定,如家庭护理者身心健康状况良好,具备长期护理能力,那么年龄就可以适当放宽。

3. 心理干预与疏导服务

国外很多国家会通过专业训练的社会工作者采取家访、电话咨询等方式对家庭护理者提供心理疏导和援助服务,并开展预防性支持,防止家庭护理者产生不良情绪和心理问题,这些服务被证明在减轻家庭护理者心理压力方面是行之有效的。笔者通过实地调研访谈发现,很多社区都采取工作人员上门拉家常的方式与家庭护理者进行沟通交流,专业的社会工作者和心理咨询师等基本很少涉及。因此,借鉴国外经验,可以由社区组织专业人员如社会工作者、心理咨询师等通过定期家访、免费电话咨询等方式为家庭护理者提供心理干预与疏导服务,另外还可以为家庭护理者设计和开发个性化心理干预与疏导课程,通过课程学习,帮助家庭护理者做好预防工作和学习如何调整不良情绪。

4. 信息咨询服务

由于家庭护理者将大量时间和精力投入老年人长期护理工作中,与外界的接触不断减少,社会参与不断降低,获取信息的渠道也比较有限,另外对新兴的信息科技知之甚少。因此,一方面可以通过社区建立家庭护理者信息交流平台,通过 QQ 群、微信群、微博、线上直播等方式分享医疗、护理等信息,由专业人员负责解答家庭护理者实际护理过程中出现的各种疑难问题。例如上海尽美长者服务中心建立了"海马家庭"认知症家属互助支持平台,通过成立"家属俱乐部"和线上直播("直播带知识""直播带经验"等)的方式为家庭护理者提供主题沙龙、护理课堂等知识信息支持和上门关爱、记忆咖啡、实务之旅等情感支持,取得了不错的社会反响,这些经验值得总结和推广。通过组织开展各种聚会活动,让家庭护理者彼此分享护理经验,同时也可以增加家庭护理者的社会交往频率,增加其社会资本,而且彼此可以提供精神慰藉支持、相互理解和认同,增加其归属感和获得感。另一方面,就是充分利用大数据等信息技术发展的有利契机,将智慧养老和家庭护理进行充分结合,降低长期护理成本的同时,提高家庭护理者利用智能护理设备的能力,减轻家庭护理者的压力和负担。

（二）经济支持政策

1.护理津贴

现金给付是指政府根据失能评估结果为失能老年人及其家庭提供现金给付，这种现金既可以支付给提供护理服务的家庭护理者，又可以用于购买机构提供的护理服务。现金给付具有灵活性强的优势，可以增加失能老年人及其家庭的自主选择空间，对家庭护理者提供现金给付有利于完善家庭护理功能并降低长期护理成本。西方国家实践经验表明，对家庭护理者的现金给付主要采取护理津贴等方式。为失能老年人提供护理服务会对家庭护理者身心健康、经济、工作和福利等产生不利影响，这是一种"隐性成本"，一旦忽视这种"隐性成本"，就会低估家庭护理者创造的经济价值，从而降低整个社会资源的配置效率。家庭护理者的护理活动蕴含了巨大的经济价值，这种经济价值需要得到尊重和认可。因此，借鉴国内外学者们对于家庭照料活动经济价值合理测算的经验，准确评估家庭护理者创造的经济价值，对家庭护理者提供护理津贴，能够减轻家庭护理者的经济负担，能够提高其护理积极性，同时对完善家庭护理功能具有重要影响。通过开发适合国情的统一的经济价值测量方法，可以将测量结果作为护理津贴支持政策的主要依据。有些地方已开展相关实践，通过护理津贴为家庭护理者提供支持，但整体来看，护理津贴的水平仍然很低，发挥的效果不尽如人意。为家庭护理者直接提供护理津贴，津贴金额应以专家学者测算的经济补偿区间为参考，并综合考虑经济发展水平等因素来确定。根据目前试点实际情况来看，对家庭护理者的护理津贴仍然具有较大提升空间，各地方要积极探索并建立符合本地区实际情况的护理津贴政策，并在试点过程中加强监督，防止出现"道德风险"问题和因分钱不均造成家庭成员间冲突等影响家庭和谐的问题。护理津贴的发放主要有三种方式：第一，直接支付给家庭护理者。这种方式是政府根据家庭护理者的年龄、就业情况、财产收入状况、护理信用等因素，将护理津贴直接打到符合要求的家庭护理者的账户，由家庭护理者对护理津贴进行合理分配，从而减轻家庭护理者经济压力。第二，直接支付给失能老年人。这种方式是政府将护理津贴直接发放给失能老年人，由失能老年人根据对家庭护理者护理服务的满意程度补偿给家庭护理者。笔者通过调研发现，发放给失能老年人的护理津贴往往都是由其配偶或子女或其他亲属等家庭护理者来领取和使用，失能老年人的账户主要是由家庭护理者进行管理和使用，因此，这种方式与直接支付给家庭护理者并没有本质上的差别。第三，通过机构（如保险公司等）支付给家庭护理者。这种方式是将家庭护理者纳入机构管理范围(注册),由机构根据失能老年人的评价、机构本身的评价和第三方专业机构的评价将护理津贴支付给符合要求的家庭护理者。笔者认为,长期护理保险提供的护理保险津贴就可以采取第三种方式进行支付。可以考虑将家庭护理者纳入承办长期护理保险业务的商业保险公司管理范围,由商业保险公司根据失能老年人的评价、商业保险公司的核查评估和其他第三方专业机构的评估进行综合考虑,将护理保险津贴支付给符合要求的家庭护理者。政府在整个过程中要发挥重要的监管职责。

2. 税收优惠政策

我国目前家庭护理者支持政策往往内嵌于养老服务政策、老龄事业规划或其他涉老政策之中,没有独立、成熟的针对家庭护理者的支持政策,政策分散化和碎片化现象比较严重。对家庭护理者提供政策支持需要进行系统的支持性制度安排和进行合理的政策设计。首先,借鉴英国等国家的经验,考虑将内嵌于养老服务政策、老龄事业规划或其他涉老政策中有关家庭护理者的支持政策进行分离并进行整合协调,将对家庭护理者的支持上升到国家层面战略高度,并制定中长期发展规划,将家庭护理者纳入政策考量范畴,从"家庭护理者视角"出发,推动家庭护理者支持政策和发展规划的顺利实施。其次,在明确国家战略和制定中长期发展规划的基础上,出台针对家庭护理者的税收优惠支持政策,为家庭护理者提供政策支持。我国目前仅有国务院 2018 年 12 月发布的《个人所得税专项附加扣除暂行办法》这一个明确对家庭护理者提供个人所得税支持的政策。该政策将"赡养老人"作为专项附加扣除的一项,对赡养年满 60 岁父母的独生子女纳税人,按照每月2000 元的标准定额扣除。这一政策的出台,有力减轻了家庭护理者的个人所得税负担,一定程度上缓解了家庭护理者的经济压力,但这一政策仍然是以个体为单位进行税收征收,没有脱离个体层面政策思维,没有考虑将家庭护理者所在家庭作为整体来进行政策设计,家庭护理者的价值和付出的"隐性成本"仍然缺乏具体的法律认定。目前针对家庭护理者的税收优惠政策支持力度还非常有限。因此,税收优惠政策应该围绕家庭作整体性政策设计,以家庭平均收入水平作为征税基数,以家庭老年人口负担作为税收减免的依据,对家庭护理者的价值和付出的"隐性成本"给予法律上的认定。

3. 社会保险缴费减免或优惠

社会保险缴费减免或优惠,是西方国家为家庭护理者提供支持的重要手段之一。此方面德国长期护理保险制度的相关实践尤其典型。德国《社会法典》第5编规定,承担家庭护理责任的妇女等群体无须额外缴纳长期护理保险费用,有权享受参保人员同等待遇,且有权向保险机构提出给付申请。德国长期护理保险制度规定,如果家庭成员一周至少提供14小时的护理服务,长期护理保险将为其安排休假,缴纳社会保险。2015年1月、2016年1月,《护理加强法案》第一部、第二部先后生效。这两部法案进一步加强了对家庭护理者的支持,更好地保障了家庭护理者享受养老保险、失业保险和促进就业政策的权利。另外,德国还给予家庭护理者补充健康保险,护理保险公司会为提供护理服务的家庭护理者提供每月130.2欧元的补充健康保险。德国为家庭护理者建立了一整套社会保险支持政策,消除了家庭护理者的后顾之忧。因此,借鉴德国的做法,一方面可以出台政策给为参保失能老年人提供长期护理服务的家庭护理者缴纳养老保险、失业保险等社会保险,为其弥补一部分因长期护理而造成的机会成本损失;另一方面,长期护理保险制度缴费可以考虑以家庭为单位,允许长期护理保险在家庭成员之间转移[①],重视因提供长期护理服务而放弃工作的家庭护理者的需求。其实北京市海淀区已开展了相关实践,北京市海淀区建立的失能护理互助保险制度参保以家庭为单位,具有鲜明的首创特色。

在社会进入人口老龄化和高龄化全面提速、经济新常态下社会保险全面降费、社会保障事业全员参保和全覆盖新时期的背景下,我国长期护理保险制度面临着与其他五项社会保险截然不同的新环境,政策设计需要有所创新。[②] 其中最主要的一大制度创新就是加大对家庭护理者的政策支持力度。本书建议将喘息服务、知识和技能培训服务等服务支持和护理津贴、社会保险缴费等经济支持纳入长期护理保险体系之中,理由如下:

第一,长期护理保险制度的一个核心理念在于,家庭仍然是长期护理服务的最主要供给主体,长期护理保险提供的护理服务是对家庭护理的一种补充,而不是对家庭护理的替代,长期护理保险制度建立的目的是分担家庭护理者的负担,而不是替代家庭成为长期护理的主要来源。鼓励和支持家庭承担长期护理责任,维持现有家庭养老(护理)文化传统,应该是长期护理保险制度发展的重要方向。因此,对家庭护理者进行经济支持,有利于长期护理保险制度核心理念和促进家庭成员之间交流、增加家庭凝聚力政策意

---

①　胡湛,彭希哲.家庭变迁背景下的中国家庭政策[J].人口研究,2012,36(2):3-10.

②　张盈华.中国长期护理保险制度的可持续评价与趋势分析[J].人口学刊,2020,42(2):80-89.

图的顺利实现。

第二,开展长期护理保险试点,对减少医疗开支、促进中老年人健康水平提高发挥了显著的积极作用。① 然而随着老年长期护理需求的不断高涨,长期护理保险的支付成本不断增加,在筹资主体和筹资来源尚不明确的背景下,长期护理保险面临着较大的支出压力。有学者对1995—2010年长期护理总成本和社会保险缴费率进行了模拟测算,结果发现长期护理缴费率为0.052% ~0.344%,尽管这一缴费率相比基本养老保险和医疗保险要低得多,但是增幅达到了3倍,而且未来增幅还会继续加大,主要原因在于护理服务行业是一个劳动密集型行业,随着失能老年人年龄的不断增加和失能状况的恶化,护理成本也会逐步提高。② 田勇(2020)分别对依托城乡居民医疗保险和依托城镇职工医疗保险的长期护理保险财政负担能力进行研究,发现通过划拨医保基金和提供政府补助,加重了我国的财政负担。③ 有学者对老年人临终护理成本进行研究,发现保险支付会促使护理需求不断增加且正式护理会替代非正式护理,导致长期护理成本不断提高;政府补助则主要导致老年人更多地使用正式护理,护理成本则水涨船高。④ 随着护理需求的不断高涨,护理成本不断增加,长期护理保险制度会面临一定的财政压力,进而会影响到长期护理保险的可持续性发展。一项研究表明,由家庭成员提供的护理具有低成本优势,家庭护理对于减少长期护理保险支出成效显著。⑤ 因此,长期护理保险要将家庭护理者纳入考量范畴,通过对家庭护理者进行政策支持,鼓励老年人更多地使用家庭护理,促进长期护理保险成本的不断降低。

第三,2019年4月国务院办公厅发布《关于推进养老服务发展的意见》,提出"建立健全长期照护服务体系"的新概念,从而为长期护理保险制度发

---

① 马超,俞沁雯,宋泽,陈昊.长期护理保险、医疗费用控制与价值医疗[J].中国工业经济,2019(12):42-59.

② 陈璐.中国长期护理成本的财政支持和公平保障[J].财经研究,2013,39(5):73-85.

③ 田勇.中国长期护理保险财政负担能力研究:兼论依托医保的长期护理保险制度的合理性[J].社会保障研究,2020(1):33-47.

④ 龚秀全,周薇.政府补助、保险支付与老年临终照料成本:基于2002—2014年CLHLS死亡人口追踪数据的分析[J].南方经济,2018(9):68-85.

⑤ Sari Kehusmaa, Ilona Autti-Rämö, Hans Helenius, Pekka Rissanen. Does informal care reduce public careexpenditure on elderly care? Estimates based on Finland's Age Study [J]. BMC Health Services Research,2013,13(1):1-10.

展提供了重要方向。文件提出要积极探索"物业服务+养老服务"模式、打造"三社联动"机制、大力支持志愿养老服务、积极探索互助养老服务,解决了社区养老概念模糊且实践操作性不强的问题。文件提出"完善居家、社区、机构相衔接的专业化长期照护服务体系。将失能老年人家庭成员照护培训纳入政府购买养老服务目录,组织养老机构、社会组织、社工机构、红十字会等开展养老照护、应急救护知识和技能培训"。居家养老、社区养老和机构养老的有效衔接,将是长期护理保险制度扩大试点过程中需要解决的重大问题。① 长期照护服务体系主要由居家护理服务、社区护理服务和机构护理服务三大类构成,建立健全长期照护服务体系与2020年10月党的十九届五中全会提出的"构建居家社区机构相协调、医养康养相结合的养老服务体系"政策目标相契合。居家护理服务是失能老年人在熟悉的生活环境中接受护理服务。居家护理服务以社区为依托,有利于实现"就地老化"的目标,也有利于减轻家庭护理者的护理压力和负担。社区护理服务是由家庭、社区等组成的综合性支持失能老年人长期护理的服务,与居家护理服务本质上没有太大区别,失能老年人都是居住在家中享受社区提供的服务。机构护理服务是由养老院、老年护理医院等社会化机构提供专业护理服务。我国目前制定一系列的政策推动了居家护理服务、社区护理服务和机构护理服务的发展,但发展过程中三种服务形式均暴露出了一些无法与快速变化的养老需求相适应的问题且三者的衔接不够紧密。居家护理服务面临对政府形成过度依赖、居家服务市场欠缺活力、服务资源利用率低和对家庭护理者关注不足等问题,社区护理服务则面临行政化色彩浓厚和服务项目内容单一等问题,机构护理服务面临缺乏市场准入评估机制、管理监督松散和护理质量低下等问题。对家庭护理者提供政策支持,依托社区,以政府购买服务的方式,为家庭护理者提供喘息服务、知识和技能培训服务、心理干预与疏导服务、信息咨询服务等项目,能够推动居家护理服务、社区护理服务和机构护理服务三者的相互融合和有效衔接,形成整体大于部分之和的"正和效应"②,对完善长期护理保险服务体系具有重要意义。

（三）工作支持政策

为有效缓解家庭护理者工作与护理的冲突带来的双重角色压力和紧张

---

① 郑秉文.从"长期照护服务体系"的视角纪念长期护理保险试点三周年[J].中国医疗保险,2019(8):16-19.

② 赵曼,邢怡青."居家社区机构相协调":政策机理和实现路径[J].社会保障研究,2021(2):55-60.

状态,为家庭护理者提供护理假期、弹性工作安排和就业指导是最主要的三种家庭护理者工作支持政策。

1. 护理假期

休假制度是为保障劳动者休息权实行的一种定期休假制度。我国目前的休假制度主要有公休假日、法定节假日、年休假、探亲假、婚丧假等类型。现有的休假制度,并没有将家庭护理者的需求纳入考量范畴。家庭护理者为了给失能老年人提供长期护理服务,一般会首先考虑使用年休假,一部分没有与父母住在一起的家庭护理者还可以使用探亲假。但无论是年休假还是探亲假,都无法有效满足家庭护理者的需求。从年休假的角度来看,一方面,我国年休假的时间较短,根据政府发布的相关标准,累计工作已满1年不满10年的,可以享受5天年休假;累计工作已满10年不满20年的,可以享受10天年休假;累计工作已满20年的,可以享受15天年休假。对于需要为失能老年人提供长期护理的家庭护理者来说,简直是杯水车薪,远远无法满足家庭护理者需求。另一方面,我国年休假的落实情况也不尽如人意①,据人社部的一项调查显示,我国带薪年休假的落实率仅有50%。笔者通过调研访谈发现,很多家庭护理者面临有假不敢休的尴尬局面。

"肯定没有(护理假期)啊,哪个单位会有啊? 人社部门可能会有这个政策,但哪个企业会执行呢? 年假有啊,但没人敢休啊! 我不可能不工作啊,私企不可能执行这样的政策啊,执行不了啊,除非是机关或者事业单位。不光是在我们这样的小城市,那些大城市也存在这种问题!"(N5 的描述)

"护理假期就看单位的人性化程度,暂时没有的,是一种事假,不是护理假! 不可能长期放假! 我们也希望能有护理假期! 年假现在都没办法休,手上的事太杂,要壮大基层,之后就所有事情都来了,突发事件太多了,很忙,周末都没有休息的!"(H3 的描述)

"社会竞争很激烈,企业做不到,机关事业单位可能做得到,但私企恨不得一个人顶三个人用,社会生存压力太大! 政策初衷是好的,但政策难以落到实处!"(H10 的描述)

最后,使用年休假来为失能老年人提供长期护理服务,显然与年休假保证家庭护理者充分休息和恢复精力的政策初衷相违背,不利于年休假政策目标的顺利实现。从探亲假的角度来看,探亲假是为分居两地的劳动者在

---

① 宋瑞. 带薪假期的国际经验与中国现实:基于全国调查的研究[J]. 中国社会科学院研究生院学报,2015(4):42-49.

一定时期内回家与配偶或父母团聚而做的一种制度安排,我国目前实行的探亲假制度是计划经济时代的产物,无法适应当前的社会经济环境,由于探亲假存在多种限制条件,比如只适用于国家机关、人民团体、事业单位和国有企业等,私营企业无法适用,而且享受探亲假的前提条件是不跟配偶或父母住在一起,再加上落实情况不尽如人意和知晓普及程度较低,导致探亲假存在的意义越来越小①,显然探亲假亦无法有效满足家庭护理者的需求。笔者通过与社区负责人访谈交流发现,探亲假已经名存实亡了,没有存在的必要了。

"探亲假已名存实亡了,应该把探亲假逐步转化为陪伴假,用以支持家庭护理者。"(H1 的描述)

显然,以上这些休假安排对于家庭护理者来说都不是最好的选择,也无法有效满足家庭护理者的需求。自 2016 年以来,地方政府开始重视独生子女在父母患病住院或失能生活不能自理时面临的难以兼顾工作与护理的现实问题,河南、福建、广西、海南、湖北、黑龙江等部分省(区、市)积极探索了子女护理假制度。子女护理假制度的出台,为家庭护理者平衡工作与护理之间关系提供了一种新的政策选择。子女护理假政策的积极探索,可以看作是对家庭护理者进行工作支持的重要政策之一,然而子女护理假政策在实施过程中还面临保障对象范围较窄、存在违法违规行为和监管不到位等一系列问题。因此,仅仅只有子女护理假政策还远远不够,未来需建立系统的家庭护理者工作支持政策,为家庭护理者平衡工作与护理的冲突、减轻工作与护理的双重角色压力提供政策支持。本研究认为,应该在子女护理假的基础上,积极探索独立的针对家庭护理者的"护理假期",用"护理假期"取代探亲假,在立法上对享受护理假期的标准进行明确规定。在立法保障的前提下,政府通过税收优惠等政策鼓励倡导企业积极履行社会责任,将护理假期政策落到实处,为缓解家庭护理者工作与护理双重角色带来的压力和紧张状态提供保障。

2. 弹性工作安排

护理假期制度可以帮助就业的家庭护理者处理紧急性突发护理任务,然而只有护理假期制度仍不能有效满足家庭护理者的需求,还需要其他政策予以支持,其中,弹性工作安排就是家庭护理者比较期待的一种政策。弹

---

① 李炳安.我国劳动工时和休息休假制度的价值选择与制度完善[J].社会科学研究,2017(5):103-109.

性工作安排是员工可以灵活自主地选择工作时间的一种政策。通过灵活自主地选择工作时间、工作地点和工作方式等,可以帮助家庭护理者更好地平衡工作与护理之间的关系,从而做到两者兼顾。在西方国家,弹性工作安排已成为支持家庭护理者的一种很普遍的做法,并且得到了政府政策的大力支持。一项研究表明,那些在有弹性工作安排的公司工作的女性家庭护理者比没有弹性工作安排的女性家庭护理者两年后仍然在职的概率要高出50%,通过为家庭护理者提供足够的收入和通过工作建立社会网络,弹性工作安排可以提供很好的解决方案来平衡工作与护理之间的关系。① 我国很早就意识到弹性工作安排的重要性,2015 年 8 月发布的《关于进一步促进旅游投资和消费的若干意见》首次规定"鼓励弹性作息",尽管这一政策目的在于为 2.5 天休假模式创造条件,促进旅游投资和消费,但却是在探索弹性工作安排方面的一次重大进步。

然而现实中,出于对生产效率和管理效率的担忧,很多企业对弹性工作安排持一种消极抵制的态度。因此,弹性工作安排在我国仍属罕见。积极推广这种弹性工作安排,需要政府鼓励倡导企业积极履行社会责任,帮助企业改变传统观念,并调整管理哲学,增加对弹性工作安排的认识和理解,尤其是要认识到弹性工作安排在减少员工流失、提高员工生产效率、提高员工满意度和士气、提升员工归属感等方面的积极作用,鼓励有条件的行业、企业等为家庭护理者提供弹性工作的机会,帮助家庭护理者更安心、更高效地平衡好工作与护理之间的关系。

3. 就业指导

对于那些结束了护理任务或因其他原因希望重返劳动力市场的家庭护理者来说,其就业技能往往无法适应变幻莫测的市场需求,迫切希望政府能够提供一些帮助和支持。很多西方国家非常重视家庭护理者重返劳动力市场的问题,出台了一系列政策来帮助和指导家庭护理者重返劳动力市场,比如瑞典会为家庭护理者重返就业岗位提供训练和帮助,英国通过《新政50+》积极帮助那些因护理失能老年人而退出劳动力市场的家庭护理者回归劳动力市场。借鉴西方发达国家的经验,我国政府应该为有重返劳动力市场需求的家庭护理者积极提供就业帮助和指导:一方面,可以通过人才交流中

---

① Francesca Colombo, Ana Llena-Nozal, Jérôme Mercier, Frits Tjadens. Help Wanted? Providing and Paying for Long-Term Care [M]. OECD Health Policy Studies, OECD Publishing,2011. http://dx.doi.org/10.1787/9789264097759-en.

心、劳务市场、网络招聘平台为家庭护理者提供合适的就业信息,通过职业介绍,更好地实现人岗匹配,减少家庭护理者寻找工作的各种成本;另一方面,政府应该为有需求的家庭护理者组织职业技能培训,以劳动力市场需求为标准,从而提高家庭护理者的再就业能力,使其技能能够有效满足劳动力市场的需求。对于那些有创业意愿的家庭护理者,政府也应该组织相应培训,并为其创业提供小额免息贷款等政策扶持。

综上所述,在对家庭护理者进行工作支持方面,政府应通过立法保障家庭护理者的护理假期权益,在现有子女护理假的基础上,积极探索独立的护理假期制度,并保证落地实施;鼓励企业改变传统观念,正确认识弹性工作安排的积极作用,鼓励有条件的行业、企业积极推行弹性工作安排,为家庭护理者提供弹性工作的机会;通过提供就业信息、职业技能培训和创业小额免息贷款等就业指导政策帮助家庭护理者重返劳动力市场。家庭护理者工作支持政策应该是一个包含不同层次的工作支持政策,水平由低到高依次为:弹性工作安排和可逆的兼职工作、就业保护和紧急假期支持、不带薪的短期假期和长期假期、带薪的短期假期和长期假期(曹方咏峥,林熙,2019)。弹性工作安排和可逆的兼职工作(护理结束后可以返回原工作岗位)是最低水平的工作支持,可以满足家庭护理者最普遍的需要;就业保护和紧急假期支持可以让家庭护理者减少被解雇和被处罚的风险;不带薪的短期假期和长期假期可以为家庭护理者提供时间保障;而具有最高水平的工作支持是提供带薪的短期假期和长期假期,这种支持既可以为家庭护理者提供时间保障,又可以兼顾家庭护理者的经济收入。这种分层次的工作支持政策设计,一方面可以帮助家庭护理者解决工作与护理冲突的问题和现实困境,另一方面也可以激发家庭护理者的工作积极性和主动性,保障工作效率。

二、家庭护理者配套性支持政策

家庭护理者支持政策是养老服务体系的一项重要内容。服务支持政策、经济支持政策和工作支持政策等家庭护理者主体性支持政策,对减轻家庭护理者护理压力和负担、提高家庭护理者能力、增进家庭护理者福利、完善家庭护理功能、促进家庭成员之间交流从而增加家庭凝聚力具有重要意义。然而,这些政策本身处于试点探索阶段,试点成效显著,但也暴露出诸多问题。单靠这些政策难以有效支撑家庭护理者支持政策体系,因此,需要其他配套性支持政策加以配合,从而形成合力,共同支撑起家庭护理者支持政策体系。

(一)文化引领支持政策

西方国家之所以能够建立系统成熟的家庭护理者支持政策体系,关键在于其有深厚的家庭责任社会认同的伦理基础。要实现这种家庭责任社会认同,就必须对传统"孝文化"进行重塑和创新。对家庭护理者经济价值和社会价值的尊重和认可,就是传统"孝文化"创新性发展的重要表现。

我国自古以来就有优良的孝道传统,"孝"的伦理理念一直是人们遵循的基本道德规范和行为准则。《尔雅·释训》中对"孝"进行了解释,即"善事父母为孝"。东汉许慎在《说文解字》中对"孝"的解释为:"孝,善事父母者。从老省,从子,子承老也。"孝就是要好好善待父母,从老的一辈到自己这辈,孝心得到继承并代代相传。子女有照顾父母的义务,要给予父母物质供养、精神慰藉和耐心陪伴。《礼记·祭义》中记载,曾子曰:"孝有三:大孝尊亲,其次弗辱,其下能养。"意思是孝的行为分为三个等级:最大的孝是充分尊重自己的亲人长辈,其次使父母不受辱,最下等的是仅仅只赡养他们。可见,给予父母物质供养是履行孝道义务的基本要求。《论语·为政》记载,子游问孝。子曰:"今之孝者,是谓能养。至于犬马,皆能有养;不敬,何以别乎?"孔子认为,孝是产生于内心的敬意,对父母和颜悦色,发自内心的尊敬父母,给予父母精神慰藉,是孝的题中之义。敬是孝的灵魂和精神内核。《论语·学而》篇有云:"君子务本,本立而道生。孝弟也者,其为仁之本与!"意思是:"君子专心致力于根本的事务,根本建立了,治国做人的原则也就有了。孝顺父母、顺从兄长,这就是仁的根本啊!"可见,孝悌之道是做人的根本。《论语·为政》中子夏问孝,子曰:"色难。有事,弟子服其劳;有酒食,先生馔,曾是以为孝乎?"孔子认为,真正的"孝"是发自内心的实际行动,要对父母和颜悦色,要有恳切的敬爱之心。另外,子女要经常陪伴父母,履行照顾责任。古语有云:"父母在,不远游,游必有方。"孔子认为,子女在家陪伴父母,与父母一同生活,是子女义不容辞的责任和义务,即使外出奋斗,也要事先安顿好父母。《孟子·离娄章句上》第二十八节记载:"不得乎亲,不可以为人;不顺乎亲,不可以为子。"孟子认为"孝"即应该与父母相处融洽并顺从父母的心意。著名学者费孝通认为,差序格局是中国社会结构的基本特征,亲属关系在其中起着最基本的作用,与之相匹配的道德要素是"孝"和"悌"。[①] 由此可以看出,"孝文化"在我国传统文化中具有重要地位。另外,"孝"不仅是一种道德规范,而且在法律上也常有规定。我国古代法律规定,

---

① 费孝通.乡土中国[M].北京:北京大学出版社,2012:41-54.

如子女不孝,有可能受到极重的刑罚处罚。"孝"在受儒家思想影响的法律体系中具有非常重要的地位,对老年人敬爱和赡养在法律文化中是根深蒂固的。对孝道的推崇在我国当前的法律体系中仍然得到继承和延续,如新修订的《中华人民共和国老年人权益保障法》规定:"家庭成员应当尊重、关心和照料老年人;赡养人应当履行对老年人经济上供养、生活上照料和精神上慰藉的义务,照顾老年人的特殊需要。"因此,无论是从道德伦理角度,还是法律角度来看,赡养老人都是子女义不容辞的义务。

文化根植于民族心灵深处,具有最深沉的力量,养老本质是一种文化现象。[①] 中国传统文化其实质就是一种孝文化。孝文化具有血亲性、宜农性和综合性等特征。[②] 我国有着悠久的家庭养老文化传统,"百善孝为先""家本位""父母在不远游""养儿防老"等"孝文化"源远流长,对社会具有根深蒂固的影响。然而受工业化城市化进程不断加快、人口老龄化和高龄化问题不断加剧、家庭结构嬗变、女性就业率不断攀升、居住方式的空间分离等多种因素影响,传统"孝文化"面临巨大挑战,在老年长期护理服务领域作用大不如从前。在家庭护理仍是目前最主要的护理形式的背景下,需要对传统"孝文化"进行重塑和创新。与我国同属儒家文化圈的日本和韩国,都非常强调孝道在老年长期护理中的重要作用。如日本为传承传统家庭价值观,将每年的9月15日定为"敬老日",将9月15日至21日这段时间定为"老年福利周",另外,日本还保留了家庭护理者与老年人共居模式,并对三代同堂等类型家庭提供政策支持。韩国非常重视对家庭护理者的精神支持,如韩国政府积极组织开展"孝子孝女"选拔活动,并对这些选拔的"孝子孝女"颁奖进行精神鼓励,这些活动不仅能够促进家庭护理者对老年人的赡养,而且能够营造"孝老""敬老"的良好社会氛围(李俊,2018)。另外,韩国在长期护理保险制度的基础上建立了家庭护理员制度,反应了韩国社会对家庭护理者社会价值的认可,该制度由护理中心给予家庭护理者每月28万~36万韩元的护理津贴,同时要求他们在护理教育机构接受不少于240小时的培训,通过护理资格认证考试后成为一名半专业化的"家庭护理员"。[③] 我国对

---

① 董红亚.从孝文化到照护文化、敬老文化:构建适应老龄社会的新文化体系[J].中州学刊,2020(9):68-74.

② 董红亚.建构与老龄化社会相适应的照护文化[J].浙江外国语学院学报,2015(4):107-112.

③ 李骅,蔡忆思,林卡.韩国家庭护理员制度及其对中国的启示[J].社会工作,2019(5):52-61.

家庭护理者价值贡献的社会认可度相对较低,合理引导全社会尊重和认可家庭护理者的价值贡献,是顺利推行家庭护理者支持政策的关键。①

因此,可以借鉴日本和韩国等国家的做法,一方面利用广播、电视、报纸、自媒体等多样化手段,进行广泛宣传和报道,呼吁全社会关注家庭护理者,并尊重和认可家庭护理者创造的经济价值和社会价值。对家庭护理者的孝亲行为出台奖励办法,将家庭护理者护理老年人的行为纳入个人诚信评级;通过开展"家庭护理者关爱活动",为家庭护理者提供关爱和支持;通过评选"家庭护理模范"或"家庭护理标兵",对家庭护理者进行奖励,树立典型以提高家庭护理者的满足感、成就感。笔者通过调研访谈发现,很多社区都在积极开展相关活动,力图为家庭护理者进行表彰。

"政府会经常开展一些活动,比如'积分制活动',年终积分越高可以兑换越好的礼品,可以让居民之间相互交流,家属可以通过积分制活动参与,好人好事都是有积分的! 可以评最美居民啊!"(H3 的描述)

"应该建立监督考评机制,这个考评怎么执行呢? 应该由社区、网格开展定期和不定期的考核机制,比如说这次搞得好,社区满意,可以适当给予家属表彰(政府层面),受到邻居、家里人、社区好评,做出了正能量的表率,可以对长护给予一定精神、资金双重奖励,这是一种正能量的弘扬!"(H6 的描述)

另一方面,积极呼吁社会团体、民间组织等社会力量加大对家庭护理者的支持,营造全社会支持家庭护理者的良好氛围。

除了要对家庭护理者进行表彰鼓励外,还应该建立相应的惩戒制度,对于那些没有履行或者没有很好履行护理职责的家庭护理者要进行惩罚,只有建立科学且人性化的奖惩制度才可以有效规范家庭护理者的护理行为并提高失能老年人的护理质量。

通过以上措施,推动"孝文化"的创新性发展,促进家庭道德从依靠公民自觉到依靠政府推动转变,实现舆论倡导与现实激励相结合,实现"奖与惩"相结合,充分发挥"孝文化"和"家庭文化"的价值引领作用②,尽早实现家庭责任社会认同。

（二）法律保障支持政策

通过法律赋权和提供制度保障,是保障家庭护理者合法权益的重要前

---

① 余央央,封进.家庭照料对老年人医疗服务利用的影响[J].经济学(季刊),2018,17(3):923-948.

② 李连友,李磊,邓依伊.中国家庭养老公共政策的重构——基于家庭养老功能变迁与发展的视角[J].中国行政管理,2019(10):112-119.

提。很多西方国家都重视家庭护理者的权益保障工作,均通过立法保障家庭护理者的合法权益,并推动家庭护理者支持政策的落地实施。如德国出台了《社会法典》《长期护理保险法》《家庭与职业协调法》以及《护理加强法案》第一部和第二部等一系列法律,对家庭护理者合法权益提供法律保障。英国陆续出台了《照料者(认可和服务)法案》《照料者(平等机会)法案》《工作与家庭法案》等一系列法案,给予家庭护理者经济、社会服务、就业和社会参与等支持(李小健,2012)。西班牙于 2006 年出台了《推动失能者照护与自立法案》,对失能老年人及家庭护理者提供支持。与我国同属儒家文化圈、具有相似的养老文化传统和社会结构的日本亦建立了完善的法律体系为失能老年人及其家庭提供支持。1963 年颁布《老年人福利法》,为老年人提供家庭福利服务和机构福利服务。1982 年出台《老年人保健法》,目的在于构建并加强老年人保健预防体系。1989 年政府公布《促进老年人健康及福利十年战略计划》("黄金计划"),旨在为体弱老人提供家庭护理服务,并为照顾老人的家庭提供援助。1994 年推出了新的黄金计划(1995—1999 年),旨在扩大长期护理机构以及培养专业服务人员。[1] 1999 年新黄金计划结束后,政府又颁布了《老年保健福利发展方向》(2000—2004 年),即21 世纪黄金计划。1997 年 5 月,《护理保险法》获得日本国会通过,并于2000 年 4 月 1 日正式实施。

　　我国以自上而下制定的政策性文件作为社会保险制度实施依据的现状,与国外以法律为实施依据相比,社会保险法制化明显比较滞后。[2] 与西方国家成熟完善的法律体系相比,我国法制建设相对滞后。目前我国并没有出台支持家庭护理者的专门性高位阶的法律法规,人社部、国家医保局等出台的相关法律法规,其法律位阶偏低,法律效力不具有普适性,缺乏明确的法律关系界定和权利义务构造,采用的是行政治理的路径,仍游离于法律规制框架之外。[3] 虽然个别法律法规有些规定涉及家庭护理者,如国务院2018 年 12 月发布的《个人所得税专项附加扣除暂行办法》中将"赡养老人"作为专项附加扣除的一项,有力减轻了家庭护理者的个人所得税负担,这可以视为明确对家庭护理者提供个人所得税支持的政策。地方层面深圳市于

　　① 高春兰.日本和韩国老年人长期护理保险制度的政策环境比较研究[J].长春工业大学学报(社会科学版),2012,24(5):90-97.
　　② 郑功成.中国社会保险法制建设:现状评估与发展思路[J].探索,2020(3):31-41.
　　③ 黄丽娟,罗娟.长期护理保险的理论指引与体系建构[J].华东政法大学学报,2020(5):143-157.

2020年10月通过了《深圳经济特区养老服务条例》，该条例明确规定，区民政部门应当通过购买服务等方式为失能老年人家庭照护者提供家庭照护服务技能培训、心理健康咨询和干预、替代老年人家庭照护者为重度失能老年人提供临时或短期照护（喘息服务）等服务。深圳市率先将对家庭护理者的直接服务支持纳入法律保障范畴，具有重要的先行示范作用。但这些法律法规要么只注重义务而缺失权利，要么法律位阶偏低，不具有普适性法律效力。总体上看，家庭在我国现有法律法规中仍处于边缘化与卑微性地位①，我国现有的法律法规尚未将家庭护理者作为重要利益相关者纳入考量范畴，相关条款宣示意义要远远大于实际社会意义。因此，借鉴西方国家的立法实践经验，加强顶层制度设计和提供立法保障，可做如下考虑：

首先，修订《中华人民共和国老年人权益保障法》并出台专门的《中华人民共和国长期护理保险法》。通过修订《中华人民共和国老年人权益保障法》，改变目前《中华人民共和国老年人权益保障法》只重责任和义务而不重权利的法律思维，在其中对家庭护理者的身份、社会角色、护理责任和应享有的合法权益进行明确规定，确保提升家庭护理者的社会地位。通过出台《中华人民共和国长期护理保险法》，作为规范长期护理保险关系的最高位阶法律，为长期护理保险支持家庭护理者的试点实践提供法律依据。具体而言，可以考虑将家庭护理者从事的护理工作作为一种正式新业态纳入职业编制，并在国家层次最高位阶法律法规中予以明确规定，为家庭护理者合法权益提供最高法理支撑。

其次，对现有部委级和地方层面出台的相关法律法规进行修订和调整。在现有的部委级和地方层面的相关法律法规中对家庭护理者的身份、社会角色、护理责任和应享有的合法权益进行明确规定，对各种法律关系进行明晰界定，并与国家层面最高位阶法律理念保持同步，从而确保家庭护理者支持政策的落实到位。

最后，建立科学有效的争议处理机制和权利救济机制。家庭护理者支持政策实施过程中，必然会涉及争议处理机制的建构问题和权利救济问题②，如家庭护理者与护理服务机构之间可能发生争议，喘息服务和护理津贴等可能会产生严重的"道德风险"问题，还有侵权损害赔偿问题等，这些问

---

① 李连友,李磊,邓依伊.发达国家家庭养老公共政策的理论逻辑、内容属性与经验启示[J].社会保障研究,2020(6):57-67.

② 郑尚元.长期照护保险立法探析[J].法学评论,2018(1):131-139.

题的解决都依赖于一套科学有效的争议处理机制和权利救济机制,因此,亟需建构法定的争议处理机制和权利救济机制,为家庭护理者支持政策的顺利实施提供有效监督和保障。

总之,在积极“适应性学习”其他国家和地区“政策转移效应”下的有益实践,遵循实体与程序同步、权利与义务共生的基本原则①,从全局、系统的角度为家庭护理者支持政策提供法理支撑。

（三）调查评估支持政策

构建家庭护理者支持政策体系需要以家庭护理者的护理现状、需求和效果反馈为前提,要获取这些信息,离不开对家庭护理者的调查和评估。然而,遗憾的是,我国目前并没有独立的专门的针对家庭护理者的调查评估项目。目前开展的比较有影响力的调查项目主要有 1998 年开始的中国老年健康调查(CLHLS)、2000 年开始的中国城乡老年人生活状况调查、2011 年开始的中国健康与养老追踪调查(CHARLS)等。这些调查项目无疑均是以老年人为对象的,是以老年人照料为主要内容的,老年人长期护理的内容涉及相对较少,关于家庭护理的详细调查数据比较缺乏(宋靓珺等,2018)。其中,通过中国老年健康调查(CLHLS)和中国健康与养老追踪调查(CHARLS)的调查数据可以获取老年人子女和配偶等家庭护理者的相关信息。总体来看,随着我国人口老龄化和高龄化问题的不断加剧,学界对人口老龄化和高龄化问题的认识不断加深,开展的这些全国性的、连续性的大型调查项目,为老年人口学术研究和政策构建提供了重要数据支撑,积累了丰富的调查经验。然而,由于对家庭护理者的价值贡献缺乏普遍社会认同,有关家庭护理者的调查研究仍然是老年人调查的附属品,通过调查获取的信息极其有限,这显然不利于针对家庭护理者的学术研究和家庭护理者支持政策的构建。

因此,利用已开展的调查项目积累的丰富的调查经验,开展家庭护理者的专项调查对于构建家庭护理者支持政策来说是不可或缺又势在必行的一种选择。一方面,在人口普查中添加家庭护理者调查模块,对全国家庭护理者的人口特征、规模情况、护理状况、需求、满意度、变动趋势等进行整体把握,尽管这种方法调查初期成本较高,但有关家庭护理者的调查设计一旦成熟,便可形成常态化调查项目,成本也会逐渐降低,这种方法最重要的优势在于获取的信息比较全面和准确,而且具有较高的权威性和可信性。另一

① 李志强.我国老年人长期照护保险立法研究[J].兰州学刊,2015(4):110-120.

方面,在已有调查项目中添加家庭护理者专题模块,通过问卷设计收集家庭护理者的各种信息,这种方法的好处在于可以与老年人的信息进行匹配,而且成本相对较低。比如可以借鉴目前世界范围广泛采用的 Zarit 看护者负担量表的设计经验来获取家庭护理者的护理负担情况,该量表共有 22 个条目,包括角色负担和个人负担两个维度,每个条目按照 0～4 分 5 级评分,量表总分 0～88 分,分数越高,说明看护者的负担越重。① 另外,委托专业机构进行专项调查,不仅是较为可行的一种选择,而且是未来调查的一大发展趋势。最后,建立评估标准和评估机制,以家庭护理者实际需求为导向,综合考虑家庭护理者的实际需求、护理状况、家庭经济状况等因素,为家庭护理者提供多样化个性化的支持政策。如家庭护理者家庭经济状况较好,则可以偏重于服务支持;如家庭护理者家庭经济状况较差,且家庭护理没有其他家庭成员分担,则可以提供经济支持和增加心理干预与疏导等服务支持,如有其他家庭成员分担护理责任,则可以适当减少心理干预与疏导服务,相应增加其他服务的比重。值得注意的是,有关家庭护理者的调查评估可以与长期护理保险的调查评估相结合,这样更有利于完善家庭护理者支持政策。

(四)住房保障支持政策

住房保障政策方面,近些年国家出台了一系列政策来加强老年宜居环境建设。国家发展改革委等部门于 2016 年 11 月发布了《关于推进老年宜居环境建设的指导意见》,提出要推进老年人住宅适老化改造,建设一批各具特色的"老年友好城市"和"老年宜居社区"。国务院办公厅 2017 年 6 月发布的《关于制定和实施老年人照顾服务项目的意见》提出,80 周岁及以上老年人可以遵循自愿原则随子女进行迁移,依法可享受迁入地基本公共服务;大力推进"老年宜居社区""老年友好城市"建设。国务院办公厅 2020 年 12 月发布的《关于促进养老托育服务健康发展的意见》指出,"鼓励有条件的地区结合城镇老旧小区改造加装电梯"。中共中央、国务院 2021 年 11 月发布的《关于加强新时代老龄工作的意见》指出,"将无障碍环境建设和适老化改造纳入城市更新、城镇老旧小区改造、农村危房改造、农村人居环境整治提升统筹推进,鼓励更多家庭开展适老化改造"。这些政策文件对于鼓励家庭成员与老年人共同居住或就近居住、老年人随子女迁徙、改善老年人居住环境具有重要作用。因此,进行针对家庭护理者的住房保障支持性政策

① 前田千夫,涉江千春,向畑泰司.看护杀人[M].石雯雯,译.上海:上海译文出版社,2020:130.

设计,首先在经济适用房、廉租住房等住房资源的配置方面,要向家庭护理者与老年人共同居住的家庭进行倾斜,并采取首付款优惠、购房贷款优惠、购房补贴等多样化手段支持家庭护理者与老年人共同居住或就近居住,减少共同居住或就近居住的障碍。其次,《"十四五"民政事业发展规划》提出,发展"家庭养老床位",引导有需求的老年人家庭开展适老化改造。南京市、杭州市、广州市、武汉市等多个城市开始积极探索"家庭养老床位"。因此,要充分利用"家庭养老床位"试点建设的有利契机,明确住房适老化改造的建筑标准,提高适老化改造的水平,为家庭护理者更方便地护理失能老年人提供居住环境支持。

笔者认为住房适老化改造可以遵从"室内+室外"改造思路:首先,室内适老化改造非常迫切且是住房适老化改造的关键。要对地面防滑处理和高差处理等地面改造、安装床边护栏等卧室改造、安装扶手和配置淋浴椅等如厕洗浴设备改造、手杖等老年用品配置基础性改造项目予以重点补助支持,另外需对防走失装置、安全监控装置、生命体征监测设备等基础性智能化改造项目予以重点补助支持。其次,进行室外的适老化改造。通过给不同楼栋刷上不同颜色,方便老年人辨识自己的家;通过放大楼号和增设指示牌,方便老年人识别自己的居住环境;通过新颖有趣的鱼、凤梨等图案方便老年人辨认实物。这些适老化改造措施,对失能老年人尤其是失智老年人比较友好,也能减少家庭护理者对失智老年人出行的担心。尽管适老化改造作为一项重要改善民生项目正在全国各地积极推进,但政策的效果并不尽如人意,笔者通过调研发现,加装电梯是很多家庭护理者最迫切的需求之一,但很多家庭护理者仍没有享受到该项服务,因此应该考虑加大推进小区加装电梯等方便出行的配套设施建设的力度,最大可能满足失能老年人和家庭护理者的出行需求。通过住房适老化改造,一方面,可以让失能老年人在熟悉的环境中接受专业化规范化的护理服务,提高失能老年人生活质量;另一方面,可以有效减轻家庭护理者的护理压力和负担,提高家庭护理者的生活品质。

第三节　家庭护理者支持政策的实施机制

为保证家庭护理者主体性支持政策和配套性支持政策的落地实施,需要家庭护理者支持政策实施机制的整合与创新。要实现政策实施机制的整合与创新,需要通过筹资机制、部门协同机制、评估机制,将家庭护理者支持政策体系内的各个要素、政策过程和外部环境有效连接起来,通过政策要素之间的相互作用、政策过程的相互衔接、政策体系与外部环境的互动,从整体上推动家庭护理者支持政策体系的持续运行和健康发展。

一、家庭护理者支持政策的筹资机制

家庭护理者是家庭护理的主力军和中坚力量,家庭护理者福利状况对失能老年人护理质量具有直接影响,因此将家庭护理者作为重要利益相关者纳入政策考量范畴,对其提供政策支持,是一种理性且必然的政策选择。因此,建立科学合理的筹资机制,是家庭护理者支持政策落地实施和可持续性发展的重要保障。要建立一个科学合理的筹资机制,需要做到以下几点:

(一)明确多元主体筹资责任

福利多元主义理论认为,除国家外,其他部门如营利性组织、非营利性组织、市场和家庭等都应积极参与到福利供给中来,分权和参与是实现社会福利多元化的重要途径。因此,家庭护理者支持政策的筹资责任应该由国家、社会和家庭等多元主体共同承担。明确划分多元主体的筹资责任,是增进家庭护理者福利、保证家庭护理者支持政策可持续性和公平性的基础。因此,要明确多元主体筹资责任,首先需明确中央政府和地方政府各自应承担的筹资责任。中央财政和地方财政是家庭护理者支持政策的两大重要资金来源。合理划分中央政府和地方政府的筹资责任,有利于调动地方政府积极性、保障资金来源、提高筹资机制运行效率。一方面,考虑到目前我国家庭护理者支持政策处于地方自主探索阶段,尚未形成全国统一的家庭护理者支持政策,家庭护理者支持政策的资金来源仍应以地方政府为主,中央政府可以通过补贴、奖励等转移支付手段积极引导并支持地方政府加大对家庭护理者的政策支持力度。另一方面,为确保家庭护理者支持政策的基本公平,在充分考虑中央和地方财政支付能力的前提下,中央政府财政支持应向农村地区等进行倾斜,通过财政转移支付改善贫困落后地区福利资源困境、缩小地区之间差异化程度;另外,在居家社区养老服务网络建设、社区基础设施建设、家庭适老化改造等方面,应逐步提高中央政府财政的支持力度。其次需明确政府、社会和家庭之间的筹资责任。政府在家庭护理者支持政策资金筹集中占据主导性地位,但政府的筹资责任不是无限的,政府应以保障基本生存和公平为原则,超出基本生存的、个性化的家庭护理者政策需求,则应该主要由社会和家庭来承担筹资责任。政府、社会和家庭的筹资责任划分并不是一成不变的,而是需要根据国家社会福利水平、多元主体之间相互关系和相对支付能力等因素不断调整。

（二）建立多渠道筹资机制

首先，强调政府的主导责任，强化政府转移支付力度。政府转移支付以国家法律为坚强后盾，是家庭护理者支持政策最主要、最稳定的资金来源。对于与家庭护理者福利密切相关的问题，如护理津贴、喘息服务等应该成为政府转移支付重点支持的领域。另外，税收减免等优惠政策，也是政府转移支付的一种重要方式。通过给予雇用家庭护理者的企业一定的税收优惠政策，鼓励企业积极主动给予家庭护理者护理假期和弹性工作安排等福利，帮助家庭护理者缓解工作与护理冲突带来的压力和负担；通过给予家庭护理者税收减免等优惠政策，可以直接增进家庭护理者福利，缓解其经济压力。

其次，积极鼓励和引导社会转移支付。随着经济发展水平和居民收入水平的不断提高，我国慈善捐赠的水平亦不断提高。数据显示，截至 2019 年年底，我国福利彩票公益金达到 557.3 亿元，其中社会福利公益金达到 185.6 亿元，全年社会组织捐赠收入达 873.2 亿元（民政部民政事业发展统计公报，2019）。慈善捐赠等社会性转移支付，可以成为家庭护理者支持政策的一项重要资金来源。笔者通过调研访谈发现，J 市红十字会等慈善机构会通过社区为贫困的家庭护理者免费提供尿不湿、纸尿裤和护理垫等护理包产品，以满足失能老年人及家庭护理者需求，并减轻家庭护理者此方面的经济负担。因此，笔者建议加强社区与红十字会等慈善机构的联系与合作，增强彼此之间的联动，由社区对家庭护理者的家庭情况和需求进行严格审核（形成名单），并将名单交由慈善机构进行二次审核，并确定符合条件的最终名单，由红十字会等慈善机构将尿不湿、纸尿裤和护理垫等护理包产品交给社区，由社区根据名单逐户发放。相关费用可以纳入慈善捐赠收入支出范畴。

最后，巩固和强化家庭转移支付的能力。在传统"孝文化""家本位"观念和政策设计等因素的共同影响下，家庭成员的互助在解决老年长期护理问题和支持家庭护理者方面仍然发挥着不可或缺的作用。这种家庭成员之间的互助，在农村地区表现得尤为显著。但随着人口老龄化、高龄化问题的日益加剧和家庭趋于小型化、核心化、高龄化和空巢化，家庭护理功能不断弱化，养老和护理等功能已不能完全靠家庭成员之间的互助来实现。因此，可以通过社会化护理服务、家庭收入保障、护理假等方式巩固和强化家庭内部的转移支付能力。

总之，未来可以加强政府转移支付、慈善捐赠等社会性转移支付和家庭内部转移支付之间的协调,从而逐步扩大家庭护理者支持政策的资金来源。

如前所述,要将喘息服务、知识和技能培训等服务支持和护理津贴、社会保险缴费等经济支持纳入长期护理保险体系之中,需要将这些费用纳入长期护理保险资金支出范畴,即以长期护理保险专项资金的形式进行明确列支。因此,要保证长期护理保险资金的可持续性,需要多元化筹资机制予以支持。各试点城市的资金筹集方式存在较大差异。长期护理保险资金主要来源于医保统筹基金划转、个人缴费、单位缴费和政府财政补助,个别试点城市会辅之以福利彩票公益金,同时接受社会捐赠。各试点城市选择的资金筹集方案存在较大差异,除长春、广州、宁波和上海仅采取医保统筹基金划转单一的筹资来源外,其他试点城市均建立了多元筹集方式相结合的筹资机制,表现出不同的筹资方式组合。苏州虽规定个人缴费是长期护理保险资金主要的来源渠道之一,但在试点的第一阶段,缴费责任个人无须承担。上饶、成都和石河子等试点城市规定单位需要承担缴费责任,但其他试点城市均未涉及。另外,南通、上饶和石河子等试点城市均将福利彩票公益金确定为长期护理保险资金重要的来源渠道,但其他试点城市并未规定。其中除石河子对福彩公益金标准进行了明确规定外,其他试点城市均未涉及。总体来看,大多数试点地区筹资渠道较为单一,存在过度依赖医疗保险基金的问题。因此,要保证长期护理保险资金的可持续性,需要建立以政府财政补贴、企业和个人缴费为主,以基金投资收益、福利彩票资金和社会捐赠等为辅的多元化筹资机制。长期护理保险各试点城市要积极实现筹资水平与经济发展和人口结构变动的协调与适配,例如上海市、广州市等经济发达试点城市要充分利用经济快速发展的有利契机,适当提高筹资标准,保证筹资水平与经济发展的充分适配;长春市、荆门市等经济欠发达试点城市则需要通过优化产业结构和刺激消费等手段保证经济持续稳定增长,从而为长期护理保险提供充足的财政支持。

(三)明确科学合理的筹资水平

科学合理的筹资水平对家庭护理者支持政策的落地实施和持续性运行具有重要意义。首先,筹资水平应与社会经济发展水平相一致,并随之不断调整完善。当社会经济发展处于较低水平阶段时,筹资水平应以满足家庭护理者基本政策需求为首要原则;当社会经济发展到较高水平阶段后,筹资水平应随之相应调整,在满足基本政策需求的前提下,还应满足其更高层次的政策需求。其次,筹资水平也应与筹资主体的支付能力相一致。一方面,筹资水平的合理确定,需充分考虑中央政府和地方政府财政的支付能力,根据支付能力的不同,制定差异化的筹资水平。另一方面,需考虑家庭的支付能力,筹资水平应按照家庭收入水平的一定比例来确定。

二、家庭护理者支持政策的部门协同机制

现代协同理论认为,复杂系统的协同效应能否有效发挥主要在于系统内部各子系统或要素之间是否协同,如果各子系统或要素能够实现相互协同配合,就可以保证整个系统的稳定和有序,从而实现 1+1>2 的协同效应;否则就会徒增系统内耗,无法发挥各子系统或要素的功能,导致整个系统陷入一种混乱无序的状态。[①] 家庭护理者支持政策的落地实施可以视为一个复杂开放的系统,通过建立家庭护理者支持政策部门协同机制,实现不同政府部门之间、多元福利供给主体之间的相互协同,对于实现福利资源的互通共享和优化配置、增进家庭护理者福利具有重要意义。因此,建立家庭护理者支持政策的部门协同机制,需要做到以下几点:

(一)建立信息共享机制

信息共享在优化政府政策决策和福利供给方面具有关键性作用。信息共享有利于解决政府"信息孤岛"问题,减少政府政策运行成本,政府部门内部的信息共享,能够有效缓解各部门之间的冲突,促使政府各部门向着共同目标迈进,能够实现政府部门政策的整体优化。另外,通过信息共享,也能够消除政府部门与其他福利供给主体之间的信息不对称,有利于提高福利资源的配置效率。要实现信息共享,一方面需要利用现代信息技术建立信息共享服务平台,通过该平台整合家庭护理者相关基础信息。通过信息调查统计制度,方便政府部门及时了解家庭护理者基本特征、政策需求,同时掌握相关支持政策的实施情况,发现支持政策存在的不足,为政策优化提供重要信息参考。通过信息公开制度,其他福利供给主体亦能及时有效地了解家庭护理者支持政策的政策内容和政策导向,有利于家庭护理者支持政策的顺利实施。另一方面,要建立信息共享数据库。通过将家庭护理者及其政策支持相关信息录入信息共享数据中心,通过该数据中心实现信息的分类管理和存储,不仅可以实现政府各部门之间的信息互通共享(政府部门数据库),而且还可以实现其他福利供给主体之间的信息互通共享(非政府部门数据库),两大数据库亦可以实现信息互通共享,从而提高家庭护理者支持政策的执行效率。

---

① 白列湖. 协同论与管理协同理论[J]. 甘肃社会科学,2007(5):228-230.

(二)建立实施过程协同机制

家庭护理者支持政策实施过程协同是提高家庭护理者支持政策执行效率的关键环节。政策实施过程的质量往往对家庭护理者支持政策执行效率和家庭护理者福利水平产生决定性影响。因此,要建立实施过程协同机制,首先要制定部门协同的实施方案,根据家庭护理者支持政策的总体规划和要求,制定各部门的家庭护理者支持政策实施方案,为保证家庭护理者支持政策实施过程的协同,需要各部门的实施方案在实施目标、实施顺序、实施阶段等环节保持协同。其次需要对实施过程进行优化。繁杂冗余的实施程序和较长的实施周期,都会导致政策实施效率低下,因此,通过简化实施流程、缩短政策实施周期和给予明确的政策实施任务说明,降低家庭护理者支持政策实施成本,实现政策程序在不同部门之间的顺利衔接。

三、家庭护理者支持政策的评估机制

政策评估是家庭护理者支持政策的一个必要环节,同时也是其较为薄弱的环节。政策评估机制是开展家庭护理者支持政策评估活动的重要载体和基础,是家庭护理者支持政策体系的一个子系统。家庭护理者支持政策评估机制主要由评估主体、评估标准、评估方法和评估结果应用等诸多要素组成。

(一)评估主体

从评估主体上看,政策评估主体在家庭护理者支持政策评估活动中处于主导性地位,明确政策评估主体是开展家庭护理者支持政策评估活动的首要工作。由于家庭护理者支持政策是一个复杂的系统,涉及的利益主体较多,这些利益主体主要包括政府、家庭护理者及其家庭、专业评估机构等。这些利益主体均可以视为政策评估主体。这些利益主体作为评估主体参与评估活动具有各自的优势和不足:政府部门是家庭护理者支持政策的制定者和执行者,获取政策结果信息会非常及时便利,评估结果能快速转化为政府决策,但政府部门参与政策评估,往往会使评估活动流于形式,政策评估的公正性和客观性难以保证;家庭护理者及其家庭,作为政策的目标对象,能够真实反映对政策执行的感受,但这种主观评估是否可信仍难以保障;专业评估机构依靠其专业优势,不受外界尤其是来自政府的干扰,其评估结果往往比较客观可靠,但缺点是专业评估机构往往不直接参与家庭护理者支持政策的制定过程,能够获取的相关信息比较有限。因此,要开展家庭护理者支持政策评估活动,需要赋予各利益主体一定的参与政策评估的权利,引导各利益主体积极参与政策评估,以便从多角度、不同层次对家庭护理者支持政策进行评估,确保家庭护理者支持政策评估的客观性和科学性。

（二）评估标准

从评估标准上看,评估标准是政策评估活动的重要指南和依据,实质是一种政策评价和判断准则。评估标准的科学性主要在于评估指标体系的构建。政策评估指标体系作为政策评估活动的核心,其是否科学、合理将对评估结果产生直接影响。可以从政策制定、政策实施和政策结果三方面构建家庭护理者支持政策评估指标体系:首先,可以从政策制定主体视角出发,设计政策体系和政策程序两个一级指标,其中政策体系指标可以分解为政策目标合理性、政策主体和对象明确性等若干二级指标;政策程序指标可以分解为政策论证充分性、方案可行性等若干二级指标。其次,政策实施方面,可以从政策执行主体视角出发,设计政策执行、政策投入与产出等若干一级指标,其中政策执行指标可以进一步分解为服务的标准、服务人员素质、政策配套措施、政策监督机制等若干二级指标;政策投入与产出指标可以进一步分解为社区综合服务中心规模、社区日间照料中心数量、家庭养老床位数量等若干二级指标。最后,政策结果方面,可以从目标对象和社会角度出发,设计个体效应和社会效应两项一级指标,其中个体效应指标可以进一步分解为家庭护理者福利状况、失能老年人生活质量状况等若干二级指标;社会效应指标可以进一步分解为对社会整体福利水平的影响、对社会观念的影响等若干二级指标。

（三）评估方法

从评估方法上看,在评估标准明确之后,选择何种评估方法就成为家庭护理者支持政策评估需要重点考虑的问题。评估方法是对政策某一环节或全过程进行评估的手段和方式,在政策评估目标实现过程中发挥着中介桥梁作用。常用的政策评估方法主要有定性评估和定量评估两种,它们的概念和适用的领域存在较大差异。定性评估是指评估主体凭借直觉和经验对政策问题、政策实施效果等进行分析和判断,进而得出描述性结果的一种评估方法。定性评估方法常常运用于不能量化的场合,比如对价值理念、伦理道德、文化等问题的研究,由于不能量化,定性评估方法的客观性往往容易受到质疑。定量评估是指依据统计数据,运用数学模型对各项指标进行量化计算的一种评估方法。与定性评估方法相比,定量评估方法因具有客观性、标准化、系统化等特点而备受青睐,此种评估方法被广泛运用于政策评估领域。但定量评估方法在不能量化的场合往往无能为力,而且定量评估方法需要大量的数据资料做支撑,容易耗费大量的时间成本,且数据赋值往往表现出较大主观随意性。无论是定性评估方法还是定量评估方法,都有其优势和不足,因此,在家庭护理者支持政策评估方法选择上,要坚持定性评估方法和定量评估方法相结合的原则,根据政策问题、政策领域等综合使用多种评估方法,充分保证家庭护理者支持政策评估结果的客观性和可靠性。

（四）评估结果应用

从评估结果应用上看,政策评估是为了发现问题、总结经验教训,促使政府部门对家庭护理者支持政策实施方案进行优化,从而为提高家庭护理者福利水平提供依据。因此,政策评估结果的应用是政策评估活动的重要环节,也是政策评估的目的所在。政策评估结果往往运用在行政问责、奖励惩戒、政策调整与完善等方面。首先,行政问责机制是确保政府各部门良好合作的重要保障机制,如果缺乏有效的行政问责机制,就不能对参与合作各部门的行为进行有效约束,不利于职责和义务的顺利履行。政策评估结果可以作为行政问责的重要依据,政策评估结果与行政问责机制相结合,可以强化政策制定主体和执行主体的责任意识,有利于职责的顺利正确履行。其次,政策评估结果还可以作为奖励惩戒的重要依据。对于评估结果良好的政策主体要给予一定的奖励,通过这种奖励来激励其更加积极主动地履行职责;对于表现较差、评估结果不尽如人意的政策主体采取适当的惩戒措施,督促其改善政策实施过程,提高政策实施满意度。当然,在将评估结果应用于奖励惩戒时,要避免因急功近利导致评估对象行为偏离政策目标,尽量确保奖励惩戒与政策目标的一致性。最后,政策评估结果更重要的作用在于促进政策的调整与完善。通过将政策评估结果反馈给政策主体,揭示家庭护理者支持政策制定和执行方面的问题,哪些环节较为薄弱,政策主体可以以政策评估结果为依据,对现行的家庭护理者支持政策进行补充、修改、完善或终止,对家庭护理者支持政策的政策目标、工作思路和具体实施方案进行调整,从而提高家庭护理者支持政策体系的协调性和政府政策执行能力。

参考文献

一、中文文献

[1]安东尼·吉登斯.第三条道路:社会民主主义的复兴[M].郑戈,译.北京:北京大学出版社,2000:117.

[2]安新莉,董晓媛.中国无酬劳动总价值的测算及其政策含义[J].中国妇运,2012(7):38-40.

[3]安东·赫姆瑞吉克,覃伊璇.社会投资:欧洲福利国家调整的必然方向[J].社会保障研究,2014(1):13-22.

[4]白列湖.协同论与管理协同理论[J].甘肃社会科学,2007(5):228-230.

[5]白文辉,丁金锋,唐四元.居家喘息服务研究进展[J].解放军护理杂志,2017,34(5):58-61.

[6]陈振明.政府工具导论[M].北京:北京大学出版社,2009:2.

[7]陈璐.中国长期护理成本的财政支持和公平保障[J].财经研究,2013,39(5):73-85.

[8]柴野.德国依法保障职工一年享10天紧急护理假[N].光明日报,2014-11-18.

[9]陈蓉,胡琪.社会化养老趋势下家庭照料的作用及支持体系研究[J].城市观察,2015(3):126-131.

[10]陈璐,范红丽,赵娜,等.家庭老年照料对女性劳动就业的影响研究[J].经济研究,2016(3):176-189.

[11]陈璐,范红丽.家庭老年照料对女性照料者健康的影响研究[J].人口学刊,2016,38(4):48-59.

[12]陈蓉.老年家庭照顾者的照料负担及支持体系研究[J].城市观察,2017(1):127-134.

[13]陈际华,卞海琴.社会支持理论下喘息服务介入失能老人家庭照顾问题研究[J].经济研究导刊,2018(7):60-65.

[14]陈璐.家庭老年照料的成本和经济价值[J].中国保险,2018(12):

7-10.

[15]曹方咏峥,林熙.欧洲国家的公共政策支持:家庭照护[J].老龄科学研究,2019,7(3):71-80.

[16]陈友华,庞飞.福利多元主义的主体构成及其职能关系研究[J].江海学刊,2020(1):88-95.

[17]陈诚诚.长期护理保险试点总结及发展建议[J].中国社会保障,2020(6):39-41.

[18]陈璐,文琬,刘鸿雁,等.家庭老年照料经济价值及其影响因素:基于意愿调查法的研究[J].人口与经济,2021(1):68-81.

[19]戴卫东.台湾地区人口老龄化下长期护理政策及走向[J].人口学刊,2011(4):61-67.

[20]戴卫东.中国长期护理保险制度构建研究[M].北京:人民出版社,2012:7-8.

[21]党曼.社会投资型国家对我国社会保障建设的启示[J].三峡大学学报(人文社会科学版),2012,34(3):81-83.

[22]丁学娜,李凤琴.福利多元主义的发展研究:基于理论范式视角[J].中南大学学报(社会科学版),2013,19(6):158-164.

[23]杜娟,徐薇,钱晨光.失能老人家庭照料及家庭照顾者社会支持需求:基于北京市东城区的实证性研究[J].学习与探索,2014(4):31-35.

[24]董红亚.建构与老龄化社会相适应的照护文化[J].浙江外国语学院学报,2015(4):107-112.

[25]戴付敏,刘思雨,张希.社区居家多病共存老年人的非正式照料研究进展[J].中华全科医学,2020,18(3):471-475.

[26]丁建定,裴默涵."第三条道路"社会福利思想主张的发展[J].社会保障研究,2020(6):88-95.

[27]董红亚.从孝文化到照护文化、敬老文化:构建适应老龄社会的新文化体系[J].中州学刊,2020(9):68-74.

[28]凡芸.老年痴呆病人家庭照顾者心理健康状况及干预研究[J].健康教育与健康促进,2009,4(1):51-54.

[29]费孝通.乡土中国[M].北京:北京大学出版社,2012:41-54.

[30]房莉杰.理解我国现阶段的长期照护政策[J].北京工业大学学报(社会科学版),2015,15(5):1-15.

[31]古德.家庭[M].魏章玲,译.北京:社会科学文献出版社,1986:4-5.

[32]国家统计局.第六次全国人口普查汇总数据[EB/OL].http：// www. stats. gov. cn/tjsj/pcsj/rkpc/6rp/indexch. htm.[2012-7-23].

[33]高春兰.日本和韩国老年人长期护理保险制度的政策环境比较研究[J].长春工业大学学报(社会科学版),2012,24(5):90-97.

[34]高利平.农村失能老人照护方式及社会支持研究[J].人口与发展, 2015,21(4):92-102.

[35]国家卫计委家庭司.中国家庭发展报告(2016)[M].北京:中国人口出版社,2016:20.

[36]葛蕾蕾,方诗禹,杨帆.政策工具视角下的高校毕业生就业政策文本量化分析[J].国家行政学院学报,2018(6):165-170,193.

[37]龚秀全,周薇.政府补助、保险支付与老年临终照料成本:基于2002—2014年CLHLS死亡人口追踪数据的分析[J].南方经济,2018(9): 68-85.

[38]关博.互助保险机制在长期护理保障中的应用:典型案例的政策设计及绩效[J].社会保障研究,2020(2):51-57.

[39]关艳玲.别让带薪护理假成为"纸上假期"[N].辽宁日报,2020-12-17.

[40]国家统计局.第七次全国人口普查主要数据情况[EB/OL].http：// www. stats. gov. cn/tjsj/zxfb/202105/t20210510_1817176. html.[2021- 5-11].

[41]国家统计局.第七次全国人口普查公报(第五号)[EB/OL].http：// www. stats. gov. cn/tjsj/zxfb/202105/t20210510_1817181. html.[2021- 5-11].

[42]何国琪,严伟亮.老年性痴呆患者亲属照料负担与心理健康的相关性分析[J].中国康复,2007,22(1):67-68.

[43]韩央迪.从福利多元主义到福利治理:福利改革的路径演化[J].国外社会科学,2012(2):42-49.

[44]胡湛,彭希哲.家庭变迁背景下的中国家庭政策[J].人口研究,2012,36 (2):3-10.

[45]郝君富,李心愉.德国长期护理保险:制度设计、经济影响与启示[J].人口学刊,2014,36(2):104-112.

[46]黄萃,任弢,张剑.政策文献量化研究:公共政策研究的新方向[J].公共管理学报,2015,12(2):129-137.

[47]华颖.德国长期护理保险最新改革动态及启示[J].中国医疗保险,2016

(7):67-70.

[48]黄枫,傅伟.政府购买还是家庭照料?:基于家庭照料替代效应的实证分析[J].南开经济研究,2017(1):136-152.

[49]胡湛.传统与超越:中国当代家庭变迁与家庭政策[M].北京:社会科学文献出版社,2018:132.

[50]郝勇,陈谦谦.长期护理保险的居家照护供给结构研究[J].华东理工大学学报(社会科学版),2018(4):108-116.

[51]侯仲华,周志华,钟帅林.上饶市长护保险试点的实践和思考[J].中国医疗保险,2018(6):42-44.

[52]海龙,尹海燕,张晓囡.中国长期护理保险政策评析与优化[J].宏观经济研究,2018(12):114-122.

[53]黄晨熹,汪静,王语薇.长者亲属照顾者支持政策的国际经验与国内实践[J].华东师范大学学报(哲学社会科学版),2019(3):152-159.

[54]黄丽娟,罗娟.长期护理保险的理论指引与体系建构[J].华东政法大学学报,2020(5):143-157.

[55]贺薇.居家养老服务供给结构的现状与优化[J].湖北大学学报(哲学社会科学版),2020,47(6):155-165.

[56]加里·斯坦利·贝克尔.家庭论[M].王献生,王宇,译.北京:商务印书馆,2005:28.

[57]蒋玉卉,张玉娟,郭金娥,等.老年抑郁症病人家庭照料者心理状态及干预需求[J].中国民康医学杂志,2005,17(9):533-534.

[58]蒋承,赵晓军.中国老年照料的机会成本研究[J].管理世界,2009(10):80-87.

[59]贾鼎.关于社会资本研究视角的若干思考[J].河北学刊,2014,34(1):104-106.

[60]景跃军,李元.中国失能老年人构成及长期护理需求分析[J].人口学刊,2014,36(2):55-63.

[61]吉亚力,田文静,董颖.基于关键词共现和社会网络分析法的我国智库热点主题研究[J].情报科学,2015,33(3):108-111.

[62]江苏芬.人口老龄化背景下女性家庭照料者的社会支持体系构建[J].重庆工商大学学报(社会科学版),2018,35(2):67-71.

[63]考斯塔·艾斯平-安德森.福利资本主义的三个世界[M].郑秉文,译.北京:法律出版社,2003:29-32.

[64]克雷斯·德·纽伯格.福利五边形和风险的社会化管理[J].社会保险研究,2003(12):27-39.

[65]克劳斯·奥菲.福利国家的矛盾[M].郭忠华,等译.长春:吉林人民出版社,2011:8-10.

[66]李振国,杨德森.精神分裂症患者家属生活质量的对照研究[J].中国心理卫生杂志,1994,8(5):193-196.

[67]李雨适.美国老年呆痴病人及家庭照料者服务方案评介[J].市场与人口分析,2004,10(5):54-58.

[68]来建强,张乐.老人在家孤独去世 凸显社会养老缺失[N].经济参考报,2006-11-1.

[69]刘乃睿,于新循.论我国孝道传统下老年人长期照护制度的构建[J].西南大学学报(社会科学版),2008,34(5):106-110.

[70]李珊,万国威.倒置的福利三角:从福利的范式转轨窥视中国社会救济的发展[J].长春工程学院学报(社会科学版),2009(4):35-39.

[71]林艳.为什么要在中国构建长期照护服务体系?[J].人口与发展,2009,15(4):52-64.

[72]刘伯红,张永英,李亚妮.从工作与家庭的平衡看公共政策的改革与完善[J].中华女子学院学报,2010(6):12-28.

[73]刘婕,楼玮群.完善上海居家高龄失能老人亲属照顾者的社会支持系统[J].华东师范大学学报(哲学社会科学版),2012(1):19-25.

[74]李小健.家庭养老支持政策的国外镜鉴[J].中国人大,2012(14):30.

[75]李明,李士雪.福利多元主义视角下老年长期照护服务体系的构建[J].东岳论丛,2013,34(10):117-120.

[76]吕学静,丁一.国外老年人长期照护制度研究述评[J].山西师大学报(社会科学版),2014(1):65-70.

[77]林莞娟,王辉,邹振鹏.中国老年护理的选择:非正式护理抑或正式护理:基于CLHLS和CHARLS数据的实证分析[J].上海财经大学学报,2014,16(3):54-62.

[78]刘金涛.老年人长期护理保险制度研究[M].北京:科学出版社,2014:4-5.

[79]刘柏惠.我国家庭中子女照料老人的机会成本:基于家庭动态调查数据的分析[J].人口学刊,2014,36(5):48-60.

[80]刘柏惠,寇恩惠.社会化养老趋势下社会照料与家庭照料的关系[J].人

口与经济,2015(1):22-33.

[81]李志宏.国家应对人口老龄化战略研究总报告[J].老龄科学研究, 2015,3(3):4-38.

[82]李志强.我国老年人长期照护保险立法研究[J].兰州学刊,2015(4): 110-120.

[83]刘德浩.长期照护制度中的家庭团结与国家责任:基于欧洲部分国家的 比较分析[J].人口学刊,2016,38(4):36-47.

[84]刘涛.福利多元主义视角下的德国长期照护保险制度研究[J].公共行 政评论,2016(4):68-87.

[85]鲁於,杨翠迎.我国长期护理保险制度构建研究回顾与评述[J].社会保 障研究,2016(4):98-105.

[86]刘水莲."社会投资国家"理念下欧洲福利国家转型及启示[J].山东行 政学院学报,2016(6):57-62.

[87]刘亚娜.失能老年人家庭长期照护者照护困境及思考:基于一位女性家 庭照护者生存状态的个案研究[J].社科纵横,2016,31(11):103-107.

[88]刘甲学,冯畅.基于共词分析的国内信息资源管理研究热点可视化分 析[J].情报科学,2016,34(11):173-176.

[89]李姿姿.社会投资:欧洲福利国家改革的新趋势[J].国外理论动态, 2016(12):72-78.

[90]刘冬梅,戴蓓蕊.德国社会法中的家庭福利政策[J].德国研究,2017,32 (3):81-97.

[91]李炳安.我国劳动工时和休息休假制度的价值选择与制度完善[J].社 会科学研究,2017(5):103-109.

[92]刘旭华,董蕾红.积极老龄化视野下老年人长期照护法制体系的构 建[J].东岳论丛,2017,38(12):187-192.

[93]刘芳.德国社会长期护理保险制度的运行理念及启示[J].德国研究, 2018,33(1):61-76,135.

[94]刘冬梅.德国老年福利制度研究[J].社会政策研究,2018(2):31-47.

[95]李俊.支持非正式照料者:发达国家老年福利制度新动向及其对中国的 启示[J].学海,2018(4):80-86.

[96]刘二鹏,张奇林.失能老人子女照料的变动趋势与照料效果分析[J].经 济学动态,2018(6):92-105.

[97]刘军.整体网分析-UCINET软件实用指南(第三版)[M].上海:格致出

版社,上海人民出版社,2019:5,11.

[98]罗丽娅,郭林."家庭主义福利"的审视与再修正:来自西班牙老年长期照护服务发展的经验[J].国外社会科学,2019(4):112-121.

[99]李骅,蔡忆思,林卡.韩国家庭护理员制度及其对中国的启示[J].社会工作,2019(5):52-61.

[100]罗丽娅,丁建定.长期照护服务的国际实践举措与启示[J].学习与实践,2019(6):67-76.

[101]李连友,李磊,邓依伊.中国家庭养老公共政策的重构:基于家庭养老功能变迁与发展的视角[J].中国行政管理,2019(10):112-119.

[102]李连友,李磊,邓依伊.发达国家家庭养老公共政策的理论逻辑、内容属性与经验启示[J].社会保障研究,2020(6):57-67.

[103]李燕,郭树合.加快社区居家养老服务体系建设[N].检察日报,2020-11-9(007).

[104]李月,张许颖.我国"十四五"时期及中长期人口发展态势分析[J].人口与健康,2020(8):41-47.

[105]刘卓,王学义.生育变迁:1949—2019年中国生育影响因素研究[J/OL].西北人口.https://kns.cnki.net/kcms/detail/62.1019.C.20201106.0909.002.html.

[106]李薇,丁启.西方国家非正式老年照护服务的支持性政策实践[J].社会保障研究,2021(3):107-111.

[107]龙玉其.孝道与生计:农村失能老人子女照护需求、照护冲突与调适[J].云南民族大学学报(哲学社会科学版),2021,38(3):71-81.

[108]穆福骏,潘乃林.老年痴呆患者家庭焦虑照顾者体验的质性研究[J].护理管理杂志,2012(6):441-442.

[109]毛智慧,李魏,孙晓婷."喘息服务"对失能老人及其照护者生活质量和照护负担的影响[J].护理研究,2018,32(19):3098-3100.

[110]民政部.民政部:已基本实现老年人高龄津贴、服务补贴和护理补贴制度全国覆盖[EB/OL].http://mzzt.mca.gov.cn/article/zt_2019gzhy/mtgz/201901/20190100014264.shtml.[2019-1-3].

[111]民政部.2019年民政事业发展统计公报[EB/OL].http://images3.mca.gov.cn/www2017/file/202009/1601261242921.pdf.[2020-9-8].

[112]马超,俞沁雯,宋泽,等.长期护理保险、医疗费用控制与价值医疗[J].中国工业经济,2019(12):42-59.

[113] 孟凡坤.我国智慧城市政策演进特征及规律研究:基于政策文献的量化考察[J].情报杂志,2020,39(5):104-111.

[114] 蒙艺,孙家乐,谭静.澳大利亚喘息服务的特征与启示[J].护理学报,2021,28(14):64-68.

[115] 彭华民.西方社会福利理论前沿:论国家、社会、体制与政策[M].北京:中国社会出版社,2009:20-21.

[116] 彭希哲,胡湛.公共政策视角下的中国人口老龄化[J].中国社会科学,2011(3):121-138.

[117] 全国老龄工作委员会办公室.三部门发布第四次中国城乡老年人生活状况抽样调查成果[EB/OL].http://www.cncaprc.gov.cn/contents/2/177118.html.[2016-10-9].

[118] 曲绍旭.府际关系视角下城市居家养老服务资源配置的类型分析及转化策略[J].内蒙古社会科学(汉文版),2019,40(5):170-177.

[119] 前田千夫,涉江千春,向畑泰司.看护杀人[M].石雯雯,译.上海:上海译文出版社,2020:130.

[120] 苏薇,郑钢.家庭照料对照料者心理健康的影响[J].心理科学进展,2007,15(6):908-915.

[121] 石人炳,宋涛.应对农村老年照料危机:从"家庭支持"到"支持家庭"[J].湖北大学学报(哲学社会科学版),2013,40(4):65-68.

[122] 史杭芝.西湖区启动"家庭长期照顾者"社会支持系统[EB/OL].https://hznews.hangzhou.com.cn/shehui/content/2015-04/09/content_5721846.htm.[2015-4-9].

[123] 宋瑞.带薪假期的国际经验与中国现实:基于全国调查的研究[J].中国社会科学院研究生院学报,2015(4):42-49.

[124] 石人炳,罗艳.中国"老年照料三棱锥体"供给体系建设构想[J].华中科技大学学报(社会科学版),2017,31(4):103-109.

[125] 宋靓珺,周显伟,黄剑焜,等."老有所为"理论视阈下的老年配偶照顾者之价值重构[J].中国卫生政策研究,2018,11(1):21-27.

[126] 邵文娟.我国长期护理保险从试点到普及的跨越[M].大连:东北财经大学出版社,2019:127.

[127] 盛见.社会养老服务有效需求不足的根源分析与破解路径[J].中州学刊,2019(12):28-34.

[128] 盛见.当前我国养老服务业的发展困境及突破路径[J].科学发展,

2020（10）：106-113.

[129]上海市民政局.关于开展 2021 年度"老吾老计划"工作的通知 [EB/OL].https：//mzj.sh.gov.cn/MZ_zhuzhan279_0-2-8-15-55-231/ 20210618/d828a11f556b4a75a29e4dfa69ced96d.html.[2021-6-8].

[130]陶建国.德国老人家庭护理休假法制及其对我国的启示[J].德国研 究,2013,28(4):52-61.

[131]涂骁玲,唐世明.家庭照顾者喘息服务研究进展[J].护理学报,2014, 21(19):36-39.

[132]田雨同,张艳,王荣华,等.针对失能失智老人及其照顾者开展喘息服 务的系统评价[J].解放军护理杂志,2019,36(12):41-44.

[133]田勇.中国长期护理保险财政负担能力研究:兼论依托医保的长期护 理保险制度的合理性[J].社会保障研究,2020(1):33-47.

[134]吴文源,张明园,何燕玲,等.老年性痴呆病人照料者的负担及其影响 因素研究[J].中国心理卫生杂志,1995,9(2):49-52.

[135]王家峰.福利国家改革:福利多元主义及其反思[J].经济社会体制比 较,2009(5):85-90.

[136]王家峰.后福利国家:走向积极多元的福利再生产[J].兰州学刊,2009 (9):47-50.

[137]汪华.超越左与右:吉登斯"第三条道路"及其社会投资思想论略[J]. 理论月刊,2012(3):121-125.

[138]王莉莉.对完善中国家庭照料支持政策的思考与建议[J].兰州学刊, 2012(6):138-145.

[139]王彬彬.瑞典:全球最慷慨的养老保险制度[N].学习时报,2014- 3-10.

[140]王晶,张立龙.老年长期照护体制比较:关于家庭、市场和政府责任的 反思[J].浙江社会科学,2015(8):60-68.

[141]王远.吉登斯社会福利思想的理论基础[J].人文杂志,2016(8): 108-113.

[142]伍小兰.中国长期照护体系的发展与思考[J].老龄科学研究,2017,5 (5):3-14.

[143]王莉.政府还是家庭:长期照护服务供给责任反思[J].学术论坛,2018 (5):117-124.

[144]王华磊,穆光宗.长期护理保险的政策研究:国际经验和中国探索[J].

中国浦东干部学院学报,2018,12(5):122-132.

[145]汪泳,刘桂华.政策网络治理视域下我国政府养老服务政策内容分析及优化[J].理论探讨,2019(4):171-176.

[146]王莉,王冬.老人非正式照护与支持政策:中国情境下的反思与重构[J].人口与经济,2019(5):66-77.

[147]王晓慧,向运华.老年智慧照护服务体系探究[J].学习与实践,2019(5):88-97.

[148]王磊.从福利国家到社会投资国家:发展型社会政策生成机理及其运行逻辑[J].东岳论丛,2020,41(3):57-65.

[149]汪泳.社会资本视域下支持家庭养老的政府行动逻辑及策略[J].理论探讨,2020(4):63-68.

[150]王家合,赵喆,和经纬.中国医疗卫生政策变迁的过程、逻辑与走向:基于1949—2019年政策文本的分析[J].经济社会体制比较,2020(5):110-120.

[151]王长征,彭小兵,彭洋.地方政府大数据治理政策的注意力变迁:基于政策文本的扎根理论与社会网络分析[J/OL].情报杂志,https://kns.cnki.net/kcms/detail/61.1167.G3.20201110.1727.010.html.

[152]王广州,周玉娇.中国家庭规模的变动趋势、影响因素及社会内涵[J].青年探索,2021(4):41-49.

[153]熊吉峰,章姗.失能老人家庭照护者社会支持研究[J].学理论,2012(1):71-72.

[154]解韬.建立和完善残疾人家庭扶助制度初探[J].经济研究导刊,2013(33):105-107.

[155]徐勇.中国家户制传统与农村发展道路:以俄国、印度的村社传统为参照[J].中国社会科学,2013(8):102-123.

[156]熊吉峰.农村失能老人家庭照护者对社会支持的需求研究[J].统计与信息论坛,2014,29(2):107-112.

[157]习近平.不论时代发生多大变化都要重视家庭建设[EB/OL].http://politics.people.com.cn/n/2015/0217/c70731-26580958.html.[2015-2-17].

[158]习近平.决胜全面建成小康社会 夺取新时代中国特色社会主义伟大胜利:在中国共产党第十九次全国代表大会上的报告[EB/OL].http://www.gov.cn/zhuanti/2017-10/27/content_5234876.htm.[2017-10-18].

[159]许琳,刘亚文.老年残疾人家庭支持政策研究述评[J].社会保障研究, 2017(1):95-101.

[160]徐进.简述"第三条道路"社会福利思想及其实践:以代表人物、典型国 家为例[J].黑河学刊,2017(3):189-190.

[161]徐倩.发展型社会政策与社会养老服务之逻辑契合性辨析[J].江苏社 会科学,2017(4):48-56.

[162]谢琼.重视家庭作用 健全社会福利服务体系[J].中国社会保障,2018 (5):64-65.

[163]徐埴.家庭老年照料对照料者健康的影响:基于CHARLS的实证研 究[J].纳税,2019(8):284-287.

[164]徐迪.社会网络分析的融合视野:一种定性与定量整合的研究趋 向[J].江汉论坛,2019(11):128-133.

[165]姚远.非正式支持理论与研究综述[J].中国人口科学,2003(1): 67-72.

[166]袁小波.构筑家庭照料者社会支持体系[J].社会福利,2010(6): 27-28.

[167]袁小波.长期照料中的家庭关系及其对成年子女照料者的影响[J].兰 州学刊,2013(1):138-141.

[168]尹银.残疾对家庭的影响与对策研究:基于"北京市残疾人服务需求" 调查[J].兰州学刊,2013(9):87-92.

[169]杨团.中国长期照护的政策选择[J].中国社会科学,2016(11): 87-110.

[170]岳经纶,方萍.照顾研究的发展及其主题:一项文献综述[J].社会政策 研究,2017(4):38-56.

[171]余央央,邹文玮,李华.老年照料对家庭照料者医疗服务利用的影响: 基于中国健康与养老追踪调查数据的经验研究[J].劳动经济研究, 2017,5(6):13-35.

[172]余央央,封进.家庭照料对老年人医疗服务利用的影响[J].经济学(季 刊),2018,17(3):923-948.

[173]杨红燕.去商品化与去家庭化:老年照护服务体制的国际比较:以欧洲 14个典型国家为例[J].江淮论坛,2019(2):143-150,181.

[174]闫萍.失能老人家庭照护者的社会支持研究:基于北京市的分析[J]. 北京行政学院学报,2019(3):73-81.

[175]岳经纶,张孟见.社会政策视域下的国家与家庭关系:一项实证分析[J].重庆社会科学,2019(3):51-63.

[176]姚虹.老龄危机背景下我国长期护理保险制度试点方案的比较与思考[J].社会保障研究,2020(1):48-56.

[177]尹海燕.可持续的公共长期护理保险筹资机制:国外经验与中国方案[J].宏观经济研究,2020(5):166-175.

[178]袁笛,陈滔.照护政策视角下家庭老年照料的经济价值[J].江西财经大学学报,2020(5):58-69.

[179]俞红丽,王敏凤,林卫,等.长期护理保险制度下应用微信平台改善老年脑卒中病人家庭照顾者照护能力的效果[J].护理研究,2020,34(7):1246-1249.

[180]姚力萍.我国居家养老服务中"喘息服务"试点研究:以北京市丰台区试点为例[J].社会与公益,2020(11):84-87.

[181]周涛,王平.吉登斯的社会福利思想[J].华中科技大学学报(人文社会科学版),2002(6):113-116.

[182]张晓红,张玉兰,杨丽娟,等.老年患者长期照料者心理状况及相关因素[J].中国临床康复,2002,6(21):3278.

[183]周云.对老年人照料提供者的社会支持[J].南方人口,2003,18(1):6-10.

[184]中华人民共和国国务院新闻办公室.中国老龄事业的发展[EB/OL].http://www.gov.cn/zhengce/2006-12/12/content_2618568.htm.[2006-12-12].

[185]张广利,张婷婷.从福利国家到社会投资国家:吉登斯关于福利体制的再造[J].改革与战略,2012,28(4):201-204.

[186]曾莉,万霞,周兰姝.老年人家庭照顾者对社会支持性服务支付意愿的研究[J].中国护理管理,2012,12(10):42-45.

[187]张翼.中国老年人口的家庭居住、健康与照料安排—第六次人口普查数据分析[J].江苏社会科学,2013(1):57-65.

[188]朱浩.西方发达国家老年人家庭照顾者政策支持的经验及对中国的启示[J].社会保障研究,2014(4):106-112.

[189]张玉强.政策"碎片化":表现、原因与对策研究[J].中共贵州省委党校学报,2014(5):102-109.

[190]中国失能老年人4年后将达4200万 老龄化趋势严峻[EB/OL].http://

www. chinanews. com/gn/2016/10-27/8044647. shtml. [2016-10-27].

[191]朱计峰. 福利多元主义理论下欧洲国家老年人家庭照顾者政策支持的经验及启示[J]. 统计与管理,2017(2):136-137.

[192]郑尚元. 长期照护保险立法探析[J]. 法学评论,2018(1):131-139.

[193]仲利娟. 长期护理保险家庭化:来自德国的证据[J]. 学海,2018(4):73-79.

[194]张登利. 国外老年人"喘息照料"研究及借鉴[J]. 中国社会工作,2018(26):46-49.

[195]郑秉文. 社会保障:2019年政府工作报告十一项改革热点解读[N]. 第一财经日报,2019-3-10.

[196]郑秉文. 从"长期照护服务体系"的视角纪念长期护理保险试点三周年[J]. 中国医疗保险,2019(8):16-19.

[197]张应语,封燕. 社会网络分析回顾与研究进展[J]. 科学决策,2019(12):61-76.

[198]张盈华. 中国长期护理保险:试点推进与实践探索[M]. 北京:社会科学文献出版社,2019:131,161.

[199]张盈华. 中国长期护理保险制度的可持续评价与趋势分析[J]. 人口学刊,2020,42(2):80-89.

[200]张文娟,李念. 现金或服务:长期照护保险的给付制度分析[J]. 中国卫生政策研究,2020,13(2):1-9.

[201]郑功成. 中国社会保险法制建设:现状评估与发展思路[J]. 探索,2020(3):31-41.

[202]张超,官建成. 基于政策文本内容分析的政策体系演进研究:以中国创新创业政策体系为例[J]. 管理评论,2020,32(5):138-150.

[203]张丽华,杜苗. 对失能失智老人家庭照料者培训的效果研究[J]. 卫生职业教育,2020,38(5):118-119.

[204]周艺梦,张奇林. 失能老人配偶照料者心理健康及其影响因素研究[J]. 北京社会科学,2021(1):107-116.

[205]赵曼,邢怡青. "居家社区机构相协调":政策机理和实现路径[J]. 社会保障研究,2021(2):55-60.

[206]中华人民共和国中央人民政府. "空巢"不"空心",超1亿空巢老人如何老有颐养、老有所乐?[EB/OL]. http://www. gov. cn/xinwen/2021-10/14/content_5642591. htm. [2021-10-14].

二、英文文献

[1] A EVERS,H WINTERSBERGER. Shifts in the Welfare Mix:Their Impact on Work,Social Services and Welfare Policies[M]. Eurosocial Vienna,1988: 7-30.

[2] ALUMA KOPITO MOTENKO. The Frustrations, Gratifications, and Weil-Being of Dementia Caregivers [J]. The Gerontologist, 1989, 29 (2): 166-172.

[3] ALEXIS J WALKER, CLARA C PRATT, NANCY CHUN OPPY. Perceived Reciprocity in Family Caregiving [J]. Family Relations, 1992, 41 (1): 82-85.

[4] ALICE J LONGMAN,JAN R ATWOOD,JACQUELINE BLANK SHERMAN, et al. Care needs of home - based cancer patients and their caregivers Quantitative findings[J]. Cancer Nursing,1992,15(3):182-190.

[5] ALEXIS J WALKER,CLARA C PRATT,LINDA EDDY. Informal Caregiving to Aging Family Members:A Critical Review[J]. Family Relations,1995,44 (4):402-411.

[6] ANNELI ANTTONEN,JORMA SIPILÄ. European Social Care Services:Is It Possible To Identify Models? [J]. Journal of European Social Policy,1996,6 (2):87-100.

[7] ANNE E NOONAN, SHARON L TENNSTEDT, FREDA G REBELSKY. Making the best of it:Themes of meaning among informal caregivers to the elderly[J]. Journal of Aging Studies,1996,10(4):313-327.

[8] ADALBERT EVERS,THOMAS OLK. Wohlfahrtspluralismus Vom Wohlfahrtsstaat zur Wohlfahrtsgesellschaft[M]. Opladen:Westdeutscher Verlag,1996:23.

[9] ANNE E NOONAN,SHARON L TENNSTEDT. Meaning in Caregiving and Its Contribution to Caregiver Weil-Being[J]. The Gerontologist,1997,37(6): 785-794.

[10] ANDREW ROBINSON, EMMA LEA, LYNN HEMMINGS, et al. Seeking respite:issues around the use of day respite care for the carers of people with dementia[J]. Ageing and Society,2012,32(2):196-218.

[11] BRAITHWAITE V. Caregiving Burden:Making the Concept Scientifically Useful and Policy Relevant[J]. Research on Aging,1992,14(1):3-27.

[12] BETTY J KRAMER. Gain in the Caregiving Experience:Where Are We?

What Next? [J]. The Gerontologist,1997,37(2):218-232.

[13]BARBARA J TARLOW,STEPHEN R WISNIEWSKI,STEVEN H BELLE, et al. Positive Aspects of Caregiving:Contributions of the REACH Project to the Development of New Measures for Alzheimer's Caregiving [J]. Research on Aging,2004,26(4):429-453.

[14]BERNARD VAN DEN BERG,WERNER BROUWER,JOB VAN EXEL,et al. Economic valuation of informal care:the contingent valuation method applied to informal caregiving [J]. Health Economics, 2005, 14 (2): 169-183.

[15]BERNARD VAN DEN BERG,MAIWENN A L,WERNER BROUWER,et al. Economic valuation of informal care:The conjoint measurement method applied to informal caregiving[J]. Social Science & Medicine,2005,61 (6):1342-1355.

[16]BERNARD VAN DEN BERG,WERNER BROUWER,JOB VAN EXEL,et al. Economic valuation of informal care:Lessons from the application of the opportunity costs and proxy good methods[J]. Social Science & Medicine, 2006,62(4):835-845.

[17]BERNARD VAN DEN BERG, ADA FERRER-I-CARBONELL. Monetary valuation of informal care:the well-being valuation method[J]. Health E-conomics,2007,16(11):1227-1244.

[18] CAROLINE GLENDINNING. Support for carers of older people – some intranational and national comparisons [R]. London:Audit Commission, 2003:28-29.

[19]C KATHARINA SPIESS A,A ULRIKE SCHNEIDER. Interactions between care-giving and paid work hours among European midlife women,1994 to 1996[J]. Ageing and Society,2003,23(1):41-68.

[20]CONNIE J EVASHWICK. The Continuum of Long-term care[M]. Florence K Y:ThomsonDelmar Learning,2005:4.

[21]COE NORMA B,VAN HOUTVEN COURTNEY HAROLD. Caring for Mom and Neglecting Yourself? The Health Effects of Caring for an Elderly Parent[J]. Health Economics,2009(9):991-1010.

[22]CAMPBELL J C,IKEGAMI N,GIBSON M J. Lessons from Public Long-term Care Insurance in Germany and Japan[J]. Health Affairs,2010,29

(1):87-95.

[23] COURTNEY HAROLD VAN HOUTVEN, NORMA B COE, MEGHAN M SKIRA. The effect of informal care on work and wages[J]. Journal ofHealth Economics,2013,32(1):240-252.

[24] CHLOÉ GERVÈS-PINQUIÉ, MARTINE M BELLANGER, JOEL ANKRI. Willingness to pay for informal care in France:the value of funding support interventions for caregivers[J]. Health Economics Review,2014,4(1): 1-8.

[25] COURTIN EMILIE, JEMIAI NADIA, MOSSIALOS ELIAS. Mapping support policies for informal carers across the European Union[J]. Health Policy, 2014,118(1):84-94.

[26] CHRISTINE NEVILLE, ELIZABETH BEATTIE, ELAINE FIELDING, et al. Literature review:use of respite by carers of people with dementia[J]. Health & Social Care in the Community,2015,23(1):51-63.

[27] CHARI AMALAVOYAL V, ENGBERG JOHN, RAY KRISTIN N, et al. The Opportunity Costs of Informal Elder-Care in the United States: New Estimates from the American Time Use Survey [J]. Health Services Research,2015,50(3):871-882.

[28] CESAR LEAL-COSTA, et al. Long-Term Socioeconomic Impact of Informal Care Provided to Patients with Pacemakers: Remote vs. Conventional Monitoring[J]. Healthcare,2020,8(2):1-12.

[29] DONG XIAO-YUAN, AN XINLI. Gender Patterns and Value of Unpaid Care Work:Findings From China's First Large-Scale Time Use Survey[J]. Review of Income and Wealth,2015,61(3):540-560.

[30] ELAINE M BRODY. "Women in the Middle" and Family Help to Older People[J]. The Gerontologist,1981,21(5):471-480.

[31] ENGELIEN LANNOO, WILFRIED BRUSSELMANS, LIEN VAN EYNDE, et al. Epidemiology of acquired brain injury (ABI) in adults:prevalence of long-term disabilities and the resulting needs for ongoing care in the region of Flanders,Belgium[J]. Brain Injury,2004,18(2):203-211.

[32] ELIZA K PAVALKO, KATHRYN A HENDERSON. Combining Care Work and Paid Work:Do Workplace Policies Make a Difference? [J]. Research on Aging,2006,28(3):359-374.

[33] ENDIJA REZGALE-STRAIDOMA, LĪGA RASNAČA. Long-term elderly care:quality assurance challenges for local governments[J]. Research for Rural Development,2016,2:203-209.

[34] FRANCESCA BETTIO,JANNEKE PLANTENGA. Comparing Care Regimes in Europe[J]. Feminist Economics,2004,10(1):85-113.

[35] FRANCESCA COLOMBO, ANA LLENA-NOZAL, JÉRÔME MERCIER, et al. Help Wanted? Providing and Paying for Long-Term Care[M]. OECD Health Policy Studies, OECD Publishing, 2011. http://dx. doi. org/10. 1787/9789264097759-en.

[36] FLORENCE M WEIERBACH, YAN CAO. A Model of Health for Family Caregivers of Elders[J]. Healthcare,2016,5(1):1-11.

[37] GORDON F STREIB. Old age in sociocultural context:China and the United States[J]. Journal of Aging Studies,1987,1(2):96-112.

[38] GREGORY A HINRICHSEN,NANCY A HERNANDEZ,SIMCHA POLLACK. Difficulties and Rewards in Family Care of the Depressed Older Adult[J]. The Gerontologist,1992,32(4):486-492.

[39] GAIL M WILLIAMSON, DAVID R SHAFFER. Relationship Quality and Potentially Harmful Behaviors by Spousal Caregivers:How We Were Then, How We Are Now[J]. Psychology and Aging,2001,16(2):217-226.

[40] G SERRANO-AGUILAR,J LOPEZ-BASTIDA,V YANES-LOPEZ. Impact on Health-Related Quality of Life and Perceived Burden of Informal Caregivers of Individuals with Alzheimer's Disease[J]. Neuroepidemiology,2006,27(3): 136-142.

[41] HILARY ARKSEY. Combining informal care and work:supporting carers in the workplace[J]. Health & Social Care in the Community,2002,10(3): 151-161.

[42] HANNELI DÖHNER, CHRISTOPHER KOFAHL, DANIEL LÜDECKE, et al. Services for Supporting Family Carers of Older Dependent People in Europe:Characteristics,Coverage and Usage[R]. Hamburg:Eurofamcare-team,2007:108.

[43] HEIDI GAUTUN,KÅRE HAGEN. How do middle-aged employees combine work with caring for elderly parents? [J]. Community, Work & Family, 2010,13(4):393-409.

[44] HILDEGARD THEOBALD. Combining Welfare Mix and New Public Management:The Case of Long-term Care Insurance in Germany[J]. International Journal of Social Welfare,2012,21:61-74.

[45] HIROYUKI UMEGAKI,MADOKA YANAGAWA,ZEN NONOGAKI,et al. Burden reduction of caregivers for users of care services provided by the public long - term care insurance system in Japan [J]. Archives of Gerontology and Geriatrics,2014,58(1):130-133.

[46] HENDRIK SCHMITZ,MATTHIAS WESTPHAL. Short-and medium-term effects of informal care provision on female caregivers' health[J]. Journal of Health Economics,2015,42(7):174-185.

[47] IKEGAMI N,CAMPBELL J C. Japan's Health Care System:Containing Costs And Attempting Reform[J]. Health Affairs,2004,23(3):26-36.

[48] ISABELLE DUMONT,SERGE DUMONT,SUZANNE MONGEAU. End-of-Life Care and the Grieving Process: Family Caregivers Who Have Experienced the Loss of a Terminal-Phase Cancer Patient[J]. Qualitative Health Research,2008,18(8):1049-1061.

[49] ISOLDE B WOITTIEZ,EDWIN VAN GAMEREN. The effect of care leave on burden and job performance [J]. Applied Economics, 2010, 42 (2): 249-266.

[50] JAN STEVEN GREENBERG,JAMES R GREENLEY,PATRICIA BENEDICT. Contributions of Persons With Serious Mental Illness to Their Families[J]. Hospital and Community Psychiatry,1994,45(5):475-480.

[51] JANICE KEEFE,PAMELA FANCEY. Compensating Family Caregivers:An Analysis of Tax Initiatives and Pension Schemes[J]. Health Law Journal, 1999,7:193-204.

[52] JANA C SAUNDERS. Families living with severe mental illness:A literature review[J]. Issue in Mental Health Nursing,2003,24(2):175-198.

[53] JOB VAN EXEL,MARJOLEIN MOREE,MARC KOOPMANSCHAP,et al. Respite care—An explorative study of demand and use in Dutch informal caregivers[J]. Health Policy,2006,78(2):194-208.

[54] JOB VAN EXEL, ANA BOBINAC, MARC KOOPMANSCHAP, et al. The invisible hands made visible:recognizing the value of informal care in healthcare decision-making[J]. Expert Review of Pharmacoeconomics &

Outcomes Research,2008,8(6):557-561.

[55] JUDY TRIANTAFILLOU,MICHEL NAIDITCH,KVETOSLAVA REPKOVA,et al. Informal care in the long-term care system [R]. European Overview Paper,Athens/Vienna,2010.

[56] JUDY TRIANTAFILLOU,MICHEL NAIDITCH,KVETOSLAVA REPKOVA,et al. Informal care in the long-term care system:Executive Summary[EB/OL]. http://interlinks. euro. centre. org/sites/default/files/WP5%20Informal% 20care_ExecutiveSummary_FINAL_1. pdf. [2010-1-1].

[57] JUAN OLIVA - MORENO, LUZ MARÍA PEN ~ A - LONGOBARDO, CRISTINA VILAPLANA-PRIETO. An Estimation of the Value of Informal Care Provided to Dependent People in Spain[J]. Applied Health Economics and Health Policy,2015,13(2):223-231.

[58] JAN MICHAEL BAUER, ALFONSO SOUSA-POZA. Impacts of Informal Caregiving on Caregiver Employment, Health, and Family [J]. Journal of Population Ageing,2015,8(3):113-145.

[59] JOHANNES GEYER,THORBEN KORFHAGE. Long-term Care Insurance and Carers' Labor Supply - A Structural Model [J]. Health Economics, 2015,24(9):1178-1191.

[60] KAREN HOOKER, LESLIE D FRAZIER, DEBORAH J MONAHAN. Personality and Coping Among Caregivers of Spouses With Dementia[J]. The Gerontologist,1994,34(3):386-392.

[61] KATHLEEN C BUCKWALTER,LINDA GERDNER,FRANK KOHOUT,et al. A Nursing Intervention to Decrease Depression in Family Caregivers of Persons With Dementia[J]. Archives of Psychiatric Nursing,1999,13(2): 80-88.

[62] KACEY GOODRICH,BILLINGSLEY KAAMBWA,HARETH AL-JANABI. The Inclusion of Informal Care in Applied Economic Evaluation:A Review [J]. Value in Health,2012,15(6):975-981.

[63] KAI LEICHSENRING,JENNY BILLINGS,HENK NIES. Long-Term Care in Europe Improving Policy and Practice[M]. London:Palgrave Macmillan, 2013:57-58.

[64] KAREN O MOSS, COLLEEN KURZAWA, BARBARA DALY, et al. Identifying and Addressing Family Caregiver Anxiety [J]. Journal of

Hospice & Palliative Nursing,2019,21(1):14-20.

[65] KYLIE MEYER, LAURA RATH, ZACH GASSOUMIS, et al. What Are Strategies to Advance Policies Supporting Family Caregivers? Promising Approaches From a Statewide Task Force[J]. Journal of Aging & Social Policy,2019,31(1):66-84.

[66] LAWTON, MIRIAM MOSS, MORTON H KLEBAN, ALLEN GLICKSMAN, MICHAEL ROVINE. A Two-factor Model of Caregiving Appraisal and Psychological Well-Being[J]. Journal of Gerontology,1991,46(4):181-189.

[67] LINDA PICKARD. The effectiveness and cost-effectiveness of support and services to informal carers of older people[R]. London:Audit Commission, 2004:30.

[68] LUCINDA LEE ROFF, LOUIS D BURGIO, LAURA GITLIN, et al. PositiveAspects of Alzheimer's Caregiving:The Role of Race[J]. Journal of Gerontology:Psychological Sciences,2004,59B(4):185-190.

[69] LENA DAHLBERG. Interaction between voluntary and statutory social service provision in Sweden:A matter of welfare pluralism,substitution or complementarity? [J]. Social Policy and Administration,2005,39(7): 740-763.

[70] LENNARTH JOHANSSON,et al. Informal Caregiving for Elders in Sweden: An Analysis of Current Policy Developments[J]. Journal of Aging & Social Policy,2011,23(4):335-353.

[71] LAURA HIEL, MARIËLLE A BEENACKERS, CARRY M RENDERS. Providing personal informal care to older European adults:Should we care about the caregivers' health? [J]. Preventive Medicine,2015,70(1): 64-68.

[72] LISA BUCKNER,SUE YEANDLE. Valuing Carers 2015-The rising value of carers' support[EB/OL]. https://www.carersuk.org.

[73] MARY ANN PARRIS STEPHENS,STEVEN H ZARIT. Symposium:Family caregiving to dependent older adults:Stress, appraisal, and coping[J]. Psychology and Aging,1989,4(4):387-388.

[74] MYRA MARX FERREE. Beyond Separate Spheres:Feminism and Family Research[J]. Journal of Marriage and Family,1990,52(4):866-884.

[75] MCKINLAY J B,CRAWFORD S L,Tennstedt S L. The everyday impacts of

providing informal care to dependent elders and their consequences for thecare recipients[J]. Journal of aging and health,1995,7(4):497–528.

[76] MICHAEL A WEITZNER, WILLIAM E HALEY, HONGBIN CHEN. The family caregiver of the older cancer patient [J]. Hematology/Oncology Clinics of North America,2000,14(1):269–281.

[77] MARY DALY,JANE LEWIS. The concept of social care and the analysis of contemporary welfare states[J]. British Journal of Sociology,2000,51(2): 281–298.

[78] MINNA RAIVIO, ULLA ELONIEMI – SULKAVA, MARJA – LIISA LAAKKONEN,et al. How Do Officially Organized Services Meet the Needs of Elderly Caregivers and Their Spouses With Alzheimer's Disease? [J]. American Journal of Alzheimer's Disease & Other Dementias, 2007, 22 (5):360–368.

[79] MARTA SZEBEHELY. They Deserve Better: the Long – term Care Experience in Canada and Scandinavia [M]. Ottawa: Canadian Centre for Policy Alternatives,2009.

[80] MIHO YAMADA, AKIHITO HAGIHARA, KOICHI NOBUTOMO. Family caregivers and care manager support under long–term care insurance in rural Japan[J]. Psychology Health & Medicine,2009,14(1):73–85.

[81] MARGARITA LEÓN, EMMANUELE PAVOLINI. "Social Investment" or Back to"Familism":The Impact of the Economic Crisis on Family and Care Policies in Italy and Spain[J]. South European Society and Politics,2014, 19(3):353–369.

[82] MARIEKE VAN WIERINGEN,MARJOLEIN I BROESE VAN GROENOU, PETER GROENEWEGEN. Impact of Home Care Management on the Involvement of Informal Caregivers by Formal Caregivers[J]. Home Health Care Services Quarterly,2015,34(2):67–84.

[83] MEGAN GATELY, KEREN LADIN. Family and Other Caregivers [J]. Chronic Illness Care,2018(2):111–120.

[84] MONIKA LOPEZ–ANUARBE,PRIYA KOHLI. Understanding Male Caregivers' Emotional, Financial, and Physical Burden in the United States [J]. Healthcare,2019,7(2):1–18.

[85] N JOHNSON. The Welfare State in Transition:The Theory and Practice of

Welfare Pluralism[M]. Amherst: The University of Massachusetts Press, 1987:58.

[86] NORMAN JOHNSON. The privatization of welfare[J]. Social Policy and Administration,1989,23(1):17-30.

[87] NADINE F MARKS. Does It Hurt to Care? Caregiving, Work – Family Conflict, and Midlife Well – Being[J]. Journal of Marriage and Family, 1998,60(4):951-966.

[88] NASREEN LALANI, WENDY DUGGLEBY, JOANNE OLSON. Spirituality among family caregivers in palliative care: an integrative literature review[J]. International Journal of Palliative Nursing, 2018, 24 (2): 80-91.

[89] PETER BERESFORD, SUZY CROFT. Welfare pluralism: The new face of fabianism[J]. Critical Social Policy,1983,3(9):19-39.

[90] PHILIPPA WEBB. Legislating for Care: A Comparative Analysis of Long-Term Care Insurance Laws in Japan and Germany[J]. Social Science Japan Journal,2003,6(1):39-56.

[91] PAUL HANLY, CORINA SHEERIN. Valuing Informal Care in Ireland: Beyond the Traditional Production Boundary[J]. The Economic and Social Review,2017,48(3):337-364.

[92] QILIN ZHANG, YANLI WU, ERPENG LIU. Influencing Factors of Undermet Care Needs of the Chinese Disabled Oldest Old People When Their Children Are Both Caregivers and Older People: A Cross-Sectional Study[J]. Healthcare,2020,8(4):1-12.

[93] RICHARD S LAZARUS, SUSAN FOLKMAN. Stress, Appraisal, and Coping[M]. New York: Springer,1984:31-38,150-153.

[94] R J V MONTGOMERY, J G GONYEA, N R HOOYMAN. Caregiving and the Experience of Subjective and Objective Burden[J]. Family Relations, 1985,34(1):19-26.

[95] R ROSE. Common Goals but Different Roles: The State's Contribution to the Welfare Mix[M]. In R. Rose & R. Shiratori. The Welfare State East and West. Oxford: Oxford University Press,1986:13-39.

[96] ROBERT R MCCRAE, PAUL T COSTA JR. Personality, coping, and coping effectiveness in an adult sample[J]. Journal of Personality,1986,54(2):

385-405.

[97]ROSALIE A KANE,ROBERT L KANE. Long-Term Care:Variations on a Quality Assurance Theme[J]. Inquiry,1988,25(1):132-146.

[98] RICHARD SCHULZ, PAUL VISINTAINER, GAILM WILLIAMSON. Psychiatric and Physical Morbidity Effects of Caregiving[J]. Journal of Gerontology,1990,45(5):181-191.

[99]ROBERT PINKER. Making sense of the mixed economy of welfare[J]. Social Policy and Administration,1992,26(4):273-284.

[100]RIE FUJISAWA,FRANCESCA COLOMBO. The Long-Term Care Workforce:Overview and Strategies to Adapt Supply to a Growing Demand[R]. OECD Health Working Papers,2009:44.

[101]RENSKE J HOEFMAN,JOB VAN EXEL,WERNER BROUWER. How to Include Informal Care in Economic Evaluations[J]. PharmacoEconomics, 2013,31(12):1105-1119.

[102] RYOMA NAKAGOSHI, SEIICHI TAKEMASA, YOSHIFUMI NANBA, et al. Satisfaction and Economic Conditions of Family Caregivers Using Long-term Care Insurance[J]. 理学療法科学,2014,29(6):867-871.

[103]SHELDON COHEN,THOMAS ASHBY WILLS. Stress,Social Support,and the Buffering Hypothesis [J]. Psychological Bulletin, 1985, 98 (2): 310-357.

[104]SUSAN FOLKMAN,RICHARD S LAZARUS,SCOTT PIMLEY,et al. Age Differences in Stress and Coping Processes[J]. Psychology and Aging, 1987,2(2):171-184.

[105]SHERYL ZIKA,KERRY CHAMBERLAIN. On the relation between meaning in life and psychological well-being[J]. British Journal of Psychology,1992,83 (1):133-145.

[106] SHEINA ORBELL, BRENDA GILLIES. Factors Associated With Informal Carers' Preference Not To Be Involved In Caring[J]. The Irish Journal of Psychology,1993,14(1):99-109.

[107]SUSAN C REINHARD. Living with Mental Illness:Effects of Professional Support and Personal Control on Caregiver Burden [J]. Research in Nursing & Health,1994,17(2):79-88.

[108] SUSAN L HUGHES, ANITA GIOBBIE - HURDER, FRANCES M

WEAVER, et al. Relationship Between Caregiver Burden and Health – Related Quality of Life[J]. The Gerontologist,1999,39(5):534–545.

[109]SARI KEHUSMAA,ILONA AUTTI–RäMö,HANS HELENIUS,et al. Does informal care reduce public care expenditure on elderly care? Estimates based on Finland's Age Study[J]. BMC Health Services Research,2013, 13(1):1–10.

[110]SAEKO KIKUZAWA. Social Support and the Mental Health of Family Caregivers:Sons and Daughters Caring for Aging Parents in Japan [J]. International Journal of Japanese Sociology,2016,25(1):131–149.

[111] SOPHIE VANDEPITTE, NELE VAN DEN NOORTGATE, KOEN PUTMAN, et al. Effectiveness of respite care in supporting informal caregivers of persons with dementia:a systematic review[J]. International Journal of Geriatric Psychiatry,2016,31(12):1277–1288.

[112] TORP STEFFEN, BING – JONSSON PIA C, HANSON ELIZABETH. Experiences with using information and communication technology to build a multi – municipal support network for informal carers [J]. Medical Informatics,2013,38(3):265–279.

[113]TAMI SAITO,NAOKI KONDO,KOICHIRO SHIBA,et al. Income–based inequalities in caregiving time and depressive symptoms among older family caregivers under the Japanese long–term care insurance system:A cross–sectional analysis[J]. PLoS ONE,2018,13(3):1–13.

[114]TAIJI NOGUCHI,et al. The Association between Family Caregiver Burden and Subjective Well – Being and the Moderating Effect of Social Participation among Japanese Adults: A Cross – Sectional Study [J]. Healthcare,2020,8(2):1–14.

[115]WILLIAM E HALEY,ELLEN G LEVINE,S LANE BROWN,et al. Stress, appraisal,coping,and social support as predictors of adaptational outcome among dementia caregivers [J]. Psychology and Aging, 1987, 2 (4): 323–330.

[116]WILLIAM E HALEY, et al. Psychological, Social, and Health Impact of Caregiving:A Comparison of Black and White Dementia Family Caregivers and Noncaregivers[J]. Psychology and Aging,1995,10(4):540–552.

[117]WATARU KOYANO. Population Aging, Changes in Living Arrangement,

and the New Population Aging, Changes in Living Arrangement, and the New Long-Term Care System in Japan[J]. Journal of Sociology and Social Welfare,1999,26(1):155-167.

[118]WHO STUDY GROUP. Home-Based Long-Term Care. WHO Technical Report Series 898[R]. http://whqlibdoc.who.int/trs/WHO_TRS_898. pdf.2000.

[119]YEA-ING LOTUS SHYU. The needs of family caregivers of frail elders during the transition from hospital tohome:a Taiwanese sample[J]. Journal of Advanced Nursing,2000,32(3):619-625.

[120]YUMIKO ARAI. Family caregiver burden and quality of home care in the context of the Long-Term Care insurance scheme:an overview[J]. Psycho-geriatrics,2006,6(3):134-138.

[121]YA-MEI CHEN. Differences in Outcomes of Caregiver Support Services for Male and Female Caregivers[J]. SAGE Open,2014,4(3):1-10.

[122]美国卫生和公众服务部. What is Long-Term Care? [EB/OL]. https://longtermcare.acl.gov/the-basics/what-is-long-term-care.html. [2020-10-15].

家庭护理者支持政策问卷调查

问卷调查时间_____,地点_____,调查员_____

尊敬的先生／女士,您好! 这是一份来自武汉大学社会保障研究中心的调查问卷,旨在了解失能老年人家庭护理者的负担状况和政策需求状况。感谢您在百忙之中抽出一点时间,协助我们完成此项问卷! 请您根据您真实情况填写或在您认为合适的答案中打"√"。我们会对您的资料进行保密,请您放心!

1. 您的年龄:____ 岁

2. 您的性别:(1)男(2)女

3. 您的教育水平是:

(1)没上过学 　　　　(2)小学 　　　　　　(3)初中

(4)高中／中专／技校 　(5)大专／大学本科 　(6)研究生及以上

4. 您的婚姻状况是:

(1)已婚 　(2)未婚 　(3)丧偶 　(4)离异

5. 您的居住状况是:

(1)单独一人住 　　　(2)与父母同住 　　　(3)与老伴两口子住

(4)与子女同住 　　　(5)住在养老院 　　　(6)其他____

6. 您的职业是(退休人员填退休前职业):

(1)机关人员 　　　　(2)事业单位人员 　　(3)企业单位人员

(4)个体户或私营业主 　(5)自由职业者 　　　(6)在家务农

(7)进城务工农民 　　(8)无业或失业 　　　(9)学生

(10)军人 　　　　　(11)其他_____

7. 您的月均收入水平是:

(1)1000 元及以下 　(2)1001~3000 元 　(3)3001~5000 元

(4)5001~7000 元 　(5)7001 元及以上

8. 您的健康状况是：

(1)非常健康　　　　　(2)比较健康　　　　　(3)一般

(4)不太健康　　　　　(5)非常差

9. 您与被护理者之间的关系是：

(1)配偶　　　　　　　(2)儿子　　　　　　　(3)女儿

(4)儿媳妇　　　　　　(5)女婿　　　　　　　(6)其他_____

10. 被护理者的年龄：____ 岁

11. 被护理者的生活自理能力如何？

(1)非常好,完全能够自理　(2)较好,大部分时间可以自理　(3)较差,很多时候无法自理　(4)非常差,完全不能自理

12. 截至目前,您护理多长时间了？

(1)1 年以下　　　　　(2)1~3 年

(3)3~5 年　　　　　　(4)5 年以上

13. 您每天花费的护理时间是多少？

(1)5 小时及以下　　　(2)6~10 小时

(3)11~15 小时　　　　(4)16 小时及以上

14. 您是否是主要护理者：(1)是　(2)否

15. 是否有其他家庭成员协助护理？

(1)有(_____ 人)　(2)无

16. 请问您的护理负担状况如何？请在合适的答案下面打勾或画圈。

(改编自 Zarit 照护者负担量表)

项目	没有	偶尔	有时	经常	总是
(1)护理是否会使自己时间不够?	0	1	2	3	4
(2)您是否没有时间办理自己的私事?	0	1	2	3	4
(3)您的健康是否受到影响?	0	1	2	3	4
(4)您是否因为护理而感到烦恼?	0	1	2	3	4
(5)您是否因被护理者的行为经常感到为难?	0	1	2	3	4
(6)您对被护理者的未来是否感到担心?	0	1	2	3	4
(7)在护理和努力做好家务及工作之间,是否感到有压力?	0	1	2	3	4
(8)您的社交是否受到影响?	0	1	2	3	4

续表

项目	没有	偶尔	有时	经常	总是
(9)护理是否影响了您与家人及朋友之间的关系？	0	1	2	3	4
(10)您是否因被护理者在家,放弃请朋友来家的想法？	0	1	2	3	4
(11)除去个人花费,您是否没有余钱用于护理？	0	1	2	3	4
(12)您是否认为开始护理以来,按照自己的意愿生活已经不可能了？	0	1	2	3	4
(13)您是否希望由机构来护理？	0	1	2	3	4
(14)综合来看,您如何评价自己的护理负担？	无	轻	中	重	极重

17. 您是否从政府、社区、街道、其他组织或个人获得以下支持项目：

服务内容		是(已获得)	否(未获得)
服务支持	喘息服务(休息调整机会)		
	知识和技能培训		
	心理干预与疏导		
	信息咨询		
经济支持	护理津贴		
	税收优惠		
	社会保险(代缴)		
工作支持	护理假期		
	弹性工作安排		
	就业指导		
其他支持	需求调查评估		
	住房适老化改造		

18. 您对这些服务的需求程度如何?

	服务内容	非常需要	比较需要	一般	不太需要	完全不需要
服务支持	喘息服务(休息调整机会)					
	知识和技能培训					
	心理干预与疏导					
	信息咨询					
经济支持	护理津贴					
	税收优惠					
	社会保险(代缴)					
工作支持	护理假期					
	弹性工作安排					
	就业指导					
其他支持	需求调查评估					
	住房适老化改造					

19. 您认为您的护理负担主要来源于哪些方面?(可多选)

(1)经济压力太大　　(2)家庭护理人手不足　　(3)家庭护理资源萎缩

(4)护理周期太长　　(5)护理知识和技能欠缺(6)身体健康状况不好

(7)心理压力太大　　(8)无法兼顾工作　　　　(9)其他____

20. 您觉得是否应该对家庭护理者出台专门的支持政策?

(1)是　　　　　　　(2)否

21. 您对家庭护理者支持政策的了解程度如何?

(1)非常了解　　　　(2)比较了解　　　　　　(3)一般

(4)不太了解　　　　(5)完全不了解

22. 您对家庭护理者支持政策的满意程度如何?

(1)非常满意　　　　(2)比较满意　　　　　　(3)一般

(4)不太满意　　　　(5)非常不满意

23. 您对家庭护理者支持政策的改进建议:_____

问卷到此结束,感谢您的支持与参与!

您好,我是武汉大学社会保障研究中心的博士生,正在进行家庭护理者支持政策相关情况调查。希望通过本次调查了解家庭护理者支持政策的发展状况,为此需要您的参与和帮助,以共同完成本课题相关情况的调查,使得研究具有现实实践价值,从而为政府决策提供科学依据。本课题向您承诺,本次访谈涉及的内容和您阐述的观点,只作为本研究的参考,会严格为您保密,非常感谢您的帮助。

(一)家庭护理者部分

1. 可以介绍一下您的基本信息吗?(如性别、年龄、受教育程度、婚姻状况、工作状态、月均收入水平、与被护理者的关系、老人身体状况与自理能力、是否为主要护理者、分担护理责任的家庭成员数量、护理时长、每天护理时间等)

2. 您在长期护理过程中在以下方面是否存在困难?(如经济、身心健康、工作、社会参与、家庭关系、护理知识和技能、信息咨询等)您觉得产生这些困难的原因有哪些?

3. 如果您暂时无法护理老人,会向谁求助?您觉得是否需要其他家人或者政府的帮助?

4. 与老人未享受长期护理保险待遇时相比,您觉得长期护理保险对您有什么影响?(如有享受长期护理保险待遇)

5. 您对目前长期护理保险提供的政策支持是否感到满意?如果感到不满意,应该在哪些方面进行改进?(如有享受长期护理保险待遇)

6. 政府、社区或者街道是否为家庭护理者提供一些支持性服务?(如喘息服务、知识和技能培训服务、心理干预与疏导服务、信息咨询服务、护理津贴、税收优惠、社会保险代缴、护理假期、弹性工作安排、就业指导、住房适老化改造等)

7. 以上这些服务哪些是您最迫切需要的呢?您对这些服务是否感到满意?满意或者不满意的原因是什么呢?

8.政府是否出台了专门的政策对家庭护理者进行支持？如果有,您觉得是否完善？如果没有,您希望政府出台什么政策进行支持？

(二)社区、街道等机构负责人部分

1.可以介绍一下您的基本信息吗？(如年龄、职务、地址、机构性质等)

2.目前政府对给家庭护理者提供政策支持的态度和看法如何？目前出台的哪些相关政策可以惠及家庭护理者？(如居家养老服务政策等)

3.长期护理保险试点过程中,是否对家庭护理者进行支持？(如护理津贴、社会保险保障、喘息服务、知识和技能培训服务、心理干预与疏导服务、信息咨询服务等)(如有享受长期护理保险待遇)

4.是否有专门针对家庭护理者的支持政策？是否开展针对家庭护理者的相关服务？(如喘息服务、知识和技能培训服务、心理干预与疏导服务、信息咨询服务、护理津贴、税收优惠、社会保险代缴、护理假期、弹性工作安排、就业指导、住房适老化改造等)

5.您觉得服务的效果如何？这些服务能否有效满足家庭护理者的需求？服务开展过程中存在哪些问题？最主要的问题是什么？导致问题出现的原因有哪些？

6.您觉得政府应该从哪些方面对家庭护理者进行政策支持？